Dr. Bodo Schiffmann

W0341910

Die schlimmste und die beste Zeit meines Lebens –

Vom Schwindelarzt zum Verschwörungs-Sachverständigen

Kamasha Verlag

MIX
Papier aus verantwortungsvollen Quellen
FSC® C107518

Dieses Buch wurde gewissenhaft und mit dem besten Fokus erstellt. Autor und Verlag können für keinerlei Verluste oder Schäden verantwortlich oder schadensersatzpflichtig gemacht werden, die möglicherweise dennoch irgendjemandem direkt oder indirekt durch die in diesem Buch enthaltenen Informationen entstehen können.

Kamasha Versandhandel GmbH

© Kamasha Verlag
Marie-Curie-Str. 6
36039 Fulda
Tel.: +49 (0) 661 38 000-240
Fax: +49 (0) 661 38 000-249
versand@kamasha.de
www.kamasha.de

ISBN: 978-3-936767-59-9

2. Auflage September 2021

Lektorat: Elisabeth Purkrabek-Lassacher
Satz: DRUCK+SATZ, GbR Mayer und Lorz, Großräschen
Druck: Wünsch Druck GmbH, Ursensollen

Foto-Copyright: Kapitel 2, 28 / Coronainfo-Tour, Kapitel 41 / Bittel TV, alle übrigen: Dr. Bodo Schiffmann

Inhaltsverzeichnis

Ein Vorwort von Dr. Daniel Langhans

Lasst uns beginnen mit einer Frage: Ist es so, dass Gut und Böse einander als zwei Mächte oder Prinzipien gegenüberstehen? Dass die Geschichte der Menschheit aus dem permanenten Kampf zweier gewaltiger Energien besteht oder gegebenenfalls gar durch diesen Kampf vorangetrieben wird? – Naheliegend erscheint es, so zu denken.

Seit März 2020 haben wir erlebt, wie die ganze Welt einem Narrativ unterworfen wird: Ein lebensgefährlicher Erreger sei im Umlauf, der die gesamte Menschheit dem, ggfs. gar qualvollen, Tod ausliefere; sofern verantwortliche Staatslenker und Publizisten und Klinik-Chefs und Behördenleiter nicht rechtzeitig geeignete Maßnahmen ergreifen – so hieß es.

Wir wissen: Die Corona-Lüge, also die Behauptung, dass der Menschheit mit einer nie nachgewiesenen Mikrobe eine größere Gefahr für Leib und Leben drohe als bisher durch vergleichbare Erreger in der Geschichte, hat sich – obwohl wissenschaftlich widerlegt – in der Öffentlichkeit durchgesetzt.

Ausschlaggebend für diesen – vorläufigen – Sieg der Unwahrheit war, dass mit „Mainstream"-Macht über die gesamte Menschheit eine Glocke gestülpt wurde: Die Glocke der Desinformation, der „Propaganda" (Bernays), ja, der psychologischen Kriegsführung. Die Wirkung ebenso eindeutig wie heftig: Hohe emotionale Mauern trennen die Menschen, Familien und langjährige Freundschaften sind in Mitleidenschaft gezogen worden. Spaltung regiert.

Hat also das (bzw. der) Böse im ewigen Zweikampf gesiegt? Ist die entstandene Situation ein erneuter Beweis dafür, dass sich Gut und Böse einander wie im Box-Ring gegenüberstehen und mal der eine, dann wieder der andere einen Wirkungstreffer oder Knockout erzielt ...?

Schauen wir genauer hin: Menschen wie Wolfgang Wodarg, Sucharit Bhakdi und Bodo Schiffmann – um nur drei von so vielen unerschütterlich Unerschrockenen zu nennen, die uns in dieser Zeit geschenkt wurden – haben gezeigt: In ihnen ist eine Kraft spürbar, eine Energie wirksam: „Das Freiheits-Virus ist ausgebrochen!" (Michael Ballweg)

Offenkundig gibt es sie, die gute Kraft, die im Menschen wirkt. Im Kreis der Wahrheits-Bewegung spricht man von den „positiven Energien".

Dies festzuhalten, könnte dafürsprechen, dass das Bild vom „Ewigen Zweikampf" stimmt: Der eine Mensch sei mehr für diese, der andere Mensch mehr für jene Kraft bzw. Energie empfänglich. Ziehen wir den Gedanken weiter durch, dann wäre es – zufälliges – Glück für den einen, der im tendenziell guten, Pech für jenen, der im mehrheitlich schlechten Seele-Körper-System auf die Welt gekommen ist ... – Trifft das zu?

Wir kennen Michael Ende: Unvergessen seine „Jim-Knopf"-Werke. Wer erinnert sich? Wo sind die Piraten zuhause, wo steht ihre Heimatfestung ...? Richtig ... im „Land, das nicht sein darf" ... – Warum benennt der Kinderbuchautor das Land der Schurken in dieser Weise? Was will er uns sagen, mit dem „Land, das nicht sein darf"?
Nun, von Philosophen lernen wir: Das Gute ist das, was sein soll; das Böse ist das, was nicht sein darf. Gut ist das, wofür ich mich entscheiden soll; böse das, was ich nicht soll.

Wichtig zu wissen: „Sollen" bedeutet nicht „müssen": Was ich tun „muss" (z. B. beim Einkaufen eine Maske tragen), wird mir durch Zwang auferlegt. Das hingegen, was ich tun, wofür ich mich entscheiden „soll", ist in meine Entscheidungs-Freiheit gelegt. Das „Müssen" ignoriert die Freiheit – durch Druck und Zwang. Das „Sollen" hingegen ist symbolisiert durch einen Apfel, der am Baum etwas höher hängt: Wenn ich ihn pflücken will, ist dazu ein Sich-Ausstrecken erforderlich; ein Überwinden von dem, was uns „runterzieht" ...
So ist das Gute buchstäblich erreichbar. Es ist nichts Abstraktes. Im Menschen gibt es ein eigenes Organ dafür. Hören können wir die Stimme des Guten im Gewissen. In jedem Augenblick erinnert uns das Gewissen an das, was genau jetzt zu entscheiden ist. Wie entscheide ich mich, wenn sich die Stimme meldet? Eine Richterin in einem Masken-Prozess beispielsweise: Entscheidet sie nach dem, was die politischen Kräfte hinter ihr erwarten? Weil diese über ihre Beförderung entscheiden werden? Oder entscheidet sie – wirklich unabhängig – danach, wozu sie gemäß dem Guten und dem Recht (was nicht immer übereinstimmt, wie wir wissen ...) verpflichtet ist?

Das Gute ist vergleichbar dem in großer Höhe hängenden Apfel. Nicht selten sind, damit das Gute real wird, hohe Widerstände zu überwinden. Wer weiß, dass er damit seiner Karriere schadet, wenn er einen Masken-Verweigerer, der gesundheitliche Gründe oder gar Gewissensgründe glaubhaft gemacht hat, freispricht (auch, weil er ihm nicht das Gegenteil beweisen kann), steht vor der Entscheidung: Für die eigene Karriere oder für das Gute. Oft ist es mit Mühen verbunden, den Weg des Guten zu wählen: Nicht selten gilt es Widerstände zu überwinden. Somit ist es einer Umwandlung, einer Transformation vergleichbar, das Gute wirklich zu machen, aus der Möglichkeit in die Wirklichkeit hereinzuholen. Ist das nicht eine wahrhaft königliche Aufgabe für uns Menschen? Wem außer uns Menschen ist das gegeben? Vielleicht war das gemeint, wenn vom Menschen als „Krone der Schöpfung" gesprochen wurde?

Welche – wahrhaft menschliche – Größe von denen, die sich, ohne Rücksicht auf die höchst schwierigen Konsequenzen für sich selbst, in dieser „Corona"-Zeit für das Gute entschieden haben: Sie haben damit dem Guten selbst zur Realisierung verholfen: Sie haben das Gute aus der Höhe des Möglich-Seins in das Wirklich-Sein heruntergeholt. Darin sind sie, bleiben sie Vorbild. Denn auch für das Gute gilt: Es steckt an ...

Und so zeigt sich gerade in unserer historischen Phase, was schon Goethe seinem Mephisto in den Mund legte: „Ich bin ein Teil von jener Kraft, die stets das Böse will und stets das Gute schafft." – Sprechen wir es noch deutlicher aus: Die Verschwörer der Corona-Lüge (und all dessen, was daraus hatte folgen sollen: Überwachung, Gedanken-Steuerung, Transhumanismus, Separierung, Liquidierung u.v.a.m.) haben in vielen Menschen das Gute erweckt, die Kräfte zum Guten herausgefordert.

Für das Gute „sollen" (nicht „müssen", s.o.) wir uns nicht deshalb entscheiden, weil es uns damit besser geht; oder weil wir dadurch mehr vom Leben haben; oder weil dadurch unsere Persönlichkeit entfaltet wird, sondern: weil es gut ist. Ja, dieser Satz drückt es wohl am besten aus: Die Hoheit des Guten selbst ist es, die uns fordert und bindet.
Wie wir gerade aus unseren Erfahrungen im Corona-Totalitarismus wissen, ist das Wirklich-Machen des „Guten" oftmals mit äußerst unangenehmen Konsequenzen verbunden. Im Gegenteil: Die Nachteile,

die wir uns einhandeln, können heftig werden. Die Lehrerin, welche es wagt, die ihr anvertrauten Kinder vor dem Trauma der Maske zu schützen, riskiert, ihre Anstellung zu verlieren.

Alles Hohe, was in der Menschheitsgeschichte jemals ins menschliche Bewusstsein Eingang fand, ist auch zum Joch für sie geworden. Alles Edle hat auch Leid gebracht. Pointiert kann man sagen: Werte sind Leiden. – Ahnen wir von hier aus die Größe des Gedankens, dass Gott den Menschen durch Sein eigenes Leiden erlöst hat?

Und doch überwiegt rückblickend das Wissen, die Freude, ja das Glücksgefühl, es buchstäblich „richtig" gemacht zu haben. Viktor Frankl (1905 – 1997), der Psychologe und Psychotherapeut, der als einer von wenigen das Lager von Auschwitz überlebte, hat uns – sein berühmtes Buch dazu trägt den deutschen Titel „Trotzdem Ja zum Leben sagen" – dazu einen Tipp auf den Weg gegeben. Immer, wenn wir vor einer schweren Entscheidung stehen, können wir fragen: Wie will ich am Ende meines Lebens, wenn ich auf diesen Moment zurückschaue, jetzt entschieden haben?

Von Gott war schon kurz die Rede. Für einen gläubigen Menschen ist das Gute nur ein anderer Name für Ihn. Gott ist das Gute – und „gut" nannte er alles, was er geschaffen hatte. Das „Böse" hat keine eigene Substanz, kein eigenes Wesen, keine eigene Kraft. Sondern „böse" nennen wir den Willen, der sich gegen Gott stellt und sich von dem eigenen Lebensprinzip, von der eigenen Lebens-Energie abwendet. Und so kann das Böse auf Dauer keine Chance haben. Denn es steht nicht auf einer Ebene mit dem Guten. Viele Menschen gibt es, die Gott nicht kennen ... und doch gut handeln: Jene, welche die Stimme des Gewissens nicht „Gott" nennen. Auch sie sind einbezogen, wenn es jetzt bald, nach Überwindung dieses globalen Terror-Regimes, darum gehen wird, an der lebenswerten Zukunft für alle Menschen mitzubauen.

Eine Möglichkeit haben wir jetzt schon, und das täglich: Spaltung überwinden. Wenn wir unsere guten Gedanken – ein Gläubiger sagt dazu „Beten" – unerschütterlich auf all diejenigen in unserem Umfeld richten, von denen wir (nicht nur aufgrund von „Corona") getrennt sind, dann ist das eine große Kraft. Nehmen wir, sagte Ralf Ludwig einmal bei einer Kundgebung, unsere traumatisierten Mitmenschen virtuell, wo möglich auch tatsächlich, in den Arm. – Ja, das ist unser

Weg: Als Vorstufe und Werkzeug (!) dafür, was kommen wird und was uns in unaussprechlicher – „unglaublicher" – Freude wieder vereinen wird.

Dr. Daniel Langhans
Kommunikationstrainer

Ein Vorwort von Jens Lehrich

„Es kommt nicht darauf an, wie ein Mensch stirbt, sondern wie er lebt."

Dieses Zitat des englischen Schriftstellers Samuel Johnson spricht eine universelle Wahrheit aus, die wir in unserer technokratischen Gesellschaft weitestgehend verdrängt haben. Mit dem Tod als unsichtbare Drohkulisse lassen sich ganze Völker in Angst und Schrecken versetzen und viele Regierungen haben seit jeher verstanden, dass ein ängstlicher Mensch gut steuerbar ist.

Aber es muss gar nicht gleich die Furcht vor dem physischen, dem endgültigen Tod sein, der uns zu Hause bleiben lässt und uns handlungsunfähig macht. Die Angst vor dem gesellschaftlichen Tod, den Job, unsere wirtschaftliche Basis, Freunde und Bekannte zu verlieren reicht aus, um paralysiert wie das Kaninchen vor der Schlange nahezu alles zu akzeptieren, was von uns verlangt wird:
Masken aufsetzen, Abstände einhalten, sich ständig testen lassen und im Lockdown auch nach 21 Uhr zu Hause bleiben, weil der Staat es so möchte. Und das alles aufgrund wissenschaftlicher Aussagen von Experten und Institutionen, die schon 2009 bei der Schweinegrippe eine ähnliche Panikwelle erzeugt und sich damals kolossal geirrt haben. Der arte-Dokumentarfilm Profiteure der Angst ist in diesem Zusammenhang sehr zu empfehlen.

Nein, ich bin kein Coronaleugner und gehöre auch keiner Organisation oder Partei an, ich bin weder rechts noch links, nicht oben und nicht unten. Ich bin gelernter Journalist und versuche mit möglichst viel gesundem Menschenverstand durchs Leben zu gehen. Und eben dieser verhindert es, zu glauben, dass uns eine Regierung vor einem Virus schützen möchte, wenn sie gleichzeitig in Kauf nimmt, dass durch massive Kollateralschäden viel mehr Elend und Leid angerichtet wird als durch diesen unsichtbaren Feind.

Laut Zahlen der UNO sind in den ärmsten Ländern dieser Welt allein 150 Millionen Kinder mehr durch die Lockdowns in Armut gestürzt worden. Wenn es also darum geht, Menschen und ihre Gesundheit zu schützen, warum sind diese Kinder es dann nicht wert, die Radikalität der Maßnahmen grundsätzlich in Frage zu stellen? Ist es von der Politik nicht gar menschenverachtend, dies zu unterlassen?

Dieses alles schicke ich vorweg, weil es deutlich macht, wie wichtig Ärzte wie Dr. Bodo Schiffmann für unsere Gesellschaft sind. Menschen, welche sich nicht von der Angst leiten lassen, alles zu verlieren, sondern mutig und entschlossen handeln. Die sich in den vergangenen anderthalb Jahren unermüdlich für die Erhaltung unserer demokratischen Grundordnung eingesetzt haben und dabei alles aufs Spiel gesetzt haben.

Ich will ganz ehrlich sein: als Bodo Schiffmann mich fragte, ob ich ein Vorwort zu diesem neuen Buch schreiben würde, sagte mein Herz sofort „Ja", doch mein Verstand zuckte kurz und mahnte zur Vorsicht. Schon einmal habe ich im vergangenen Jahr wirtschaftliche Konsequenzen von Auftraggebern zu spüren bekommen, weil ich eben genau das mache, was ich als gelernter Journalist und Redakteur besonders in einer Krise für essenziell halte: Mit kritischen Journalisten, Ärzten und Wissenschaftlern zu sprechen, nicht über sie.

Ein Zitat aus dem Internet, das dem Autor Frank Lübberding zugeordnet wird, bringt die derzeitige Situation gut auf den Punkt:

„Einige Wissenschaftler deklarierten, was Wissenschaft ist – nämlich nur ihre jeweilige Position. Medien sorgten für die nötige Reichweite, indem sie Gegenpositionen als unwissenschaftlich und gefährlich abqualifizierten. Das hatten schließlich die von ihnen zitierten Wissenschaftler so gesagt. Die Politik wiederum legitimierte ihre Entscheidungen mit den Einschätzungen jener Wissenschaftler, die das sagten, was die Politik aus unerfindlichen Gründen hören wollte."

Bodo Schiffmann lässt sich all das von Anfang an nicht bieten. Er recherchiert unermüdlich in Sachen Corona und erreicht mit seinen Internetauftritten schnell ein großes Publikum.
Dass er dabei kein Blatt vor den Mund nimmt und stets deutlich ausspricht, was er denkt, mögen einige kritisieren, ihn jedoch öffentlich als „eine der Führungsfiguren der Corona Leugner Szene" (Wikipedia) zu brandmarken und ihn damit verbal und zwischen den Zeilen in die Nähe irgendeiner Form von Extremismus zu bringen, ist absurd. Wer Bodo Schiffmann persönlich kennenlernt, ihn erlebt, mit ihm spricht und Zeit verbringt, der weiß, dass sein Handeln nicht von Größenwahn oder Gier, sondern maßgeblich von Frieden, Freiheit und Liebe zu den Menschen geprägt ist.

So wird am Ende unseres Lebens jeder von uns in den Spiegel schauen und sich die Frage stellen müssen, wo sie oder er war, als 2020/21 die Demokratie in Deutschland mit großen Schritten abgebaut wurde. Bodo Schiffmann jedenfalls kann in diesem Punkt sicher sein, das Richtige getan zu haben:
Er hat aus moralischer Verantwortung und seinem Herzen gehandelt, weil er ein Herzensmensch ist. Ob er dabei alles richtig gemacht hat? Ganz sicher nicht – aber wer hat das schon?
Ob er dabei für die Erhaltung der Grundrechte, der Freiheit und der Menschlichkeit alles gegeben hat? Ganz sicher ja.
Ich jedenfalls bin ihm dankbar dafür und wünsche mir, dass immer mehr Bürgerinnen und Bürger begreifen, dass nicht Menschen wie Bodo Schiffmann das Übel unserer Gesellschaft sind.

Ein universelles Gesetz besagt: Die Lüge kann sich auf Dauer niemals durchsetzen, es ist immer die Wahrheit, die gewinnt.
Wie lang dieser Prozess noch dauert? Es kann in 10 Jahren vorbei sein oder morgen. Jeder von uns kann dabei helfen, diesen Weg zu beschleunigen. Hören wir auch weiterhin kritischen Menschen zu, schließen wir sie nicht aus, heißen wir sie willkommen – auch oder gerade, wenn starker Gegenwind bläst.
Indem wir bereit sind, grundsätzlich empathisch zu bleiben, auch wenn es manchmal weh tut.

Mut und Ehrlichkeit werden vom Leben am Ende immer belohnt.
Denn wie sagte noch Samuel Johnson ...

„Es kommt nicht darauf an, wie ein Mensch stirbt, sondern wie er lebt."

Starten wir gleich heute damit!

Jens Lehrich
Moderator

Ein Vorwort von Wolfgang Greulich

Lieber Bodo,

es ist mir eine ganz besondere Ehre, für Dein Buch ein Vorwort schreiben zu dürfen. Ich freue mich, es bald in meinen Händen halten zu dürfen. Als ich im März 2020 in mir gespürt habe, und es hat mich regelrecht getrieben, ich hatte keine innere Ruhe mehr, wie sehr diese Welt belogen wird, da warst Du der erste sogenannte Verschwörungstheoretiker, den ich im Internet gefunden habe und dessen Videos ich ab diesem Tag jeden Tag verfolgt habe. Ich wunderte mich, was wohl ein Schwindelarzt so macht, ich kannte das Thema Schwindel gar nicht. Andere folgten. Dies war der Beginn meines persönlichen Aufwachprozesses. Ich denke, hier spreche ich für sehr viele Menschen in unserem Land.

Dein unermüdlicher Einsatz, Dein nie endender innerer Antrieb, die Wahrheit ans Licht zu bringen, hat bis heute maßgeblich dazu beigetragen, unsere friedliche Bewegung und die damit verbundenen friedlichen Ziele für alle Menschen dieses Landes und der ganzen Welt in die richtige Richtung zu bewegen.

Es hat nicht lange gedauert, und ich durfte Dich persönlich kennenlernen, was wie bei allen hochbeseelten Menschen im allerersten Moment zuerst zaghaft begann, dann aber sehr schnell in eine tiefe, sehr tiefe Freundschaft führte. Eine Freundschaft, wie ich sie bis dato in meinem Leben nicht erleben durfte. Für diese Gnade bin ich dem, der uns erschaffen hat, unserem himmlischen Vater, zutiefst dankbar. Nahezu jeden Tag erinnere ich mich an das, was uns 4 Busketiere als Menschen während der Coronainfo-Tour zu Freunden gemacht hat. Ein respektvoller und liebenswerter Umgang mit jedem Menschen auf dieser Welt, die nicht zu stoppende Motivation, die Wahrheit Tag für Tag ohne Rücksicht auf eigene Befindlichkeiten ans Licht zu bringen, die tägliche Freude, vielen Menschen zu begegnen. Und es wurden immer mehr.

Du warst es, der mich nach dem Abend mit Freunden in Dresden vor den Bus gestellt und gesagt hat, rede. So kam es dann zum Schwäbischkurs für Dich und viele andere. Auch werde ich nie Dein Wirken als Mensch und Arzt vergessen können, als wir auf dem Weg nach Bremen mit dem Bus an diesen Unfall gekommen sind, und Du Dich um diese betroffene Familie gekümmert hast.

Niemals hätte ich mir vorstellen können, dass es einmal in unserem Land wieder zu solchen Zuständen kommen würde, geschweige denn auf der ganzen Welt. Niemals hätte ich gedacht, dass ein Land so mit einem Menschen wie Dir und mit seiner Bevölkerung umgehen würde. Für mich waren diese Monate seitdem, abgesehen von den Momenten, als meine eigenen Kinder geboren wurden, die besten meines Lebens, und es werden für uns alle noch viele, viele solcher guten Monate folgen. Die Wahrheit kommt ans Licht, das war so und wird auch immer so sein. Wer einmal wach ist, bleibt dies auch.

So möchte ich Dir im Namen von so vielen Menschen danken und meine persönliche, höchste Anerkennung aussprechen. Ich freue mich auf viele weitere Begegnungen mit Dir. Wir werden gemeinsam alles tun, dass dieser Teil der Geschichte zu einem Ende kommen wird und gleichzeitig ein gutes Fundament geschaffen wird, dass sie sich in dieser Art und Weise nicht mehr wiederholen kann.
Gottes Segen für Dich, für Deine wunderbare Familie und für uns alle, die wir auf dem Weg in eine wahrhaftige und friedliche Welt sind.

Wolfgang Greulich
Unternehmer

Kapitel 1: Ein Buch über mich – warum ich bin, wie ich bin

Ich wünschte mir, ich wäre auch nur ein bisschen so gelassen und entspannt, wie meine Mutter es war. Wir Kinder hatten eigentlich keinerlei Einschränkungen und waren fast nur draußen unterwegs. Ich hatte das Glück, dass ich eine sehr enge Beziehung auch zu meinen Großeltern mütterlicherseits hatte und in einer Zeit groß wurde, wo das Fernsehprogramm nur zu einer gewissen Zeit für Kinder geeignet war und über Nacht gar keines lief. Es gab bei uns im Grunde genommen nur eine Regel und diese Regel war: *Wenn es dunkel wird, kommst du nach Hause.*
Es gab keine Möglichkeit, mein Handy zu orten. Es gab keine Möglichkeit, mich zwischendurch anzurufen.

In unserer Umgebung war ein großer Wald, der direkt an das Militärübungsgelände der amerikanischen Armee grenzte, und dort konnte man als Kind und Jugendlicher spannende Abenteuer erleben. Ich war auch bei den Pfadfindern sehr aktiv und auf vielen Zeltlagern, lernte dort, wie man in der Natur überlebt, welche Pflanzen und Tiere man essen kann. Das alles nutzte ich sehr. Wir kannten den Wald wie unsere Westentasche und kletterten auf Bäume, ohne große Schutzausrüstung, bauten im Wald Hütten, gruben Gräben und erlebten Abenteuer. Man kann sich sehr gut vorstellen, dass, wenn die Regel so aussieht, dass man erst bei Anbruch der Dunkelheit nach Hause kommen muss, im Sommer die Tage mitunter sehr lang waren.

Im Gegensatz zu meinen Kindern brachte ich viele Platzwunden nach Hause, die chirurgisch versorgt werden mussten, hatte ständig irgendwelche Schürfwunden oder Beulen am Kopf. Das Leben war ein Abenteuer. Meine gesamte Kindheit und Jugend waren von Freiheit und Selbstbestimmung geprägt.

Meine Großeltern und meine Eltern hatten den zweiten Weltkrieg noch erlebt und gegen Adolf Hitler gekämpft. Sie mussten im Laufe des Krieges zweimal fliehen und hatten alles zurückgelassen. Sehr oft erzählten sie mir davon, und mein Großvater schrieb sogar ein Tagebuch darüber, in über vierzig oder mehr Bänden. Wir lernten die Geschichte aus einer anderen Perspektive kennen.

Der Keller in unserem Haus in Lampertheim sah immer so aus wie ein Großhandelslager. Dort gab es Fleisch von der Einfuhr- und Vorratsstelle, Buttervorräte, kistenweise Zigaretten, Schnaps und Schokolade, um diese, im Falle einer Katastrophe oder eines Krieges, als Tauschobjekte am Schwarzmarkt benutzen zu können. Heutzutage würde man unsere Familie als „Prepper" bezeichnen. Ich lernte, wie man Vorratshaltung macht, und ich lernte, dass man Propaganda frühzeitig erkennen muss, um vielleicht etwas dagegen tun zu können. Bei uns war das ein ständiges Thema. Schon als Kind erklärte man uns, dass es ein Alarmsignal für einen totalitären Staat darstellt, wenn fremde Meinungen unterdrückt werden oder Zensur stattfindet. Vielleicht ist das auch der Grund, warum ich sehr früh erkannte, in welche Richtung die Entwicklung in der Bundesrepublik Deutschland geht. Und da meine Großeltern mir gesagt haben, dass ich in diesem Moment erster Alarmsignale anfangen müsse, für die Freiheit zu kämpfen, habe ich das auch getan.

Freiheit und insbesondere Meinungsfreiheit sind keine Selbstverständlichkeiten, die man einfach erwarten kann, sondern man muss immer und jeden Tag für sie geradestehen, sie beschützen und ihre Daseinsberechtigung erkämpfen. Für jeden Staat ist es von großem Interesse, seine Bürger zu kontrollieren. Ich finde es sehr gut, dass wir damals in der Schule das Buch „1984" von George Orwell lesen mussten und ich las es, obwohl es eine Pflichtlektüre war, deutlich mehr als einmal, so fasziniert war ich von den Vorgängen, die dort beschrieben wurden. Ich hörte Musik, die mich zum Nachdenken brachte, wie „The Wall" von Pink Floyd, und sah den beeindruckenden Film mehr als dreißigmal.

Wir wurden sehr oft gewarnt, von Visionären, von Autoren, von klugen Menschen, die Entwicklungen vorausgesehen haben. Manchmal frage ich mich, ob es sich dabei nicht um Zeitreisende handeln könnte. Denn wenn ich mir die heutige Zeit so anschaue, dann ist so vieles eins zu eins eingetroffen, wie sie es vorhergesagt hatten. Vielleicht machten sie aber auch – ohne es zu wollen – das Ganze erst möglich, weil sie damit die Steilvorlage für Menschen lieferten, denen die Freiheit des Individuums nichts bedeutet und die sich gerne in der Rolle eines Kolonialherren sehen, für den die anderen arbeiten. Wie ein Besitzer einer Plantage, der sich gegenüber anderen rühmt, wie gut er zu seinen Sklaven ist und wie gut es ihnen doch geht. So benehmen sich heute Industrielle, Reiche und Banken und versuchen, die Menschheit in eine sehr vergleichbare Struktur zu pressen.

Auch in meiner Schulzeit und meinem Studium war ich immer auffällig. Auffällig dahingehend, dass ich mich für andere engagierte. In der Schulzeit nahm ich aktiv an den Schülervertretungen teil und ließ mich auch in die Mittelstufen- und Oberstufengremien der Schülervertretung wählen.

Ich liebte das und scheute es auch nie, mich mit Lehrern oder Schulleitungen „anzulegen", denn die Empfindung, dass jemand anderem ein Unrecht zugefügt wird, ist für mich unerträglich. Ich versuchte in diesen Momenten immer, mich schützend vor andere zu stellen und für Gerechtigkeit zu sorgen. Es ist immer die Frage, was Gerechtigkeit eigentlich ist, denn diese liegt, wie wir ja alle wissen, im Auge des Betrachters.

Um noch einmal zum Anfang zurückzukommen: Ich wundere mich über die Gelassenheit meiner Eltern, denn ich war mit Sicherheit ein schwieriges Kind. Heute würde man mich als hyperaktiv bezeichnen oder man würde mir die Diagnose ADHS geben. Zu meinem großen Glück war diese Diagnose damals noch nicht bekannt und ich war einfach ein Energiebündel oder eine Nervensäge.

Mein Vater hatte mir zum Beispiel verboten, einen Mofa-Führerschein zu machen. Was dazu führte, dass ich mir ein Mofa kaufte – für damals 50 DM, die ich mir mit Zeitungsaustragen verdient hatte. Es war die Zeit, in der der Mofa-Führerschein eingeführt wurde. Ich fuhr also von Worms aus mit dem selbst gekauften Mofa zum TÜV in Grünstadt, stellte das Mofa dort vor der Tür ab, legte drinnen den Führerschein ab und fuhr mit Führerschein zurück nach Worms und dann natürlich weiter nach Hause in Lampertheim. Dort präsentierte ich meinen Eltern den Führerschein und mein Mofa. Ähnliches gilt für den Führerschein für das Leichtkraftrad oder das Motorrad. Mir war es immer wichtig, mein eigenes Ding komplett durchzuziehen, ganz egal, was andere darüber denken oder sagen. Mein Vater drohte durchaus mit Strafen, die mich aber eher dazu brachten, es jetzt erst recht zu machen.

Mein Opa hingegen hatte eine andere Vorgehensweise: Er besorgte mir ein Buch, welches ein Polizeibeamter geschrieben hatte. Der Titel lautete: Motorrad fahren ja – aber überleben.
Ich las dieses Buch, lernte und nahm es in mich auf, sodass ich mich nie ernsthaft verletzte, obwohl ich bis zu meiner Hochzeit fast ausschließlich Motorrad fuhr.

Natürlich hatte ich den ein oder anderen Unfall, aber ich glaube, dieses Buch half mir, die Unfälle schadenfrei zu überstehen. Meine Großeltern unterstützten mich dann auch, indem sie mir Schutzkleidung kauften und sich vermutlich dachten: „Wir können den Kerl sowieso nicht davon abhalten, dass er Motorrad fährt, also schauen wir, dass wir ihm möglichst gute Kleidung geben, damit er bei einem Sturz keine großen Schäden davonträgt." Ich glaube das ist eine sehr kluge Art, an Dinge heranzugehen. Verbote bringen selten irgendetwas, sondern es ist besser zu versuchen, eine gemeinsame Lösung zu finden. Ich würde das als meine erste Win-win-Situation bezeichnen.

Meine Großeltern akzeptierten, dass Motorradfahren für mich sehr wichtig ist. Sie machten sich Sorgen um mich – genauso wie mein Vater und meine Eltern. Sie fanden aber eine neue Lösung, wie sie selbst ein besseres Sicherheitsgefühl kriegen konnten und ich nicht eingeschränkt wurde – und ich selbst verstand, dass es Sinn macht, sich zu schützen.
Ich würde mich selbst als vorsichtigen Menschen einschätzen, ich beobachte Situationen sehr genau und bin auch in der Lage, Einschätzungen zu treffen.

Es gab damals ein wundervolles Taschenbuch mit Donald Duck aus der lustigen Taschenbuch-Serie. Dieses Taschenbuch, ich glaube, es war die Nummer 142, war das Taschenbuch von Phantomias, wo sich Donald Duck in einen Superhelden verwandelt, als er zufällig ein Haus im Wald findet und dort einen Geheimraum entdeckt. In diesem Taschenbuch gab es ein Bild, in dem Donald Duck an Daniel Düsentrieb vorbeigeht und eine Art Denkroboter gibt folgende Weisheit von sich: „Wenn du deine Widersacher nicht besiegen kannst, musst du dich mit ihnen verbinden. Du musst mit den Wölfen heulen, nur lauter."

Für mich ist das tiefe Philosophie und ich machte sehr häufig genau das: Ich versetzte mich in die Lage meiner Gegner, ich kopierte ihr Spiel, ich trieb ihr Spiel auf die Spitze. Das tat ich auch im Laufe meiner Aufklärungsarbeit in Bezug auf die Coronakrise regelmäßig und konnte dadurch einige bemerkenswerte Fortschritte erzielen. Als Beispiel nenne ich hier einmal, die Ignoranz der Presse zu durchbrechen, indem ich Parteien gründete. Der Gründung der Parteien und warum ich diese wieder verließ, widme ich ein eigenes Kapitel, denn es ist zu komplex, um das hier mit einfließen zu lassen.

Meine Familie, meine Eltern, meine Großeltern waren immer für mich da. Sie stellten sich vor mich und beschützten mich immer, sie verteidigten meine Meinung auch, wenn Lehrer, Schulleiter oder Autoritäten meine Meinung nicht teilten. Natürlich hatten wir Streitgespräche, natürlich waren meine Meinungen keineswegs immer richtig. Aber zunächst einmal wurde ich immer beschützt und ich konnte mich darauf verlassen, dass meine Familie sowohl hinter wie auch vor mir stand.

Genauso versuche ich mit Menschen zu agieren, die mir wichtig sind. Aber ich sehe mich auch dazu verpflichtet, Menschen zu schützen, die ich nicht kenne oder die ich noch nicht kennenlernen durfte. Deswegen war es mir auch ein Anliegen, meine Bekanntheit zu nutzen, um Menschen aus der Angst zu holen, als es im Februar 2020 zu Schreckensmeldungen über eine neue und tödliche Erkrankung kam. Auch hierzu erzähle ich euch etwas in dem Kapitel über das erste Video am 14. März 2020.

Ich möchte mich bei allen bedanken, die sich für meine Geschichte interessieren und die mich näher kennenlernen möchten. Es wurde sehr viel über mich berichtet, sowohl im Internet wie in Zeitungen als auch im Fernsehen oder Radio. Ich möchte nicht, dass andere meine Geschichte aufschreiben. Ich möchte nicht, dass andere glauben, sie würden mich kennen. Manchmal weiß ich selbst nicht, ob ich mich kenne. Aber ich glaube, es ist das Beste, wenn jemand über sich selbst schreibt, wie er sich selbst sieht und wie er sein eigenes Leben empfindet.

Diese Veränderungen, diese Emotionen, die in den letzten Monaten entstanden, möchte ich gerne mit euch teilen, damit ihr mich kennenlernt und mich vielleicht versteht.

Ich bin kein Held, ich bin kein Revoluzzer und ich bin kein Anarchist. Ich bin gläubiger Christ, analytisch denkender Arzt, Wahrheit suchender Philosoph und das Wichtigste: Ich bin ein liebender Vater und liebender Ehemann. Ein Teil der Menschheitsfamilie, die man nicht in Religionen und Hautfarben unterteilen kann.

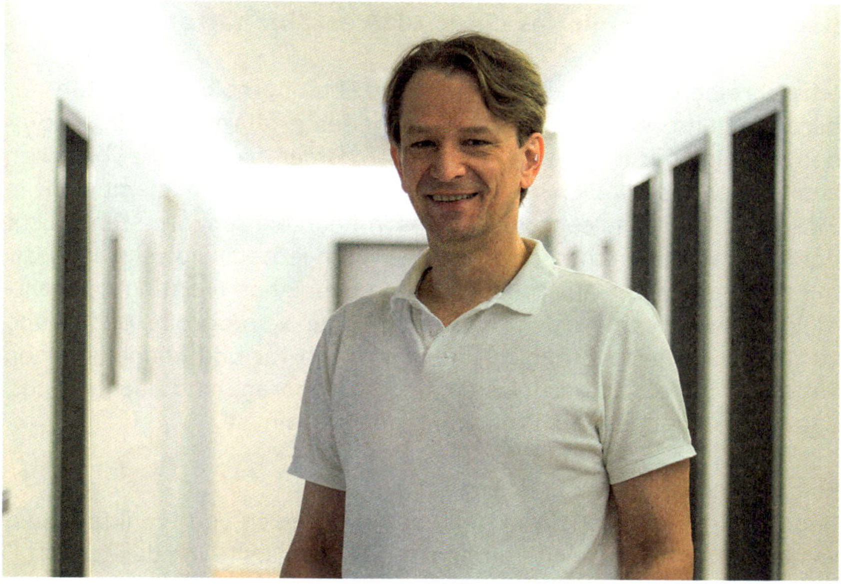

Ich wünsche euch viel Spaß dabei, mich kennenzulernen.

Kapitel 2: Wenn mir das einer 2019 erzählt hätte ...

Ich schreibe dieses Buch Ende Juni 2021. Innerhalb der letzten anderthalb Jahre musste ich sehr viel Neues erfahren, lernen, erkennen, was ich mir in meinen kühnsten Träumen nicht hätte vorstellen können. Zwar stellte ich in meiner Arbeit in der Schwindelambulanz in Sinsheim fest, dass sehr vieles, was in den Lehrbüchern steht, nicht der Realität entspricht – und ich muss noch lernen, wie schwer es ist, mit anderen Ärzten zu sprechen, wenn die eigene Meinung der Lehrmeinung widerspricht. Ich maß dem früher keine große Bedeutung zu. Denn ich hatte Erfolg mit dem, was ich tat und konnte meinen Patienten helfen. Ich hielt es einfach für Ignoranz und dachte nicht, dass dies ein generelles Problem in der Medizin ist.

Es gibt einen alten Witz, der heißt:
Sage einem Handwerker, er soll das Telefonbuch von Frankfurt auswendig lernen und er wird dir sagen: „Warum sollte ich das tun?"
Sage einem Medizinstudenten, er solle das Telefonbuch von Frankfurt auswendig lernen und er wird dich fragen: „Bis wann?"

Es ist leider kein Witz. Denn um das Medizinstudium zu bestehen, ist es am vorteilhaftesten, wenn man nicht selbst denkt, sondern einfach geschriebenes Wissen reproduziert und es als gegeben hinnimmt. Wenn man das mit Abstand betrachtet, ist es natürlich falsch, aber da es jeder tut, macht man es selbst auch. Auch wenn einem manches im Laufe des Studiums unsinnig oder falsch vorkommt, fühlt man sich doch sehr klein gegenüber den Professoren, Oberärzten und Chefärzten. Man bekommt eine Hierarchie gepredigt und übernimmt diese, da man ansonsten keine Chance hat, eine Stelle zu bekommen oder eine Position zu bekleiden.

Ich wählte den Titel meines Buches „vom Schwindelarzt", weil mich die Presse auch so bezeichnet und das Wort benutzt, um mich zu diskreditieren, „zum Verschwörungs-Sachverständigen", weil ich selbst lernte, dass Dinge, die ich selbst für Verschwörungstheorien hielt, mehr Realität sind, als Dinge, die ich für real hielt. Das größte Phänomen im Jahr 2020 ist sicherlich, dass die Verschwörungstheorien immer weniger wurden, weil sie sich letztendlich als Realität herausstellten. Interessanterweise wurde dies sogar in den gängigen Medien berichtet, aber die Menschen nahmen es nicht zur Kenntnis.

Man hielt weiter das Narrativ vom Verschwörungs-Theoretiker aufrecht und die Menschen folgten diesem Schimpfwort, ohne zu schauen, was die als Verschwörungs-Theoretiker titulierten Menschen zu sagen haben. Ich lernte sehr viele sehr kluge Menschen kennen, die sehr differenziert und analytisch das infrage stellten, was ich als Wahrheit lernte. Der Versuch, sie zu widerlegen und meine eigene Wahrheit zu bestätigen, scheiterte. Auf eine ähnliche Art und Weise erging es mir, als ich die Zahlen vom Robert Koch-Institut in den Medien sah und in den bekannten Grafiken im Internet, und jeden Tag aufs Neue versuchte, Bestätigungen dafür zu finden, dass das Robert Koch-Institut richtig lag. Es gelang mir nicht, die Position des RKI zu verifizieren, aber es gelang mir jeden Tag aufs Neue, die Lügen sichtbar zu machen, die benutzt wurden, um die Menschen in ihrer Angst gefangen zu halten. Es ist sehr bezeichnend, dass der Reichsmarschall der Nationalsozialisten, Hermann Göring, im Rahmen der Nürnberger Prozesse aussagte, dass man keine Ideologien benötige, um Menschen zu kontrollieren, sondern man müsse sie nur in Angst versetzen und könne alles mit ihnen machen, was man wolle.

Diese Phänomene sind bekannt, sind erforscht, und wir haben sie auch in der Schule besprochen. Es ist mir ein Rätsel, warum so wenige Menschen erkannten, dass hier eine gezielte Manipulation über Bilder und über die Medien inszeniert wurde. Es erschreckt mich, wie einfach akzeptiert wurde, dass Meinungen nicht mehr zugelassen wurden, wenn sie nicht der offiziellen Meinung der Regierung entsprachen. Was regten wir uns auf über andere Länder, in denen die Meinungsfreiheit unterdrückt wird und in denen Zensur herrscht. Auch hier musste ich im letzten Jahr lernen, dass es kaum ein Land gibt, in dem mehr zensiert wird als in Deutschland.

Wenn mir das einer 2019 erzählt hätte, all das, was ich heute von mir gebe, dann würde ich sagen: „Dieser Arzt aus Sinsheim hat den Verstand verloren, denn er zweifelt die Realitäten an und er benimmt sich verantwortungslos."
Ich hätte das geglaubt, wenn es im Radio oder im Fernsehen gekommen wäre und hätte mit dem Kopf geschüttelt. Aber ich weiß auch, wenn er mein Freund gewesen wäre oder wenn ich eine hohe Meinung von ihm gehabt hätte, dass ich das Gespräch mit ihm gesucht hätte oder mir einfach mal angehört hätte, was er zu sagen hat. Wenn ein Arzt, dem ich vertraute, der mich oder meine Kinder vielleicht operiert hatte, der mich von meinen Schwindelbeschwerden geheilt

hatte, auf einmal kritische Fragen stellte und Zahlen anders interpretierte, als es die Nachrichten tun, dann hätte ich versucht, seine Gedankengänge nachzuvollziehen, bevor ich gesagt hätte, dass er verrückt sei.

Ich drückte mich am Anfang sehr vorsichtig aus und sah bei weitem nicht, wie weit diese Verstrickungen gehen. Ich versuchte, gemäßigt und ruhig Menschen aus ihrer Angst zu holen. Für mich war der größte Trigger die Angst der Menschen und ich war immer der Meinung, man sollte etwas gegen Angst tun, und gegen Angst hilft Wahrheit, Ruhe und Gelassenheit. Erst im Laufe der Zeit musste ich lernen, dass es nötig ist, deutliche Worte zu finden und Vergleiche anzustellen, vor denen andere Menschen sich drücken. Weil sie Angst davor haben, dass man sie für radikal hält oder dass man sie juristisch verfolgt. Nun, in was für einem Land leben wir, wenn man Angst haben muss, seine Meinung zu sagen, wenn man diese Meinung sogar begründen kann. Ich legte von Anfang an darauf Wert, möglichst solide und wissenschaftlich zu arbeiten und Fakten zu präsentieren. Ich hätte 2019 niemals für möglich gehalten, dass man dafür verurteilt wird, wenn man helfen will, wenn man sein medizinisches Know-how zur Verfügung stellt, um eine Gefahrensituation richtig einzuschätzen. Die Hauptprotagonisten der Covid-19-Erkrankung sind dieselben Akteure wie bei der Schweinegrippe 2009 oder bei der Vogelgrippe oder bei SARS. Manchmal drängt sich der Vergleich auf, dass ein Chirurg zu seinem Patienten sagt: „Ich werde Sie morgen am Blinddarm operieren. Ich habe das schon fünfmal gemacht und einmal muss es ja auch klappen." So ähnlich kommt mir das Verhalten von Christian Drosten vor.

Auch was die Politik in der Welt angeht, Wahlbetrug, Framing, QAnons oder WhiteHeads, Kabale und Geheimarmeen, war ich völlig unbedarft. Ich hätte mir nie vorstellen können, dass es in einem freien Land wie in Amerika einen so offensichtlichen Wahlbetrug geben könnte. Es ist dabei unerheblich, ob es sich um Donald Trump handelt oder nicht. Es handelt sich um ein freies demokratisches Land und um eine stümperhaft manipulierte Wahl. Das ist schon fast eine intellektuelle Beleidigung. Aber ich musste auch am eigenen Leib erfahren, wie schnell man vom international angesehenen Arzt mit einer der bestgehenden Arztpraxen zum Kriminellen diffamiert wird, weil man nichts weiter machte, als wissenschaftlich zu arbeiten und Menschen zu helfen, damit diese keine unsinnigen medizinischen Maßnahmen über sich ergehen lassen müssen. Ich hätte mir niemals vorstellen können, dass der Staat nach 81.000 Patienten-Akten greift und sich nicht dafür interessiert, dass es eine ärztliche Schweigepflicht gibt. Nicht im Traum hätte ich mir ausmalen können, dass die ärztlichen Berufsverbände auf einmal zu politischen Erfüllungsgehilfen eines korrupten Staates werden. Ich war immer stolz auf meinen Beruf und nahm die ärztliche Schweigepflicht sehr ernst – und ich habe das Wohl der Patienten über mein eigenes gestellt. Ich glaube auch, dass das richtig ist.

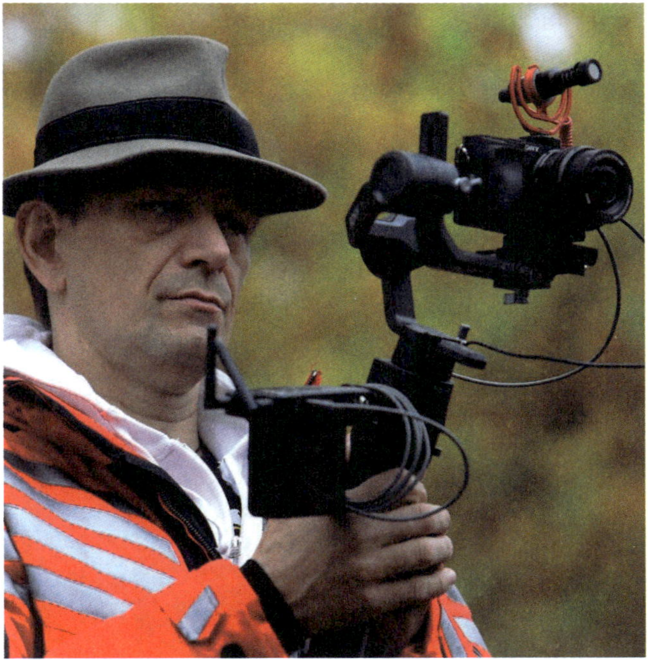

Bodo Schiffmann bei einer Kundgebung der Coronainfo-Tour

Wenn mir das, was ich heute weiß, 2019 einer erzählt hätte, hätte ich ihn für verrückt erklärt. Ich hätte ihn für einen Spinner gehalten. Ich erinnere mich noch an mein erstes Interview mit Roger Bittel. Er erzählte mir am Telefon viele Verschwörungstheorien und ich hatte mich zu diesem Zeitpunkt noch nicht mit diesen Themen beschäftigt. Ich dachte mir: Okay, ich spreche mit dir über die Zahlen von Corona, aber lass mich bitte mit deinen Theorien in Ruhe, denn das ist keine Realität. Mittlerweile hat es sich umgedreht: Ich habe mehr Zugang zu sogenannten Verschwörungstheorien bekommen als viele andere und habe tiefer in den Kaninchenbau hineingesehen.

Wenn ich Ende 2019 die Entwicklungen vorhersehen hätte können, dann hätte ich genauso gehandelt wie heute, nur, ich hätte viel schneller viel deutlichere Worte gefunden, um zu Zeiten, als die Zensur noch nicht so stark griff wie jetzt, schon mehr Menschen zu erreichen.

Ich erreichte viele Menschen und sie sind auch die Grundlage unserer Widerstandsbewegung. Es fühlt sich komisch an, in einem Land wie Deutschland zu sagen, dass man im Widerstand ist. Aber Menschen, die eine eigene Meinung haben, werden verfolgt, sie werden lächerlich gemacht und man versucht, ihnen, wo man nur kann, das Leben schwer zu machen. Dennoch würde meine Entscheidung für die Wahrheit, für die Freiheit und für die Demokratie wieder genauso ausfallen, wie sie jetzt ausgefallen ist. Ich könnte gar nicht anders handeln.

Kapitel 3: Die schlimmste Zeit in meinem Leben

Wir hatten es gerade, wie man so schön sagt, geschafft. Wir hatten lange auf dieses Ziel hingearbeitet und waren endlich so weit, dass wir mehr als drei Monate im Vorhinein mit Terminen ausgebucht waren. Das war sehr wichtig, weil man sich keine Sorgen mehr machen musste, ob man die laufenden Kosten auch bedienen kann, insbesondere da wir regelmäßig viele neue Geräte anschafften, um die erforderlichen Schwindeluntersuchungen auch auf dem absolut besten Level durchführen zu können. Eigentlich war alles sehr entspannt. Es gab sehr viele Zeitungsartikel, ich war ein gefragter Experte und schaffte es als Experte für Schwindel-Erkrankungen sogar bis in die Apotheken Umschau. Das klingt erst mal relativ banal, aber die Apotheken Umschau ist das auflagenstärkste Printmedium und man hat hier natürlich auch einen direkten Zugang zu seiner Zielgruppe, also den Schwindelpatienten.

Unser Team optimierte sich in den Jahren, seit wir die Praxis aufgebaut hatten, und man kann mit Fug und Recht sagen, dass wir eine große Familie waren und sich im Grunde genommen jeder blind auf den anderen verlassen konnte. Sehr viel perfekter hätte es nicht sein können, als diese Ruhe durch die ersten Bilder aus Wuhan gestört wurde. Ich weiß es noch genau, wie uns unsere Mitarbeiter über die WhatsApp-Gruppe der Praxis kleine Filme zeigten, in denen Menschen wie vom Blitz getroffen umfielen und angeblich starben. Über dieses Thema verfasse ich gesondert ein Kapitel und möchte jetzt nur erwähnen, was weiter passierte.

Ich entschloss mich, meinen Einfluss zu benutzen, um die Menschen nicht nur in der Praxis und in meiner näheren Umgebung, sondern auch über YouTube aus ihrer Angst zu holen.

Ich war davon überzeugt, dass der größte Fehler, der zwangsläufig zu einer Überlastung des Gesundheitssystems geführt hätte, darin bestanden hätte, die Angst weiter zu forcieren. Ich war mir sicher, dass meine Auswertungen richtig waren, denn ich hatte sie mehrfach überprüft, bevor ich an die Öffentlichkeit ging. Aber selbst wenn meine Auswertungen fehlerhaft gewesen wären – mir war nicht klar, dass ich damit ein Risiko eingehen würde. Denn wir leben ja in einer Demokratie, die Meinungsfreiheit ist garantiert und es findet keine Zensur statt. So lernte ich das und ich glaubte es auch. Direkt nach dem

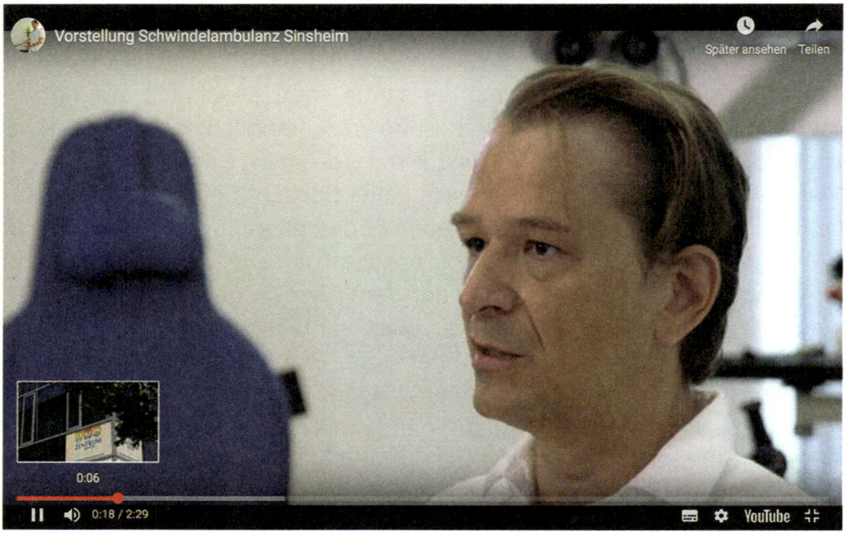

Arzt Bodo Schiffmann in einem YouTube-Video
über seine Schwindelambulanz

ersten Video bekam ich sehr viele Zuschriften und Anrufe von Menschen, die mich dazu beglückwünschten und die mir ihre Hochachtung aussprachen für meinen Mut, meine Meinung offen zu vertreten. Das verstand ich nicht. Denn wozu gehört Mut, wenn man sachlich argumentiert und wissenschaftlich arbeitet? Ich wusste nichts von Framing und war mir sicher, dass mir mein guter Ruf helfen würde, als Experte für Erkältungskrankheiten Gehör zu finden. So wollte ich verhindern, dass die Politik die gleichen Fehler wiederholte, die sie zum Beispiel bei der Schweinegrippe bereits gemacht hatte.

Das Ganze ging weiter, meine Familie und ich mussten erleben, wie schnell man über Lügen einen Ruf zerstören kann und Menschen diskreditiert. Bis zu diesem Zeitpunkt hatte sich die Presse gerne mit mir unterhalten und ich wurde in Interviews nach meiner Meinung zu Schwindelerkrankungen gefragt. Auf einmal war kein Reporter mehr an meiner Meinung interessiert. Die einzigen Reporter, die sich meldeten, kamen von Formaten wie Rubikon und KenFM. Ich kannte diese Medien nicht und googelte, was über sie geschrieben wurde. In der Folge lehnte ich die Interviews ab, weil man diesen freien Medien unterstellte, sie wären rechtsradikal oder würden sogenannten Verschwörungstheorien anhängen.

Schon in der frühen Phase mussten wir feststellen, dass auch aggressive Stimmen laut wurden und Menschen uns beschimpften, weil wir die Gefährlichkeit einer Erkrankung leugnen würden. Eine Erkrankung, die zu diesem Zeitpunkt noch keine beunruhigenden Zahlen lieferte. Wenn wir ehrlich sind, tat sie es bis zum heutigen Tag nicht. Es war für mich schockierend zu erleben, dass Videos, die ich produziert hatte, auf YouTube auf einmal gelöscht wurden. Ich legte sofort Widerspruch ein, und dieser Widerspruch wurde noch nicht einmal bearbeitet. Ich hatte Angst, weil ich glaubte, der Staat würde jetzt auf mich Jagd machen, weil ich eine andere Meinung vertrete.

Es wurde immer schwieriger, den Praxisbetrieb aufrecht zu erhalten und irgendwann bekamen wir dann sogar Besuch von der Polizei. Dazu muss man wissen, dass es insgesamt noch nicht mal ein Dutzend Strafzettel von mir gibt, weil ich ein derartig übervorschriftsmäßiger Mensch bin, dass man mich fast als langweilig bezeichnen müsste. Ich selbst nahm Recht und Gesetz immer sehr genau. Es war für mich schockierend zu sehen, dass ein Richter mir unterstellte, ich hätte Gesundheitszeugnisse ausgestellt, die nicht berechtigt wären. Es war für mich auch neu zu erfahren, dass dies ein Straftatbestand wäre, wenn man das gemacht hätte. Aber diese Ermittlungen wurden wieder eingestellt. Dennoch rief mich am selben Tag der ersten Hausdurchsuchung die örtliche und die überregionale Presse an und wollte sofort ein Interview haben, weil bei mir ja eine Hausdurchsuchung durchgeführt worden wäre. Auch das war schockierend, denn ich war der Meinung, es gelte so lange eine Unschuldsvermutung, bis das Gegenteil bewiesen sei. Ich frage mich bis zum heutigen Tage, ob es normal ist, dass die Presse direkt darüber informiert wird, wenn eine Hausdurchsuchung erfolgt.

Es war schwer für mich mitzuerleben, welche Veränderung in der Polizei vor sich ging. Seit 1988 war ich regelmäßig im Rettungsdienst tätig, als Zivildienstleistender, als Rettungsassistent und auch als Notarzt. Ich begleitete die Polizei in gefährlichen Situationen und die Polizei war für mich mein Freund und Helfer. Sie waren Kollegen, denen ich auf Augenhöhe begegnete. Am 1. August und am 29. August 2020 musste ich in Berlin erleben, dass die Polizei jedes Maß für Gerechtigkeit verloren hatte. Das ist etwas, was ich auch heute noch sehe, wenn Querdenken-Demonstrationen mit Gewalt aufgelöst werden und Demonstrationen des Christopher-Street-Day oder der „Black Lives Matter"-Bewegung hingegen im Grunde genommen machen können, was sie wollen, ohne Abstände, ohne Schutzmaßnahmen. Für Menschen, die demokratisch für die Einhaltung der Grundrechte demonstrieren, scheint das Recht in Deutschland nicht mehr zu gelten. Es wird mit zweierlei Maß gemessen und Gewalt angewendet gegen friedliche Menschen aus der Mitte der Gesellschaft. Mehr als einmal drängte sich mir bei den Demos in Berlin der Begriff Polizeistaat auf. Friedliche Demonstranten wurden als Verfassungsfeinde beschimpft und es wurde von Tag zu Tag gefährlicher, seine Meinung zu sagen, und schwieriger, eine Kundgebung durchzusetzen. Ich musste jeden Tag aufs Neue erleben, in der Presse und auch in der Umgebung, wie man Kinder dazu nötigte, Masken zu tragen, und wie man anfing, Menschen mit experimentellen Substanzen zu behandeln. Leider gab es von Tag zu Tag mehr Gemeinsamkeiten mit totalitären Regimen in der Vergangenheit. Wenn man darauf mahnend hinwies, wurde man nach Paragraph 130 wegen Volksverhetzung angezeigt.

Ich musste beobachten und erleben, dass das deutsche Volk zum wiederholten Mal in der Geschichte schwieg, wenn man es unterdrückte und ihm seine Freiheitsrechte nahm. Das Ganze in einem unvorstellbaren Tempo. Wenn man sich überlegt, wie lange es in den Dreißigerjahren dauerte, bis man in eine vergleichbare Situation kam wie 2020/21 in Deutschland (damals brauchte man von 1933–38), um die Propaganda so weit zu treiben, dass die Menschen bereit waren, ihre Mitbürger zu verraten. Um einen Überwachungsstaat zu implementieren und einen Schuldigen im Volk zu finden, auf den man seine Aggressionen richten konnte. All das passierte hier viel schneller und das Erschreckende ist, dass alle Kontrollorgane, die nach dem zweiten Weltkrieg implementiert wurden, vollständig versagten: Die Polizei, die Gerichte, die Länder-Parlamente, die Medien.

Hier stellt sich immer die Frage, ob man die Geschichte vergleichen darf, weil man sich sonst immer wieder dem Vorwurf der Volksverhetzung ausgesetzt sieht. Aber darf man sich aus Angst vor diesem Vorwurf überhaupt nicht über diese Zeitepoche äußern, wenn man weiß, dass in dieser Zeit unvorstellbare Gräuel an Menschen verübt wurden? Ich denke, gerade um eine Wiederholung zu vermeiden, ist es Personen, deren Familie im Dritten Reich Widerstand geleistet haben, sogar anzuraten.

Die Angst vor einer tödlichen Seuche ist in den Köpfen der Menschen so groß, dass sie bereit sind, ihr Leben aufzugeben. Die wirkliche Pandemie, die wirkliche Seuche findet in den Köpfen statt, wird über die Medien transportiert und durch die Bilder im Kopf verankert. Die Menschen vergessen aus Angst vor dem Tod zu leben.

Kapitel 4: Die beste Zeit in meinem Leben

Zu den größten Enttäuschungen, die man erleben kann, gehört sicher, wenn einem Menschen, die man als seine Freunde oder Familie betrachtet, einfach den Rücken kehren, weil man eine andere Meinung hat als das Fernsehen. Es ist schwer zu verstehen, dass diese Menschen, denen man vertraute, einem nicht selbst genauso vertrauen. Ich stellte mir auch die Frage, wie wäre es umgekehrt gewesen, wenn ein Freund von mir eine völlig konträre Meinung zur öffentlichen Meinung gehabt hätte? Ich glaube, ich hätte mich dafür interessiert, weil ich es spannend finde, neue Ideen auf ihre Stichhaltigkeit hin zu überprüfen. In meinem Teil betrifft das auch viele tausende Patienten, denen ich dadurch half, dass ich einen anderen Weg ging als die Schulmedizin.

Ich verlor durch meine Aufklärungsarbeit wenige Menschen, jene, die nicht bereit waren, mir zuzuhören, und ich traf unglaublich viele Menschen, die ich vorher nicht kannte, die mich nicht kannten und die mir trotzdem vertrauten und meinen Worten zuhörten. Ich lernte sehr viel, ich erfuhr Dinge, die ich vorher nicht für möglich gehalten hatte. Ich führte Gespräche in einer Tiefe, wie ich sie in meinem Leben vorher noch nie geführt hatte. Ich durfte erkennen, wie viele kluge Menschen auf dieser Welt leben, deren Klugheit gerade darin besteht, dass sie nicht studiert haben und sich ihr eigenes Wissen bewahrt und sich auch getraut haben, selbst nachzufragen. Erstaunlich viele Menschen, die ich selbst als hochgebildet einschätzte, waren diejenigen, die als erstes den Kontakt mit mir abbrachen. Ich musste erkennen, dass sie Opfer sind, weil sie alles einfach nur auswendig lernten und rekapitulierten, aber nicht hinterfragten.

Ich musste da viel über mich selbst lernen und so weh das tat, so schön war es auch. Ich musste lernen, dass auch ich in meinem Studium viele Lehrinhalte, die wir bekamen, in keiner Weise hinterfragte, sondern einfach nur wiederholte, um die Prüfung zu bestehen. Ich nahm mir nicht die Zeit, mich selbst über Impfungen zu informieren. Ich nahm mir nicht die Zeit, mich selbst über die zugrundeliegenden Theorien von Viren und Bakterien zu informieren. Mit dem Wissen von heute denke ich anders über Impfungen. Noch zu Beginn meiner Aufklärungstätigkeit war ich ein glühender Impfverfechter. Das änderte sich! Ich wurde mittlerweile ein Impfskeptiker, weil ich, obwohl ich intensiv danach suchte, keine Belege für die Wirksamkeit der

Impfungen finden konnte. Es scheint so, dass die Wissenschaftler, die man am meisten schätzte, deutlich gründlicher arbeiteten, als ich dies früher tat. Dazu gehören sehr viele naturheilkundliche Ärzte, die immer kritisch sind. Ich lernte, dass sie nicht unverantwortlich handeln, ich lernte, dass sie an den Menschen interessiert sind und an den Zusammenhängen in der Natur.

Ich war niemand, der sich viel unterhielt oder sich mit anderen Menschen traf. Man könnte mich eher als Einzelgänger bezeichnen. Das änderte sich in jüngster Vergangenheit. Ich merkte, dass ich ein kleines Licht in einer großen Menschheitsfamilie bin, in der sehr viele Menschen erheblich mehr wissen, als ich zu wissen glaube. Ich lernte, dass es Heilmethoden gibt, die man uns an der Universität schlicht und ergreifend vorenthielt. Man belog uns, man blendete uns und wir gefährdeten oder zerstörten dadurch sogar Menschenleben. Ich erschrak über mich selbst, wie lange ich diese Lüge nicht erkannte und bin sehr froh darüber, dass mir durch die unglaublich stümperhaft präsentierte Plandemie die Augen geöffnet wurden.

Ich genoss Gastfreundschaft bei ungezählten Menschen, saß mit ihnen zusammen, trank, lachte, weinte und sang mit ihnen. Ich betete mit hunderten und tausenden Menschen zusammen und spürte,

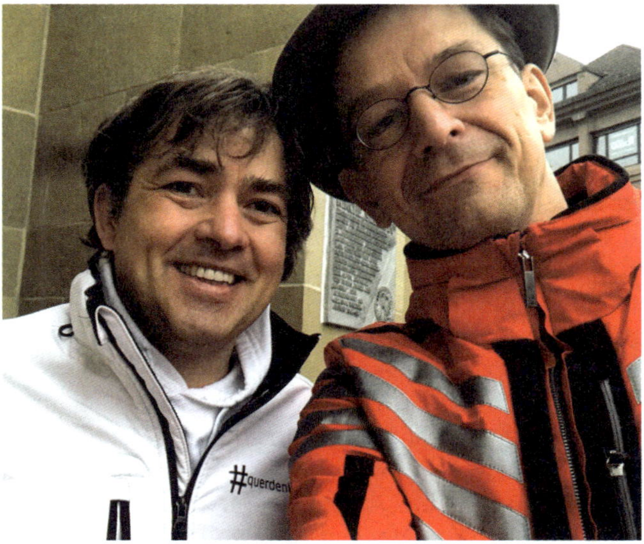

Michael Ballweg (Querdenken) mit Bodo Schiffmann

welche Energie, welche Liebe von Menschen ausgeht, die ihren Geist öffnen. Ich durfte teilhaben an Momenten der Stille im Tiergarten in Berlin am 1. August, wo man zu Beginn der Veranstaltung eine Stecknadel fallen hören hätte können, als Michael Ballweg zu dieser so genannten Herzminute aufrief.

Ich merkte, dass es mir unwichtig ist, ob ich meinen medizinischen Ruf verliere, ob ich meine Praxis und Ernährungsgrundlage verliere, ob ich mein Haus oder meine Heimat verlasse. Denn die Menschheitsfamilie war immer für mich da, sie trug mich, sie half mir, sie schenkte mir Energie. Einer der bewegendsten Momente für mich war neben dem 1. August auch der 9. Mai 2020, meine erste Demonstration damals in Stuttgart. Ich war zu diesem Zeitpunkt geschwächt, weil mich die Anfeindungen in den Zeitungen und im Fernsehen trafen und ging nur auf diese Demonstration, weil mein Freund Ralf Ludwig sagte, ich müsste das mal tun. Dafür bin ich ihm extrem dankbar, denn der Besuch auf dieser Demonstration war so, als ob man ein leeres Gerät wieder auflädt, einen Akku wieder füllt. Ich spürte, dass die Menschen mir glauben. Sie dankten mir dafür, dass ich sie aus ihrer Angst holte, und das war ja das, was ich wollte – ich wollte Menschen aus ihrer Angst holen.

Es ist für mich nicht fair, Angst zu benutzen, um Menschen zu kontrollieren und musste erkennen, dass genau dies in der Geschichte der Menschheit ein durchlaufendes Spiel war. Sehr viele Akte in diesem Theaterstück begleitete ich. Vom Waldsterben über Tschernobyl, Öl- und Energiekrisen und viele andere Horrorszenarien bis zu drohenden Atombomben, kaltem Krieg sowie der Vogel- und Schweinegrippe bekam ich viele Horrorszenarien mit und bin sehr froh, dass ich jetzt aus dieser Angstspirale austreten konnte. Denn in dem Moment, in dem man das Spiel verlässt und die Geschehnisse mit Abstand von oben betrachtet, erkennt man, dass immer dieselben Mechanismen zugrunde liegen und dass es nie eine ernstzunehmende Bedrohung gab, auch nicht durch einen Klimawandel oder Ähnliches. Die Angst wurde immer genutzt, um Menschen zu kontrollieren und auch, um ihnen Geld abzunehmen für Dinge wie die CO_2-Steuer und ähnliche Erfindungen. Der Politik ging es immer nur um Geld, es ging immer nur um Macht und es ging immer nur um Kontrolle, in der gesamten Geschichte der Menschheit. Aber das war mir nicht klar. Ich dachte, dass die Politiker gute Menschen seien und musste lernen, dass dies nicht der Fall ist. Ich bin froh, dass ich jetzt mit wachen Augen schwebend über dem Schlachtfeld sehen kann, welche Strategien hier geschmiedet werden und kann darüber lächeln. Denn ich trat aus der Matrix aus, bin nun nicht mehr mit ihr verbunden. Ihre Bilder beeindrucken mich nicht mehr, sondern ich bin jetzt einer derer, die in der Lage sind, etwas zu gestalten. Dafür bin ich dankbar.

Wer es schaffte, hinter den Vorhang zu schauen und die Tricks der Zauberer zu verstehen, wird nicht mehr über ihre Illusion getäuscht. Es ist nicht mehr möglich, von einem Schein geblendet zu werden, wenn man versteht, wie es funktioniert und wenn man erkannte, dass das einzige Kontrollinstrument die Angst ist. Wenn man aus dieser Angst ausbricht, dann ist man frei. Man ist nicht mehr zu kontrollieren. Man wurde endlich selbstständig. Ich freue mich, dass meine Kinder mir glauben. Ich freue mich, dass meine Frau mir glaubt. Ich freue mich, dass es so viele Menschen auf dieser Welt gibt, von denen ich lernen kann. Ich lernte wunderbare Menschen kennen wie Daniele Ganser, Ken Jebsen, Wolfgang Greulich, Daniel Langhans, Samuel Eckert, Ralf Ludwig, um nur ein paar zu nennen. Ich lernte von diesen Menschen mehr als von meinen Lehrern in der Schule oder an der Universität. Ich weiß jetzt, dass ich ein kleines Rad in dieser Aufklärungsmaschine bin und freue mich, dass ich dabei helfen kann, dass unsere Kinder und Kindeskinder in Zukunft nicht mehr von Angst regiert werden können. Darin sehe ich meine Aufgabe.

Kapitel 5: Brotlose Kunst und stinkend faul

Ich bin 1968 geboren, damit in der ersten Generation der Computer-Kinder. Als ich groß wurde, kamen Rechner wie Dragon 32 oder ZX 81 oder Apple II-Computer auf den Markt. Es gab damals noch nicht sehr viel Software und wenn es Software gab, dann war sie wahnsinnig teuer.

Da es zu der Zeit das Angesagteste war, interessierte auch ich mich für Computer und natürlich auch dafür, wie man sie programmiert. Im Laufe der Zeit lernte ich circa 20 Programmiersprachen. Ich hatte schon sehr früh eine eigene Computerfirma und kaufte mir noch als Jugendlicher zu Hause von meinem Zeitungsgeld einen gebrauchten ZX 81. Auf diesem Computer konnte man nichts speichern, man musste es auf Kassetten speichern und einen alten Fernseher anschließen, damit man überhaupt einen Monitor hatte. Ich verbrachte sehr viel Zeit mit diesem Gerät und musste mir sehr häufig von meinem Vater anhören, dass das, was ich hier machte, brotlose Kunst sei. Er sollte nicht Recht behalten. Wie so häufig erreichte er genau das Gegenteil von dem, was er eigentlich erreichen wollte. Er wollte, dass ich mich um etwas anderes kümmerte, vielleicht ein Buch in die Hand nahm oder rausging und spielte. Für mich war es jedoch ein Ansporn, aus diesem Computer das Maximale rauszuholen. Ich hatte mir davon natürlich auch etwas versprochen und dachte mir, ich könnte diesen Computer benutzen, um für mich Mathe-Aufgaben zu lösen, chemische Formeln zu erstellen oder Texte wiederholt zu verwenden. Also, im Grunde genommen muss ich zugeben, fing ich aus dem Grund an, programmieren zu lernen, was mir im Laufe meines Lebens sehr viel half. Ich finanzierte mein Studium über Computer-Programme und letztendlich bekam ich auch die Anstellung in der HNO-Klinik in Mannheim nicht wegen meiner Schulnoten oder wegen meiner medizinischen Leistungen, sondern weil ich der einzige angehende Arzt war, der gut mit Computern umgehen konnte. In der Klinik gab es damals noch kein Netzwerk und ich wollte für meine Doktorarbeit einen Zugriff auf die medizinischen Datenbanken der Klinik haben, um festzustellen, dass es keine gab. Mein damaliger Chef-Professor Doktor Karl Hörmann fragte mich, ob ich das denn besser könnte mit den Netzwerken als der bisherige Administrator, und ich antwortete ihm: „Selbstverständlich kann ich das besser."

Daraufhin stellte er mich privat an und ich fing an, nicht nur das Netzwerk für die HNO-Klinik aufzubauen, sondern bei der Gelegenheit auch mehrere Programme zu schreiben und Datenbanken zu erstellen, die zum Teil noch bis zum heutigen Tag dort laufen und im Einsatz sind. Meine Intention war immer, Arbeitsschritte wie das Erstellen von Arztbriefen zu erleichtern, sodass ich nicht stundenlang einen Brief diktieren musste, in dem sowieso jedes Mal dasselbe drinstand. Also fing ich an, Vorlagen zu basteln und eignete mir damals mit Büchern das nötige Wissen an, um die Vorlagen mit Microsoft Office zu programmieren. In dem Fall war das die eigene Programmiersprache von Word, die damals noch nicht zusammen mit den Office-Komponenten programmiert wurde. Meine Programme waren erfolgreich und auch die Mitarbeiter der Klinik schätzten diese Arbeitserleichterung sehr. Also daher vielleicht auch der Titel „Brotlose Kunst und stinkend faul".

Dieses Wissen war mir in meinem Leben immer nützlich. Ich schrieb mir auch in meiner Tätigkeit als Arzt eigene Programme, konnte meine Patienten dadurch deutlich effizienter behandeln und so auch Fehler vermeiden, da ich über diese standardisierten Schreiben auch meinen eigenen Qualitätsstandard definieren konnte. Auf der anderen Seite verstand ich auch, wie man über Software Menschen manipulieren kann und welche Möglichkeiten es gibt, Menschen auszuspähen, da ich auch im Bereich Hacking durchaus auf Erfahrungen zurückblicke.

Schon bevor es das Internet gab, gab es sogenannte Mailboxen. Diese Mailboxen wählte man mit einem Modem oder Akustik-Koppler an und konnte sich dort mit Menschen über Themen unterhalten. Man könnte es heute mit einem Chat vergleichen. Auch dort gab es bereits Moderatoren und Administratoren. Mit der Zeit wurde ich auch einer der Administratoren von ein paar Schwerpunktbrettern in diesem System. Meine Hausmailbox war die Hightech in Ludwigshafen – die einzige Mailbox, die zwei Hochgeschwindigkeitsmodems verwendete, die eigentlich in Deutschland verboten waren, den so genannten Zyxel. Hier wurden Geschwindigkeiten erreicht, von denen die Telekom zu diesen Zeiten noch dachte, sie würden das Telefonnetz zerstören. Auch hier konnte man weit über das banale BTX-System hinaus bereits über das Fidonetz weltweit kommunizieren. Während meines Studiums in Heidelberg 1992 hatte ich dann auch die ersten Kontakte mit dem im Aufbau befindlichen Internet. Also, jeder Schritt dieser Entwicklung war auch ein Schritt meiner eigenen Entwicklung. Viele Computersysteme, in denen ich arbeitete und die ich bedienen kann, gibt es heute gar nicht mehr, wie zum Beispiel OS/2 und die ersten

Windows-Versionen. Hier war bezeichnend, dass zum Beispiel von der Programmierer-Gruppe um Bill Gates Fehler voreingebaut wurden, um andere Software zu boykottieren und Fehler zu produzieren, sobald jemand Software installieren wollte, die nicht aus dem Hause Microsoft stammte. Wir nutzten das alles, hackten und tauschten unsere Kenntnisse untereinander aus. Es war eine großartige Zeit. Wir waren uns auch immer der Gefahren des Internets bewusst und haben unser Know-how für die Absicherung unserer Systeme verwendet. Wir wollten immer verhindern, dass es zu einer Zeit wie der jetzigen kommt, in der Menschen nur noch eine Ziffer in der Computerwelt sind und eine vollständige Überwachung keine Fiktion mehr, sondern Realität ist. Leider lernen die meisten Menschen nicht mehr, Computer zu programmieren oder zu hinterfragen, sondern sie sitzen nur noch davor und glauben, sie würden sie bedienen. Die Realität sieht anders aus: Die Computer haben längst die Kontrolle übernommen und die Menschen sind nur noch ein Teil des Programms. Sie bekommen eine Schnittstelle über Chips und werden genauso programmiert wie die Computer. Das große Problem ist, dass man eine Identität ganz einfach löschen kann, indem man eine Ziffer im Computersystem löscht. In einem Computer wird ein Name nicht als Name abgelegt, sondern es wird ein einziger Datensatz erstellt. Der hat eine einmalige Nummer, die dann die Identifikationsnummer des jeweiligen Menschen ist. Alle Daten, die an dieser Nummer hängen, werden gespeichert. Wenn die Daten dann in ein neues System übertragen werden müssen, werden nicht mehr die Einzeldaten übertragen, sondern nur noch die Nummer und der Rest der Daten wird referenziert. Das heißt, es wird ein Verweis darauf abgelegt. Das große Problem daran besteht darin, dass in dem Moment, wo man diese Nummer löscht, alle damit verknüpften Daten auch verschwunden sind. Man kann also die Gesamtidentität, das gesamte Geld, den gesamten Schriftverkehr und eigentlich auch die gesamte Person dadurch einfach verschwinden lassen, wenn man diese eine Ziffer aus dem System rauslöscht. Das klingt nach Science-Fiction, aber es ist schon lange Realität. Es gab darüber sehr schöne Filme. Ich erinnere an „Das Netz“ mit Sandra Bullock, wo man diese Szenarien bereits durchspielte.

Leider sind die Menschen bereit, sich auf eine Nummer reduzieren zu lassen. Die Menschen empfinden es als bequem, wenn sie mit einem Chip unter der Haut bezahlen können. Wenn sie selbst die Kontrolle über diesen Chip hätten, wäre dagegen wahrscheinlich auch gar nichts zu sagen. Das Problem ist, sie haben darüber nicht die Kontrolle. In diesem Chip ist lediglich die Nummer eingespeichert und ansonsten ist der Chip wertlos. Er beinhaltet keine Informationen über das Individuum selbst. Es verweist nur auf etwas anderes. Man könnte jetzt auch sehr einfach eine Identität auswechseln, d. h. man könnte jemanden zum Verbrecher erklären, zum international gesuchten Mörder, indem man einfach seinen zentralen Datensatz verändert. Jeder würde das glauben, denn es wird ja nur auf diese vermeintlich vertrauenswürdige Quelle referenziert. Dadurch, dass wir uns quasi nicht mehr bewegen können, ohne über Nahfeld-Kommunikation, WLAN, Bluetooth oder Ähnliches jeden einzelnen Schritt verfolgbar zu machen. Wir schrecken auch nicht davor zurück, unser Intimstes nach außen zu tragen und unsere Krankenakten für jeden zugänglich zu machen. In der Zukunft weiß ein Arbeitgeber, ob sein Angestellter schon einmal Impfungen verweigerte oder schon mal unter einer psychischen Erkrankung litt, ob vielleicht in der Vergangenheit auch ein Abhängigkeitssyndrom vorlag. Er kann dann auswählen, ob er sich das „Risiko" dieses Menschen zumutet.

Den Menschen ist nicht klar, welche Gefahren in dieser zentralen Datenspeicherung liegen und wie leicht sie dadurch selbst erpressbar und steuerbar werden, wenn sie diese Daten bereitwillig zur Verfügung stellen. Es muss die Aufgabe der Zukunft sein, diese Schritte wieder rückgängig zu machen, damit die Daten den Menschen gehören und nicht den Regierungen und Rechnern. Vieles von dem, was wir als Fortschritt empfanden, führt in Wirklichkeit in eine digitale Sklaverei. Wir sind am Scheidepunkt angekommen, wo wir wissen und entscheiden müssen, was wir eigentlich wollen. Wenn wir selbstbestimmte Wesen bleiben wollen, dann sollten wir uns auf keinen Fall Werte wie Bargeld oder persönliche Identitäten nehmen lassen. In dem Moment, wo wir alle nur noch eine zentrale Nummer sind, die über einen Chip erfasst wird, sind wir nicht mehr in der Lage, selbst Entscheidungen zu treffen. Wir sind dann in einer Abhängigkeit zu dem Besitzer des Codes, auf dem unser Computer-Chip liegt. Die Menschen müssen verstehen, wie gefährlich es ist, diesen Weg weiterzugehen. Weil, wenn man deinen Chip deaktiviert, dann wirst du in der zukünftigen Welt weder reisen können noch arbeiten noch wirst du etwas zu essen bekommen. Man wird dich jagen, weil du ein Ausgestoßener bist, und man wird dich finden, da du durch deinen Chip in der Haut überall registriert bist und durch Sensoren erkannt werden kannst.

Alle Dystopie in von „Schöne neue Welt" bis zu Orwells 1984 waren im Vergleich zu den heute existierenden Möglichkeiten Spielerei.
Das gerade Beschriebene war einer der Hauptgründe, die Kassenzulassung unserer Praxis zurückzugeben, um als eine Privatpraxis weiterzumachen. Die Daten meiner Patienten sah ich durch die Telematik-Infrastruktur als nicht mehr sicher an. Viele unterstellten meiner Frau und mir monetäre Gründe, doch wir verdienten gleich viel Geld wie vorher.

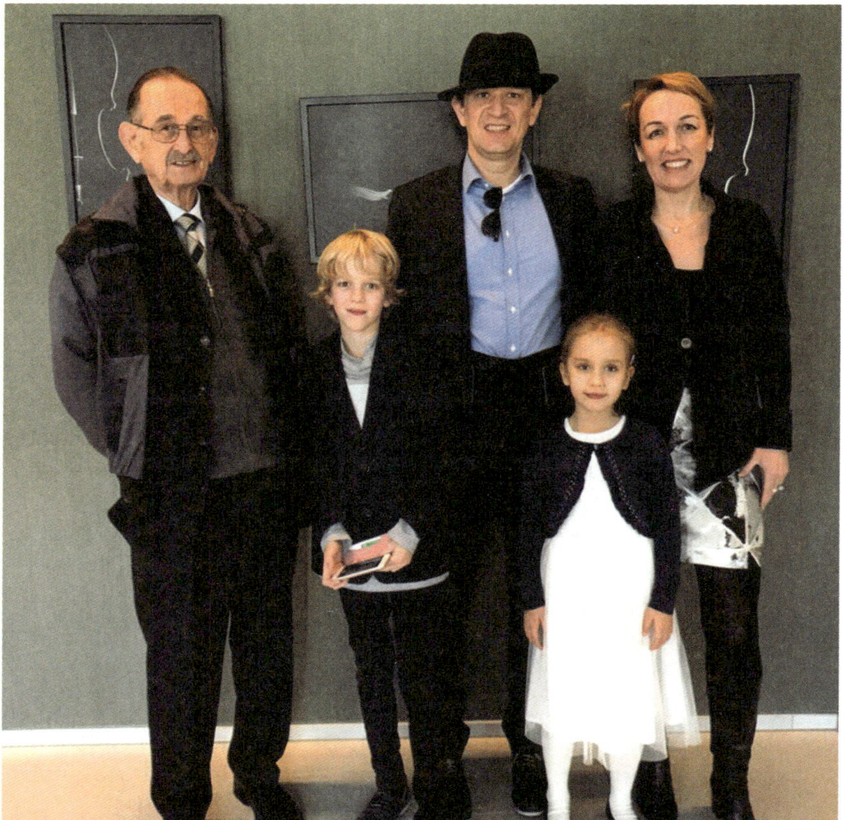

Bodo Schiffmann (Mitte) mit seinem Vater (gest. 2020)
und seiner Familie

Kapitel 6: Schule und Studium

Was habe ich für ein Glück, dass es, als ich zur Schule ging, die Krankheitsbilder hyperaktiv und ADHS noch nicht gab. Zu meinen Zeiten konnte man einfach nicht stillsitzen oder man ließ sich ablenken oder für die Eltern gerne formuliert: „Er ist zu intelligent, er langweilt sich in der Schule."

Ich habe das Talent, überall aufzufallen, und wies bereits darauf hin, dass ich ein schlechter Lügner bin und man mich immer ertappt. So ähnlich ist es, wenn ich irgendetwas anstelle. In der Grundschule hatte ich einmal einen Wutausbruch. Ich ärgerte mich über irgendetwas und war dann in der Jungentoilette. Ich war so sauer, dass ich mit meinem Fuß gegen die Kloschüssel trat, einfach, um Aggressionen abzulassen. Mein Fuß war stärker als die Kloschüssel. Als Grundschüler gelang es mir also, eine Kloschüssel zu zertrümmern. Aber wenn ich so etwas mache, dann kommt genau in dem Moment der Hausmeister zur Toilette rein und erwischt mich dabei.

Ich ging in Hessen zur Schule, genau gesagt, in die Goetheschule in Lampertheim. Und nachdem der Hausmeister mich erwischt hatte, wurde ich auch sehr schnell dem Rektor persönlich vorgestellt. Meine Eltern mussten in die Schule kommen und ich erhielt als einer von zwei Schülern im Land Hessen die Note vier in Betragen (was übrigens die schlechteste Note ist, die man in Betragen kriegen kann). Ich sagte es aber bereits: Meine Eltern waren sehr schmerzbefreit und stellten sich grundsätzlich vor und hinter ihre Kinder, nicht sehr einfach für Lehrer. Sie fragten den Rektor, wie man ein Grundschulkind so verärgern konnte, dass es solche Aggression hatte, wo ich doch zuhause so friedlich wäre. Wundervoll.

Ich nahm gerne an Chorauftritten teil und spielte Theater. Dann ging es weiter ans Gymnasium nach Heppenheim. Dort konnte ich etwas länger als ein Jahr bleiben.
Vielleicht lag es daran, dass ich chemische Experimente im Schulbus durchführte. Ich bastelte mir einen Chemiekoffer und probierte alles aus, was man in dem tollen Chemiebuch von Römpp und Raaf finden konnte. Heutzutage kann man diese Chemikalien nicht mehr kaufen und es würde, glaube ich, unter Sprengstoffrecht fallen. Damals bekam man die Zutaten in jedem Drogeriemarkt.
Möglicherweise lag der kurze Aufenthalt an der Schule aber auch

daran, dass wir uns einen Sport daraus machten, Fahrradschlösser zu knacken. Vielleicht kennt noch jemand diese Zahlenschlösser, wovon es verschiedene gab. Im Schnitt brauchte ich 10 bis 20 Sekunden, um so ein Schloss fachgerecht zu öffnen, vom Fahrrad zu entfernen und an ein anderes Fahrrad ranzumachen. Irgendwann wurde ich auch dabei beobachtet und dem Rektor des Starkenburg-Gymnasiums vorgestellt. Man unterstellte mir, ich würde Schlösser stehlen. Ich konnte allerdings sehr schnell die Schulleitung davon überzeugen, dass ich die Schlösser nicht entwendete, sondern diese nur ein bis zwei Fahrräder weiter wieder neu befestigte. Auch meine Eltern mussten sehr rasch wieder vorstellig werden und nachdem auch mein zweieinhalb Jahre älterer Bruder ebenso schulberühmt geworden war, fragte man uns, ob wir nicht vielleicht netterweise die Schule wechseln würden, bevor man uns rausschmeißt.

Machten wir, so kam ich nach Worms. Jetzt war ich schon ein bisschen gemäßigter. Ich entschloss mich dazu, meine überschüssigen Energien in der Schule konstruktiv mit Verwaltung einzusetzen, Theater zu spielen und in den Chor zu gehen. Das Böseste, das wir hier machten, war, dass wir einen Nachschlüssel zum Vertretungsplan hatten. Man konnte mitunter einfach mal eine Freistunde durch einen beherzten Strich mit dem Kugelschreiber herbeiführen.
Man könnte aber auch sagen, es handelte sich um erste Kontakte mit der Politik. Ich hatte einen deutschen Sozialkundelehrer, der hieß Trümper. Er war einer der Lehrer, die sich auch in ihrer Freizeit für die Schüler engagierten und er gestaltete ein sehr schönes Projekt mit uns. Wir konnten während der Oberstufe bei ihm Politologie über ein Fernstudium studieren und trafen uns in der Freizeit bei ihm. Das war gut, auf diese Weise lernte ich einiges über Politik und schrieb sogar einige Arbeiten im Rahmen dieses Politologiestudiums.

Auch in dieser Schule suchte ich mir mit Leidenschaft Bühnen, auf denen ich mitspielen konnte. Dazu gehörte auch die Mitverwaltung der Schüler. Ich wurde ins Mittelstufengremium gewählt und wollte dann auch ins Oberstufengremium, verlor diese Wahl allerdings. Ich merkte mir genau, wie der Wahlgewinner agierte und wie er es schaffte, dass er gewählt wurde und ich nicht. Beim nächsten Mal wurde ich gewählt. Die Schüler-Mitverwaltung war ein sehr wichtiger Entwicklungsschritt, weil man gut daran tat, die Schulgesetze und die Schulordnungen in- und auswendig zu kennen. In Rheinland-Pfalz konnte man damals zum Beispiel einfach eine

Schülervertretungs-Sitzung abhalten und schon war man vom Unterricht befreit. Wir veranstalteten viele Schülervertretungs-Sitzungen und befreiten uns selbst vom Unterricht.

Eines machte ich aber immer. Ich machte viel Blödsinn, stand aber für meine Fehler immer ein, schob sie niemand in die Schuhe. Ich war ehrlich. Wenn man mich erwischte, sagte ich die Wahrheit. Und ich stellte mich immer vor andere Schüler, wenn ich merkte, dass sie ungerecht behandelt wurden. Ich setzte mich für sie ein, auch wenn ich dadurch Nachteile hatte. Das war mir die gesamte Schulzeit über und auch im Studium wichtig.

Nach der Schule machte ich Zivildienst, weil ein Freund aus meiner Klasse damals schon Rettungsdienst machte, und ich fand es extrem cool, mit Blaulicht zu einem Einsatz zu fahren. Ich glaube, jeder der sagt, er fahre nicht gerne mit Sondersignal, lügt. Es macht einfach Spaß, über rote Ampeln zu fahren oder falsch gegen die Einbahnstraßen. Das ist eine andere Geschichte.

Der Zivildienst war sehr prägend und ich sah viele Menschen in Extremsituationen. Ich sah viele Menschen bluten und sterben und ich sah viel Gewalt. Ich sah Kinder, die tot in ihrem Bett lagen oder von Autos überfahren worden waren. Ich erlebte Gewaltverbrechen. Und ich erlebte sehr viele unfähige Hausärzte und auch Notärzte, deren Behandlung für die Patienten gefährlicher war als ihre Erkrankung. Ich wäre gerne Sanitäter geblieben, aber ich wäre immer weisungsgebunden gewesen gegenüber Ärzten, die häufig keine Ahnung hatten, was sie taten. Deswegen studierte ich Medizin, weil ich mir sagte: „Das kannst du besser."

Mein Studium wäre fast an der Vorklinik gescheitert, weil ich es wagte, meinen Physiologie-Professor zu kritisieren. Jeder Student war in einem Praktikum dazu verpflichtet, an echter Froschhaut die Muskelspannung zu erforschen. Ich schlug ihm vor, dass man doch auch Filme schauen könnte, statt Frösche zu killen. Er erklärte mir, dass das ja kein Tierexperiment sei, weil die Frösche ja vorher getötet würden, und wir machten das ja nur mit Froschhaut. Ich stritt mich mit ihm in der Vorlesung offen und fiel fortan durch jede Prüfung. Ich sah mir die Arbeiten an. Er hatte sie anders bewertet als die von meinen Kommilitonen. Am Ende sah es so aus, dass ich nur noch eine Chance zur Prüfung hatte, sonst wäre mein gesamtes Studium hinfällig gewesen. Er rief mich zum Gespräch und sagte mir, ich solle die ganzen Ferien lernen und ich solle alles lernen, was ich finde, weil Physiologie wäre ein sehr großes Fach und es sei sehr einfach, dort durchzufallen und er würde mich sehr intensiv prüfen. Dabei lachte er. Ich auch.

Es ist sehr gut, wenn man Gesetze liest. Dazu gehören auch Prüfungsordnungen. Ich verließ sein Büro und ging direkt zum Dekan der Universität, der in demselben Fach lehrte, erzählte ihm die Geschichte und sagte ihm, er solle mich bitte jetzt hier und sofort prüfen, ohne Vorbereitung. Ich bestand. Ich verließ das Büro des Dekans, ging zurück zu meinem Professor und sagte ihm, er könne entspannt in die Ferien gehen, weil ich gerade meine Prüfung bei seinem Vorgesetzten abgeschlossen hatte, und der möchte ihn gerne sprechen.

Nie aufgeben! Nie aufgeben.

Der Rest meines Studiums war entspannter. Ich hatte sehr gute Kontakte zu sehr vielen Professoren, die es schätzten, dass ich eine eigene Meinung hatte und nicht in ständig gebückter Haltung hinter ihnen herlief. Ich kann nur jedem empfehlen: Glaubt an euch, egal was ihr tut! Ihr seid besser, und wenn ihr an euch glaubt, kann euch niemand etwas tun.

Kapitel 7: Rettungsdienst, Passion und Notkompetenz

Ich verweigerte den Kriegsdienst. Das war 1988 noch nicht selbstverständlich. Damals musste jeder im Alter von 18 Jahren zur Musterung gehen. Wehrpflichtige junge Männer wurden vorgeladen und mussten sich dann beim Kreiswehrersatzamt zur körperlichen Untersuchung vorstellen, um ihre Eignung zum Dienst an der Waffe für das Vaterland nachzuweisen.

Ich fand das cool! Außerdem konnte man dort den LKW-Führerschein machen oder eine Ausbildung. Man war von den nervigen Eltern weg und man durfte ein bisschen Pfadfinder spielen mit einem Gewehr auf dem Rücken. Dazu wusste man, dass man nach der Grundausbildung mehr Party gemacht hat als Sinnvolles. Aus Sicht eines 18-Jährigen durchaus erstrebenswert. Ich hatte auch nicht vor, untauglich gemustert zu werden. Das setzten in unserer Schule viele um, andere verpflichteten sich für zehn Jahre bei Hilfsorganisationen, um dem Wehrdienst zu entgehen. Ich dachte mir: Den LKW-Führerschein nehme ich mit, vielleicht kann man auch den Pilotenschein machen, schauen wir uns das doch mal an.

Also ging ich zum Kreiswehrersatzamt nach Heppenheim und wurde dort von einem Komitee empfangen. Neben einem sehr unfreundlichen Arzt, vor dem man sich dann nackt ausziehen musste und der einem an den Fortpflanzungsorganen irgendetwas betastete, gab es auch ein paar Soldaten, die einen im Befehlston anschnauzten. Ich bin bis zum heutigen Tag der Meinung, die Untersuchung beim Bundeswehr-Arzt hatte nichts mit Medizin zu tun. Insbesondere nachdem ich mein Studium abgeschlossen habe, weiß ich bis zum heutigen Tag nicht, was meine Hoden mit meiner Wehrhaftigkeit zu tun haben könnten. Rückblickend handelte es sich hierbei eher um verkrachte Existenzen mit einer perversen Grundhaltung als um Ärzte.

Ich stand also vor einem Komitee von drei Personen, die mich dann im Befehlston fragten, in welche Einheit ich denn wollte. Ich sagte daraufhin, sie sollten bitte ihre Tonart wechseln, weil ich nicht im Befehlston mit mir reden lasse und dass ich vor 5 Minuten beschlossen habe, den Kriegsdienst zu verweigern und in gar keine von ihren Einheiten gehen würde. Dann fragte ich sie, ob ich gehen dürfte.

Ich durfte. So wurde ich Kriegsdienstverweigerer. Ich schrieb eine Verweigerung, in der ich mitteilte: Wenn jemand meine Familie angreift und ich hätte eine Waffe zur Hand, dann würde ich sie gegebenenfalls gegen ihn richten und benutzen. Aber ich werde mir niemals von jemand anderem sagen lassen, wann ich abzudrücken habe und wen ich erschießen soll.

Viele Verweigerer mussten ihre Verweigerung vor einem Komitee rechtfertigen und ich wollte unbedingt dahin. Keiner wollte mich sehen. Meine Verweigerung wurde akzeptiert, dabei stand auch noch drin, dass ich Waffen cool finde und dass ich mir vorstellen kann, in ein Schützenverein zugehen. Ich dachte, das reiche, um vorgeladen zu werden.

Ich wusste während meiner Schulzeit nicht, was ich werden sollte. Mit 18 Jahren hatte ich noch keine Vorstellung. Zum einen wollte ich Chemie studieren oder im Hotelfach arbeiten. Ich hatte auch überlegt, Anwalt zu werden oder Lehrer. Da ich es, wie schon erwähnt, von einem Freund kannte, dass er im Rettungsdienst mit Blaulicht fuhr, dachte ich mir: „Das machst du auch". Ich bewarb mich beim Rettungsdienst als Zivildienstleistender und wurde auch genommen.

Ich liebte es. *„Notruf ist nur Fernsehen, die Wirklichkeit sind wir"*, so lautete der Slogan auf einem T-Shirt, das wir uns machten. Wir waren eine tolle Mannschaft und unsere vorgesetzten hauptamtlichen Rettungsfahrer waren immer häufiger krank, sodass die Wagen nicht selten ausschließlich von Zivildienstleistenden besetzt waren. Wir waren eine neue Generation, wurden hochmotivierte Ausbilder beim Roten Kreuz in Mainz, die sich zum Ziel gesetzt hatten, Kompetenzen für die Sanitäter zu erstreiten, die diese bis dahin nicht hatten. Dazu gehörte, Infusionen anzulegen und Ähnliches. Wir waren einsatzfreudig, bildeten uns weit über das normale Maß gegenseitig fort und liebten die Action.

Es gibt schon einen Grund, warum man Soldaten jung in den Krieg schickt: weil man Belastungssituationen wesentlich besser aushält. Es ist erstaunlich, wie viel man in diesem Alter einfach wegsteckt. Welche grausamen Bilder das Gehirn verarbeitet und trotzdem weiter funktioniert. Niemand von uns hatte es vorher mit schweren Verkehrsunfällen zu tun oder mit sterbenden Menschen, und dennoch waren wir wie berauscht, wie in einer Droge. Wenn der Melder alarmiert und man rennt ins Auto, geht ans Funkgerät und erfährt, wo man hinfahren soll und was einen dort erwartet. Dann fließt das Adrenalin in den Adern. Man schaltet das Blaulicht ein, das Martinshorn und rast einer Situation entgegen, die man im Vorhinein nicht kennt. Anschließend muss man damit umgehen, ganz egal, was passiert. Es ist ein Kick, es ist ein Rausch, es ist eine Droge. Andere Leute holen sich ihren Kick beim Fallschirmspringen oder Extremsport. Rettungsdienst ist Extremsport. Ich liebte es.

Es gab Situationen, da musste man, um ein Menschenleben zu retten, Dinge tun, die einem das Gesetz nicht erlaubt hätte. Man musste Medikamente geben, man musste Maßnahmen ergreifen, weil es zu spät gewesen wäre, bis ein Arzt aufgetreten wäre. Und manchmal mussten wir auch einen Patienten vor seinem Arzt retten.
Wir waren gut, wir liebten es. Wir waren sehr motiviert und wollten immer mehr lernen. Wir trainierten zwischen den Einsätzen Techniken, die man in den Schulen nicht lernte, und wir wollten die Besten sein. Aber wir mussten auch erleben, und nicht nur einmal, wie viele unfähige Mediziner ihren Dienst in Deutschland versehen und die Menschen gefährden. Es gab bizarre Situationen, wo Erste-Hilfe-Methoden angewendet wurden, wie man sie vor dem Krieg benutzte, nur weil der Arzt seitdem nichts dazugelernt hatte. Ich erlebte Reanimationen, bei denen der Patient in einem Schaukelstuhl saß, der Hausarzt auf ihm rumdrückte und wir ihn fragten, was er da mache. Er erwiderte: „Ich reanimiere, das sieht man doch."
Wir sprachen dann den toten Patienten an und fragten ihn, was sein Hausarzt da tue. Und er antwortete, das wüsste er auch nicht so genau – der Patient war nämlich nicht tot.
Das ist kein Witz! Es ist ein Beispiel für den Wahnsinn, den wir nicht selten erlebten. Irgendwann ist es nicht mehr zu ertragen. Und wenn man morgens zur Arbeit geht, sich die Bild-Zeitung kauft und merkt, dass das Gehirn aufhört zu funktionieren, dann trifft man die Entscheidung, dass es eine gute Idee sei, selbst zu studieren.

Ich finanzierte mein Studium weiter mit Rettungsdiensten, und mit Zauberauftritten. Und arbeitete, solange ich keine Kinder hatte, weiter als Notarzt im Rettungsdienst und als Arzt im ärztlichen Notdienst, weil es mir einfach zu wenig war, als HNO-Arzt Menschen zu behandeln. Ich bin sehr froh über jede Erfahrung, die ich machte. Die Rettungsdienste gaben mir die Möglichkeit, Menschen in Extremsituationen kennenzulernen.

Ich bin den alten Sanitätern dankbar, die uns am Anfang unterstützten, und ich lernte von ihnen, auch in Extremsituationen cool zu bleiben. Walter Hoffmann hieß einer meiner Lieblingssanitäter und er sagte immer: „Du hast die Situation so lange unter Kontrolle, bis die Menschen merken, dass du sie nicht unter Kontrolle hast. Die Menschen dürfen niemals merken, dass du Angst hast, denn dann hast du verloren."

Er hatte recht. Sowohl im Rettungsdienst wie auch in der Klinik waren Mitarbeiter immer froh, wenn ich in Extremsituationen mit anwesend war, weil man mir nicht anmerkte, dass ich Angst hatte und damit nahm ich anderen die Angst.

Kapitel 8: Midlife-Crisis und Erkenntnis

Ich habe manchmal so das Gefühl, dass mein gesamter Weg vorbestimmt war. Die meisten Menschen fangen so um das 50. Lebensjahr herum an, sich Gedanken über den Sinn des Lebens zu machen. In meinem Falle bedeutete das, dass ich anfing, mich mit sehr vielen Religionen zu beschäftigen, mich für Philosophie zu interessieren und verschiedene Bücher zu lesen, die sich sowohl mit Wirtschaftswissenschaften beschäftigten wie auch mit Redekunst und Politik. Ich lernte, wie man Interviews führt, wie man am besten auf unfaire Fragen antwortet und mit welchen Tricks die Medien arbeiten. Dazu gehören auch die bekannten Mechanismen, wie man Menschen framet, aber auch Lösungen, wie man ein Reframing vornehmen kann.

Einige Bücher prägten mich hierbei besonders und ich möchte kurz auf sie eingehen: Ein sehr wichtiger Autor für mich war der Autor des Buches „Die sieben Wege zur Effektivität", Stephen R. Covey. Ein bemerkenswerter Mann, der es schaffte, Philosophie und Wirtschaftswissenschaft zusammen zu bekommen. Die wichtigste Lehre aus seinem Buch für mich war, dass Kompromisse nie eine Lösung sind, sondern dass man immer an Win-win-Situationen arbeiten sollte. Hiervon profitieren beide Seiten, bei einem Kompromiss verlieren beide Seiten. Eine weitere zentrale Botschaft war der sogenannte Redestab, der „Talking Stick" der Massai. Jeder Massai hat einen Talking Stick und wenn es innerhalb des Stammes zu einem Gespräch kommt, darf derjenige reden, der den Talking Stick vor sich hält. Der Sprecher wechselt erst in dem Moment, wo er die Meinung des Vorredners so wiedergeben konnte, dass dieser sich verstanden fühlt. Das ist eine interessante Art von Gesprächsgrundlage und ich lernte, dass man hiermit sehr viele Kompromisse und insbesondere Missverständnisse vermeiden kann. Schwierig ist auch, dass es keine Wahrheit gibt, sondern jeder Mensch hat eine eigene Wahrnehmung und diese Wahrnehmung entscheidet darüber, was er selbst als Wahrheit empfindet. Daher ist es durchaus möglich, dass auch die Maßnahmenbefürworter in ihrer eigenen Welt völlig Recht haben, weil sie selbst einfach nach Belegen für ihre Meinung suchen. Und man muss selbst darauf achten, es nicht zu tun. Ein weiteres sehr entscheidendes Buch ist das Buch „Mit Ignoranten reden", in dem man lernt, wie man gekonnt die Positionen und den Sprachstil wechseln kann, sodass man von einem versierten Interviewer nicht in die Falle geführt werden kann.

Alle diese Fähigkeiten erarbeitete ich mir aus Büchern und konnte sie sehr gut benutzen. Ich bin ein großer Freund der buddhistischen Philosophie und fand sehr viele Gemeinsamkeiten mit anderen Weltreligionen. Kurz bevor es zu der Coronakrise kam, war für mich eigentlich klar, dass die Antwort auf die meisten Fragen ganz einfach die Liebe ist. Das klingt immer sehr pathetisch oder kitschig, wenn man so etwas sagt, aber es ist das, was die Bibel als Grundaussage prägt und auch, was den Koran oder den Buddhismus oder auch alle anderen Religionen oder Philosophieformen miteinander vereint. Ich lernte, wie man offen zuhört und wie man ein Gespräch führt, und musste erkennen, wie wenig ich in meinem bisherigen Leben darauf Rücksicht genommen hatte, was die Meinung anderer Menschen ist.

Ich las in der Zeit zwischen meinem 49. und 50. Geburtstag insgesamt über 300 Bücher, zum Teil hörte ich sie als Hörbücher, zum Teil las ich sie danach auch noch einmal. Ich bin sehr dankbar für diese wunderbare technische Möglichkeit, die es einem ermöglicht, sehr einfach viele Bücher zu hören. Da ich in der Lage bin, Bücher auch mit zwei- bis dreifacher Geschwindigkeit zu hören und sie trotzdem zu verstehen, fiel es mir leicht, dieses Pensum zu bewerkstelligen. Ich hatte schon immer eine besondere Beziehung zu Büchern und bezog das meiste Wissen, das ich habe, aus Büchern. Auch als Kind waren Bücher für mich schon immer besondere Schätze und wir hatten auch sehr viele davon zu Hause. Es gibt eine Geschichte, wo ich schlafwandlerisch auf meinem Bett unter dem Bücherregal kniete, die Arme nach oben ausstreckte und sagte: „Alles meine Bücher."
Es ist für mich nahezu unmöglich, Bücher wegzuwerfen, denn sie haben für mich eine besondere Magie. Ich konnte so viel Wissen aus ihnen ziehen und sie entführten mich in so viele Welten, dass sie für mich zum Wichtigsten auf der Welt gehören.

Ich halte es heute nicht mehr für einen Zufall, dass ich diese Bücher in der jüngsten Vergangenheit alle lesen musste, weil sie haargenau für diese Zeit passen, für die Aufgabe, die ich in der Coronakrise übernommen habe. Ich lernte mich auszudrücken, Interviews zu führen, mit unfairer Behandlung richtig umzugehen. Ich las Bücher über Kriegsstrategien, Verhandlungsführung sowie Geheimdienstmethoden, wie man Menschen verhört oder ihnen eine verbale Falle stellt. Ich durfte Bücher kennenlernen, die sich mit der Kraft des Geistes und der Geistheilung beschäftigten, so wie das wunderbare Buch „Du bist das Placebo" von Joe Dispenza. Ich lernte, wie man sich selbst motiviert und wie man seine Ziele visualisiert und auch erreicht.

Das alles gab mir die Werkzeuge für die vielen Gespräche in jüngster Zeit und auch für sehr konträre Standpunkte an die Hand. Dafür bin ich sehr dankbar. Meine beiden Lieblingsbücher sind sicherlich „Das Café am Rande der Welt“ und „Safari des Lebens“ von John Strelecky. Letzteres war vielleicht auch der Grund, dass Afrika so eine besondere Anziehungskraft hatte und warum meine Frau, meine Kinder und ich unsere Reise dorthin antraten (davon berichte ich an anderer Stelle noch), weil auch ich auf der Suche nach dem Beginn von allem bin. Und ich glaube auch, dass ich in der kurzen Zeit bisher, in der ich Afrika als meine Heimat sehen durfte, mehr über die Menschen lernte, über die Liebe und über Kinder, als ich das in meinen bisherigen 53 Jahren in Deutschland tat. Die Menschen in Afrika sind offener, sie sind voller Liebe und sie haben ein ganz besonderes Phänomen, welches ich jetzt hier, wo ich das Buch in Deutschland diktiere, wieder sehr deutlich wahrnehme: In unserem Nachbargarten spielen gerade

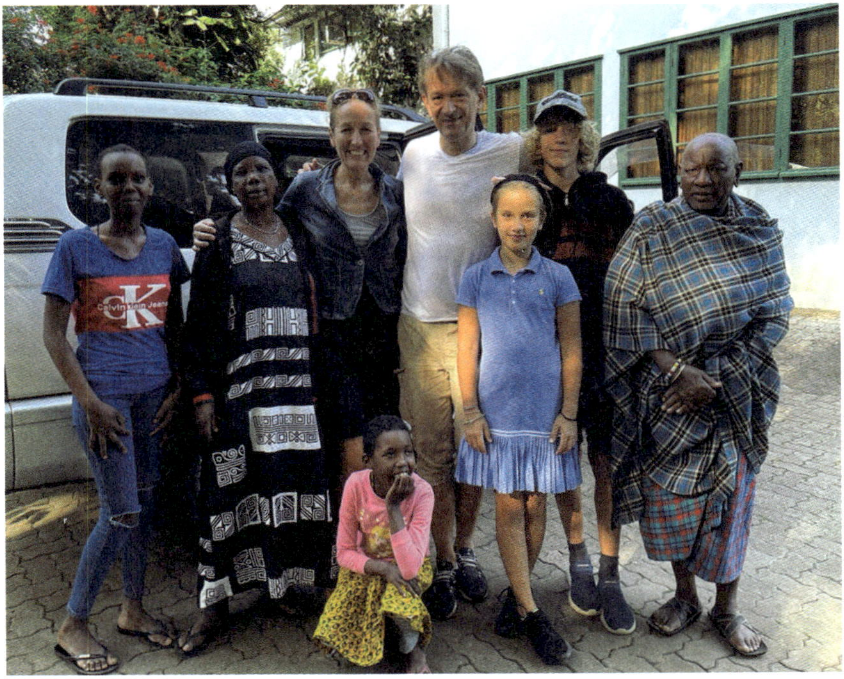

Bodo Schiffmann mit Familie und Freunden in Afrika

zwei Kinder, man hört sie auch häufiger mal weinen. In der gesamten Zeit in Afrika hörte ich keine Kinder weinen, sie sind immer in Kontakt mit ihren Eltern oder mit ihren Geschwistern und werden getragen, sie spüren die Wärme und den Körper des anderen, aber sie weinen nicht. Dafür gibt es aber auch keine Kinderwägen und sie werden nicht einfach irgendwo abgestellt. Wir könnten viel lernen, wenn wir alle bereit wären, voneinander etwas anzunehmen.

Bücher sind eines der wertvollsten Geschenke, die wir bekommen haben, und in der heutigen Zeit ist es so einfach, dass man sie sich auch vorlesen lassen oder als Hörbuch im Internet herunterladen kann. Im Gegensatz zum Fernsehen bieten mir Bücher die Möglichkeit, mir meine eigenen Gedanken zu machen, darin Notizen anzubringen und immer wieder mal einzelne Passagen hervorzurufen. Es ist sehr schade, dass Bücher in der heutigen Welt eine untergeordnete Rolle eingenommen haben. Ich hoffe, dass sich das wieder ändert, denn wenn mehr Menschen die Bücher von George Orwell gelesen hätten, dann wäre uns vielleicht eine Situation wie die Corona-Krise erspart geblieben.

Kapitel 9: Skifahren und Lockdown

Im Februar 2020 entschieden wir uns relativ kurzfristig, während unserer Faschingsferien Skiurlaub in einem Hotel in Österreich zu machen. Wir wussten zwar, dass es Skiorte in Italien und auch in Österreich gab, in denen von einer starken Erkältungskrankheit berichtet wurde, aber wir nahmen das Ganze nicht als bedrohlich wahr. Dies lag sicherlich auch daran, dass wir schon seit langer Zeit nicht mehr fernsahen und kein Radio mehr hörten, außer wenn dieser zufällig während einer Autofahrt lief. Selbst in diesem Fall schalteten wir es in der Regel aus. Ich entschied für mich, nach der Philosophie zu leben, die auch die griechischen Stoiker für sich hatten: Dass man sich nicht um Dinge kümmern soll, die man nicht selbst beeinflussen kann. Und wenn es etwas Wichtiges gibt, so wird man das mitbekommen, auch wenn man sich nicht regelmäßig im Fernsehen darüber informiert. Das ist eine Philosophie, die ich sehr empfehlen kann, denn sie entspannt das Leben. Es war, als ich mir Sorgen darüber machte, ob es einen neuen Krieg geben könnte zwischen Donald Trump und Nordkorea. Und ich spürte, dass es mir guttut, die jeden Tag über die Nachrichten oder auch die entsprechenden Internetportale einprasselnden Horrormeldungen zu ignorieren. Eines Morgens fuhr ich meinen Sohn zur Schule. Wir hörten während der Autofahrt wie immer ein Hörbuch und mein Sohn sagte zu mir: „Weißt du, seit wir keine Nachrichten mehr hören, habe ich viel weniger Angst."
Dies hat ein Kind von sich aus wahrgenommen und in Worte gefasst. Genauso ist es: Wir werden durch den ständigen Konsum der Medien in einer permanenten Angst gehalten und man bombardiert uns mit Schreckensbildern, damit wir uns zum einen schuldig fühlen und zum anderen werden wir so an die Medien gefesselt. Wir sitzen vor dem Bildschirm und warten jeden Abend auf das Happy End, aber es kommt nicht, stattdessen kommt das nächste Horrorszenario. Es ist nicht so wie im Kino, dass ein Film ein Happy End hat – und ich liebe Filme, die ein Happy End haben. Sondern es ist einfach so, dass es von einem auf den nächsten Tag einen neuen Cliffhanger gibt und wir nur noch tiefer in die Angst- und Sorgenspirale hineingezogen werden. Es ist unerheblich, ob es sich dabei um Naturkatastrophen, Kriege oder Krankheiten handelt. Eine Katastrophe wechselt sich mit der nächsten pausenlos ab.

Wir beschlossen also, trotz dieser Erkältungs-Hotspots unseren Urlaub im Skigebiet zu genießen und fuhren nach Österreich. Während unseres Aufenthaltes im Hotel bekamen wir aber, ob wir wollten oder nicht, immer mehr Kontakt zu den Nachrichten, die über die Ticker und über die Zeitungen hereinkamen, und die Leute unterhielten sich darüber. Man merkte auch, dass die Menschen Angst hatten. Sehr schnell fand man Hände-Desinfektionsmittel am Hoteleingang und im Bereich der Büfetts und ich fing an, mir die Nachrichten und die Zeitungen anzuschauen.

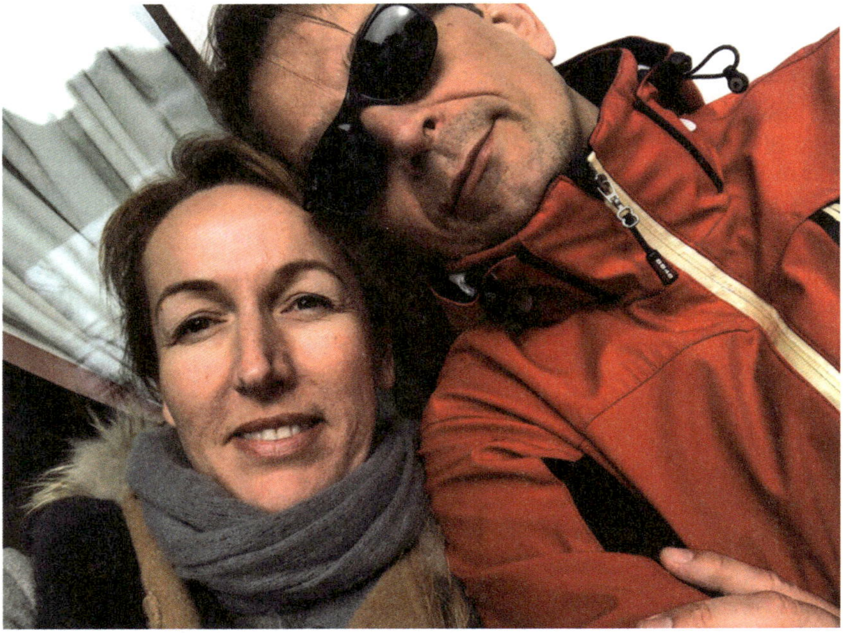

Mechthild und Bodo Schiffmann im Skiurlaub

Irgendwann im Laufe dieses Urlaubs erhielt ich dann von Mitarbeitern meiner Praxis über WhatsApp zwei Filme aus China, wo man sah, dass Menschen einfach so umfielen und angeblich an einer infektiösen Erkrankung starben. Ich sah in meinem Leben als Rettungsdienst-Mitarbeiter, Notarzt und Klinikarzt sehr viele Menschen sterben und weiß, dass diese Menschen sicherlich nicht starben. Es waren Fake-Bilder, die aus meiner Sicht fast etwas Lächerliches hatten. Ich sagte daraufhin meinen Mitarbeitern, sie sollten sich keine Sorgen machen und wenn ich aus dem Skiurlaub zurück sei, würde ich diese Daten analysieren und wir würden sie gemeinsam besprechen.

Ich realisierte zu diesem Zeitpunkt aber noch etwas: Ich merkte, wie viel Fahrt diese Panik aufnahm und es war mir aus irgendeinem Grund klar, dass die Regierungen dieselben Maßnahmen einleiten wollten wie die chinesische Regierung, also einen Lockdown herbeiführen. Ich hatte über dieses Szenario zu dem Zeitpunkt noch mit niemandem gesprochen, aber mir war klar, dass das der Fall sein wird. Ich wies daraufhin auch meine Mitarbeiter an, alle unsere Patienten vorzuziehen, sodass wir die Patienten, die wir normalerweise erst in drei Monaten behandelt hätten, innerhalb von drei Wochen behandeln konnten. Wir arbeiteten quasi die ganze Woche durch und verdoppelten unser Pensum. Das fiel mir schwer. Denn wie bereits erwähnt, war ein gewisser Patienten- und Kundenpuffer ein Ziel, auf das wir lange hingearbeitet hatten. So mussten wir uns keine Sorgen machen, ob wir im nächsten Monat genug Patienten zusammenbekamen, um unsere Ausgaben auch zu decken.

Nach der Rückkehr aus dem Urlaub setzte ich mich an den Computer und fand relativ schnell die Daten der Johns Hopkins Universität und analysierte diese. Es war nicht sehr schwer herauszufinden, wie viele Menschen normalerweise pro Tag in Wuhan starben und wie viele Menschen jetzt starben. Es war ebenso nicht sehr schwer herauszufinden, dass es sich hierbei in Wirklichkeit nicht um eine besorgniserregende Erkrankung, sondern im Grunde genommen um ein relativ normales Geschehen handelte – zumal auch die Heilungsrate sehr hoch war und die Anzahl der schweren Fälle sehr gering.

Zusammenfassend konnte man sagen: Hier würde relativ schnell eine Herdenimmunität entstehen, wenn ich es mit einem Erreger zu tun hatte, der sich sehr schnell ausbreitete, der aber den meisten Menschen nicht schadete und sie nicht töten würde. Mit diesem Wissen machte ich verschiedene grafische Ausarbeitungen und konnte meine Mitarbeiter sehr schnell beruhigen, sodass sie keine Angst mehr hatten, diese Erkrankung würde so schlimm ausfallen, wie es in den Medien transportiert wurde. Es war auf der anderen Seite auch der Startschuss für den Gedanken, dass ich diese Aufklärung auch für andere Menschen machen musste. Denn wenn die Menschen wirklich Angst vor einem Zusammenbruch der Krankenhäuser hätten, dann würde genau diese Angst zu einer Überlastung des Gesundheitssystems führen. Man stelle sich das vor: In den Wintermonaten hat jemand Erkältungsschwierigkeiten und die Medien warnen davor, dass man es nicht überlebt, wenn man mit Husten, Schnupfen, Heiserkeit oder Fieber nicht rechtzeitig in ein Krankenhaus kommt. Das war ein unverantwortliches Verhalten der Medien und war tatsächlich dazu geeignet, die Krankenhäuser zu überlasten – und dies ist auch in vielen Ländern, wie zum Beispiel in Spanien, passiert.

Ich sah den Lockdown also vorher und wir waren in der Lage, auch einen finanziellen Puffer für über drei Monate, ohne arbeiten zu müssen, zu schaffen. Ich arbeitete natürlich weiter, hatte aber auf diese Weise einen gewissen Sicherheitsspielraum. Unsere Praxis nahm zu keinem Zeitpunkt staatliche Hilfen in Anspruch, wir bezahlten unsere Mitarbeiter voll, auch wenn weniger Patienten da waren. Es gab in unserer Praxis auch niemals einen Engpass an Handschuhen, Masken oder Ähnlichem, weil wir einfach frühzeitig und ausreichend Vorratshaltung betrieben hatten.

Dies war aber auch der Moment, in dem ich mir dachte, ich muss andere Menschen aus ihrer Angst herausholen, um das Gesundheitswesen und die Menschen zu schützen. Es war mir ein absolutes Rätsel, wie die Medien so unverantwortlich Angst und Panik schüren konnten.

Kapitel 10: Schwindelarzt und Menière-Dogmen

Normalerweise ist das Wesen von Wissenschaft, dass man sicher Geglaubtes ständig hinterfragt und wieder neu bewertet. Ein guter Wissenschaftler wird immer versuchen, sich selbst zu widerlegen und seine Thesen immer wieder neu zu bestätigen oder Gründe zu finden, warum er falsch lag. Soweit zumindest zur Theorie. In der Medizin ist es eher so, wie Lothar Wieler vom Robert Koch-Institut wieder mal sagte: „Diese Regeln dürfen niemals hinterfragt werden."
Wenn in der Medizin etwas sicher geglaubt ist und schon lange geschrieben steht, dann ist es nahezu unmöglich, dieses Dogma, diese These wieder aus der Welt zu bekommen. Das gilt sicherlich im gleichen Maße für Viren und Mikroben, wie es auch für zum Beispiel Schwindelerkrankungen gilt. Ich habe mich in meinem Leben auf die Behandlung von Schwindelerkrankungen spezialisiert und musste mit der Zeit feststellen, dass sehr vieles, was in den Lehrbüchern als sicheres Wissen geschrieben steht, letztendlich einfach und ergreifend falsch ist. Insbesondere gibt es eine Erkrankung, die man als Morbus Menière bezeichnet. Sie geht auf einen französischen Arzt zurück, der 1861 Menschen mit den Symptomen Schwindel, Hörverlust und Ohrgeräusch beschrieb. Das Ganze wurde ihm zu Ehren auch mit seinem Namen in Verbindung gebracht. Tatsächlich beschrieb Prosper Menière niemals Menschen, die unter einem sogenannten Morbus Menière litten, sondern er beschrieb Menschen mit infektiösen Ohrerkrankungen und anderen neurologischen Erkrankungen, die in der Regel auf Infektionskrankheiten zurückgingen. Sein wirkliches Verdienst bestand darin, zu erkennen, dass die Kombination aus Hörverlust, Ohrgeräusch und Schwindel ein sicheres Indiz für eine Erkrankung des Innenohres oder der Hörnerven ist und nicht, wie man bis dahin dachte, eine Art von Epilepsie. Ich stellte die Diagnose Morbus Menière sehr häufig und wurde mit der Zeit zu einem der bekanntesten Menière-Experten in Deutschland. Nur, je länger und intensiver ich mich mit diesem Thema beschäftigte, desto mehr begann ich zu zweifeln, ob die in den Lehrbüchern beschriebenen Mechanismen auch tatsächlich der Realität entsprachen. Eigentlich ist der Morbus Menière eine Ausschluss-Diagnose. Das heißt, man muss sehen, ob man nicht eine andere Erklärung für diese Beschwerden finden kann und nur, wenn man keine findet, darf man diese Diagnose stellen. Mit zunehmender Routine und Erfahrung musste ich allerdings feststellen, dass ich immer häufiger eine bessere Erklärung für die Beschwerden der Patienten fand als ausgerechnet einen Überdruck im

Innenohr-Schneckenbereich. Das ging so weit, dass ich am Ende die Diagnose überhaupt nicht mehr stellte, sondern regelmäßig eine andere und bessere Diagnose stellen konnte. Indem meine eingeleiteten Therapien dann auch wesentlich erfolgreicher waren, konnte ich zeigen, dass ich mit meiner Einschätzung richtig lag. Man muss zu meinen Patienten wissen, dass es sich bei ihnen um Patienten handelte, die von anderen Ärzten abgeschrieben waren. Patienten, denen man gesagt hatte, man könnte ihnen nicht helfen oder sie würden sich ihre Erkrankung einbilden, an einer Depression oder einer hypochondrischen Erkrankung leiden. Meine Feststellung ist eine andere: Die Patienten, die ich sah, hatten alle ein nachvollziehbares Krankheitsbild. Nur glaubte ihnen leider niemand oder die Ärzte konnten es nicht mit ihrem Lehrbuchwissen in Einklang bringen und waren nicht bereit, sich eigene Gedanken zu dem Thema zu machen.

Schon zu diesen Zeiten musste ich einiges an Gegenwind von Kollegen erfahren. Nicht jeder war davon begeistert, dass ich das Krankheitsbild des Morbus Menière einfach infrage stellte, da es sich doch um eine Erkrankung handelt, über die es viele Bücher gibt und die seit 1861 im Grunde genommen fester Bestandteil der medizinischen Literatur ist. Dennoch war ich mir sicher, dass es sich hierbei eben nicht um einen Überdruck im Innenohr handelt, sondern es eine Vielzahl anderer Ursachen gibt, die zu den gleichen Symptomen führen. Der Morbus Menière ist nicht mehr und nicht weniger als eine Verlegenheitsdiagnose. Dieses Krankheitsbild existiert rein faktisch nicht. Es konnte auch nie im Modell erzeugt werden und selbst der beschriebene Mechanismus des Überdrucks im Innenohr konnte nie bewiesen werden. Wie kam es dazu? Relativ einfach: Da die Symptome überfallsartig auftraten und zu diesem Zeitpunkt sehr gut verstanden wurde, wie der grüne Star funktioniert, nämlich durch einen Überdruck im Auge, sagte man einfach: „Naja, dann wird das beim Ohr dasselbe sein", und bastelte sich in Gedanken einen Mechanismus, der das Krankheitsbild erklären würde. Leider ist dies nicht die Realität. Gänzlich sicher war ich mir, nachdem ein anderer Experte für den Morbus Menière, ein bekannter Professor aus München, gemeinsam mit mir einen Vortrag in Heidelberg hielt und er mir nach der Vorlesung sagte: „Wissen Sie, lieber Kollege, ich glaube das alles nicht mehr. Ich habe mir alle Schnittbilder angeschaut, die den angeblichen Riss in der Membran im Innenohr zeigen, und es handelt sich hierbei um Quetsch-Artefakte. Ich selbst habe genug Felsenbeine präpariert, um zu sagen, dass es sich hierbei um Quetsch-Artefakte handelt", so seine Aussage. Seit diesem Zeitpunkt war für mich komplett klar, dass das Krankheitsbild tatsächlich nicht existiert und arbeitete daran, eine umfassende Publikation zu präsentieren, um den Schwindelpatienten eine neue Chance zu geben, behandelt zu werden.

Nur, wenn man sich mit so einer These an Kollegen wendet, dann bekommen sie Angst, weil man ja gegen Lehrbuch-Wissen verstößt, und dann bekommt man Angst um seinen medizinischen Ruf. Mir persönlich war das egal, denn ich konnte meinen Patienten helfen und ich arbeitete einfach weiter auf mein Ziel hin. Von daher war es nicht so erstaunlich zu erleben, dass viele Mediziner die Corona-Krankheit genauso wenig hinterfragten, wie sie die Innenohrerkrankung mit dem Namen Morbus Menière hinterfragten.

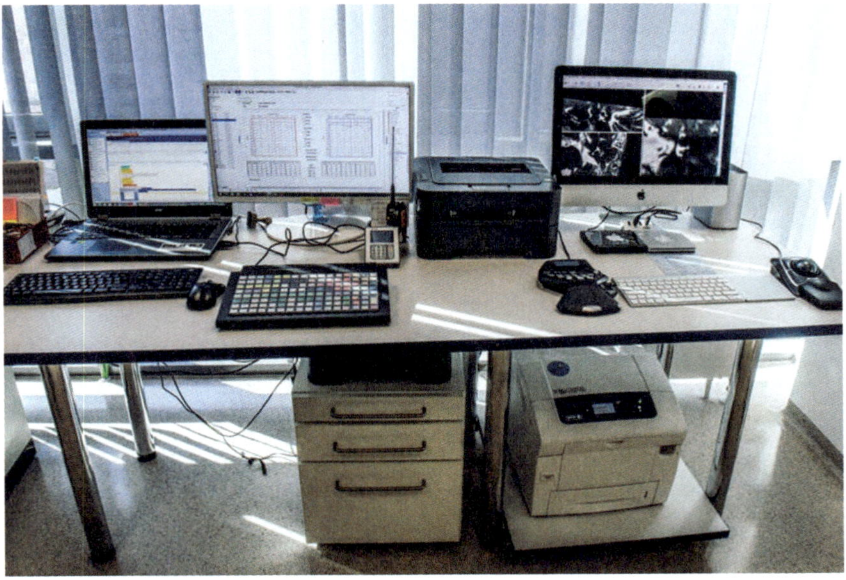

Praxisraum der Schwindelambulanz Sinsheim

Aus meiner Sicht brauchen wir eine neue Medizin. Wir brauchen Mediziner, die selbst nachdenken, die Ideen haben, die sicher geglaubtes Wissen ständig hinterfragen, um nicht den falschen Thesen nachzulaufen. Wir brauchen ein Medizinstudium, in dem Mediziner nicht einfach nur auswendig lernen, sondern lernen, selbstständig zu denken und neue Thesen aufzustellen. Und wir brauchen einen Diskurs über neue Behandlungsmethoden ohne Einfluss der Pharmaindustrie.

Die Pharmaindustrie sollte dem Arzt und den Patienten dienen und nicht der Arzt und der Patient der Pharmaindustrie. Ich hoffe, dass dies durch die Erlebnisse in den Jahren 2020 und 2021 jetzt möglich wird, dass man offen über Krankheitsbilder, über Viren, Mikroben, Bakterien und alle Arten von Erkrankungen sprechen kann und ich hoffe, dass wir anfangen, Medikamente zum Wohl der Patienten einzusetzen und zu entwickeln, und nicht mehr, um eine Industrie immer reicher werden zu lassen.

Kapitel 11: Mein YouTube-Kanal

Schwindelpatienten kann man häufig mit sehr einfachen Mitteln und Methoden helfen. Dazu gehören insbesondere Übungen, die die Patienten zu Hause durchführen können. Aber es gibt auch tatsächlich kleine, sogenannte Lagerungsmanöver, mit denen sich Patienten auch selbst komplett von ihrer Krankheit befreien können. Ich überlegte lange, wie ich auf einfache Art und Weise Menschen die Möglichkeit geben kann, sich selbst zu helfen. Irgendwann entdeckte ich YouTube dafür und da ich sehr gerne mit Technik spiele, fand ich es auch sehr spannend herauszufinden, wie man diese Filme macht, wie man zum Beispiel mit einem Greenscreen arbeitet und wie man Animationen herstellen kann. Mir bereitete das Ganze viel Freude und es entstanden mit der Zeit kleine, nicht sehr professionelle Videos, die ich unter anderem mit Figuren der Sesamstraße drehte. Aber diese Videos waren bei YouTube beliebt. Sehr viele Menschen konnten sich anhand dieser einfachen Anleitungen helfen und hatten die Möglichkeit, sich selbst von ihren Schwindelbeschwerden zu befreien oder aber zumindest eine Erleichterung zu erfahren.

Mit zunehmender Erfahrung im Bereich der Videobearbeitung wurde auch die Ausstattung besser und auch andere Mitarbeiter in meiner Praxis fingen an, Spaß an diesen Videos zu haben. Wir begannen, gemeinsame Videos zu produzieren, bauten uns ein kleines Studio und nahmen verschiedene Videos auf, die noch gar nicht alle veröffentlicht sind. Ich machte auch viele Videos über Krankheitsbilder und erklärte diese so, dass man sie ohne medizinisches Grundwissen verstehen kann. Auch bei Schwindelpatienten spielt Angst eine sehr große Rolle. Schwindel ist der maximale Kontrollverlust. Das heißt, man weiß nicht, was mit einem passiert und das macht einem sehr viel Angst, weil man denkt, man hätte eine schwere Erkrankung wie zum Beispiel einen Schlaganfall oder einen Tumor. Wenn man Menschen erklärt, wie ihre Beschwerden entstehen und warum sie sich keine großen Sorgen machen müssen, hat man aus der Schwindelerkrankung schon einen großen Teil der Spannung rausgenommen. Man gibt den Patienten die Möglichkeit, sich wieder selbst die Kontrolle über ihr Leben zurückzuholen.

Diese kleinen Videos hatten einen großen Einfluss im Internet und wurden sehr häufig aufgerufen. Dadurch erlangte der Kanal „Schwindelambulanz Sinsheim" eine gewisse Bekanntheit. Ich machte mir über den Namen Schwindelambulanz nie großartig Gedanken, weil es letztendlich ja genau das war, worum ich mich kümmerte, nämlich um Patienten mit Schwindelerkrankungen. Mein Ziel war, ihnen zu helfen. Die Doppeldeutigkeit des Begriffes Schwindel war mir allerdings nicht bewusst. Mit der Zeit, als ich anfing, Aufklärungsvideos zum Thema Covid-19 zu erstellen, musste ich allerdings erkennen, dass die Menschen glaubten, es würde sich um einen Scherz handeln, wenn ich von der Schwindelambulanz sprach. Und auch die Presse arbeitete daraus den wenig schmeichelhaften, aber, wie ich zugeben muss, naheliegenden Namen Schwindelarzt heraus. Viele Menschen, die meine Videos sahen, glaubten tatsächlich, dass ich überhaupt kein richtiger Arzt sei, sondern dass ich in meiner Schwindelambulanz den Schwindel um die angebliche Pandemie aufklären wollte. Man hielt es für ein Satireformat, man hielt mich nicht für einen Arzt, sondern einfach für einen Aktivisten.

Ich setzte das Video bewusst auf meinen YouTube-Kanal, weil ich wusste, dass dieser bereits ein sehr gutes Ranking hatte und zu den sogenannten Influencern gehörte, demnach viele Menschen meinen Kanal sahen. Es war das Ziel, dass mein Video von vielen Leuten gesehen wird, weil ich nicht dachte, dass es mehr als ein Video geben würde. Ich war der Überzeugung, wenn ich einmal erkläre, dass hier die Zahlen falsch interpretiert werden, würde ein Politiker oder ein Angehöriger eines Politikers dieses Video sehen und es zum Beispiel der Kanzlerin oder irgendeinem anderen Entscheidungsträger vorlegen, der dann sofort realisieren würde, dass Christian Drosten erneut falsche Empfehlungen gab.

Eigentlich ist YouTube eine großartige Erfindung, weil es Menschen die Möglichkeit gibt, selbst ihre Meinung in Bild und Ton wiederzugeben, Inhalte aufzuarbeiten, Recherchen zu machen und sich auch in ihrer Freizeit als Reporter zu betätigen. Man findet auf YouTube sehr wertvolle Anleitungen, Tipps und Erfahrungen, die man sonst nicht mitbekommen hätte. Ich bin ein großer Freund dieser Art der Medien. Hier kann auch der Zuschauer selbst entscheiden, ob er den Kanal gut findet und kann ihn dann entsprechend unterstützen oder ihn aber nicht unterstützen; also nicht wie bei den sogenannten GEZ-Medien, wo man jedem Geld bezahlen muss, auch wenn man ihn nicht mag. Die meisten Kanäle waren, genauso wie meiner, allerdings nie dafür vorgesehen, Geld damit zu verdienen. Sie waren ein Hobby und sie waren eine gute Idee, um anderen Menschen zu helfen, ihre Erfahrungen zu teilen und auch mit ihnen über den Chat in Kontakt zu kommen. Leider mussten wir alle lernen, dass die Meinungsfreiheit und die Pressefreiheit in Deutschland in Wirklichkeit keine garantierten Rechte sind, sondern hohle Phrasen, und dass es in kaum einem Land so viel Zensur gibt wie in Deutschland.

Um an ein anderes Kapitel zu erinnern (wenn mir das 2019 einer erzählt hätte, hätte ich ihn für verrückt erklärt): Ich war immer der Überzeugung, wir wären im tolerantesten Land und bei uns wären die größten Freiheiten und die Pressefreiheit absolut garantiert, genau wie die Meinungsfreiheit. Ich dachte nicht, dass es irgendetwas gäbe, worüber man sich Gedanken machen müsste, wenn man es in Deutschland ausspricht, dass man dafür verfolgt oder zensiert würde. Die Meinungsfreiheit war für mich und ist für mich ein sehr hohes Gut, und es muss auch eine der Lehren aus der Pandemie sein, dass es nie wieder zu Einschränkungen der Bürgerrechte und insbesondere der Presserechte sowie der Meinungsfreiheit kommen darf. Grundrechte sind Grundrechte und wenn in einem Grundgesetz steht, dass eine Zensur nicht stattfindet, gibt es nichts, aber auch gar nichts, was ein Durchbrechen dieses Grundgesetzes rechtfertigt. Auch wenn eine Meinung dem Staat nicht gefällt, dann ist es dennoch eine Meinung aus dem Souverän, also aus dem Volk, und wenn der große Teil des Volkes auf einmal nicht mehr die Meinung der Regierung teilt, dann hat die Regierung abzutreten, weil das Volk es so will. Es müsste eigentlich Aufgabe der Regierung sein, bessere YouTube-Videos zu produzieren und mehr Follower zu kriegen, als das ein kleiner HNO-Arzt aus Sinsheim tut. Aber man wählte den einfacheren Weg und entschied sich dafür, einfach diese Meinung als unerwünscht oder staatsgefährdend zu deklarieren.

Zu keinem Zeitpunkt hatte ich Umsturzgedanken oder Anarchiegedanken bei dem, was ich tat. Ich glaube an die Demokratie und ich glaube daran, dass eine Demokratie funktionieren kann. Dazu gehört aber, dass jede Meinung zugelassen ist und dass man die besseren Argumente besitzen muss, um seine Meinung durchzusetzen, und nicht einfach mehr Macht. In Deutschland ist das nicht der Fall. Es gibt keine wissenschaftlichen Grundlagen für die Maßnahmen und noch nicht einmal für die Erklärung einer Pandemie. Einschränkungen der Grundrechte sind in keiner Weise irgendwie akzeptabel und sie sind auch nicht verhandelbar. Ich kämpfe für die Demokratie, ich kämpfe für die Freiheit, ich kämpfe für Selbstbestimmung und Meinungsfreiheit, ich kämpfe gegen Zensur.

Ich wünsche mir, dass alle Medien wieder frei werden, dass jeder seine Meinung sagen kann und dass man sich miteinander auseinandersetzt, und wenn jemand eine andere Meinung vertritt, dass man versucht, die Menschen durch Argumente davon zu überzeugen, dass die Meinung des anderen falsch ist. Aber jeder sollte die Möglichkeit haben, in Wort und Bild sprechen zu dürfen.

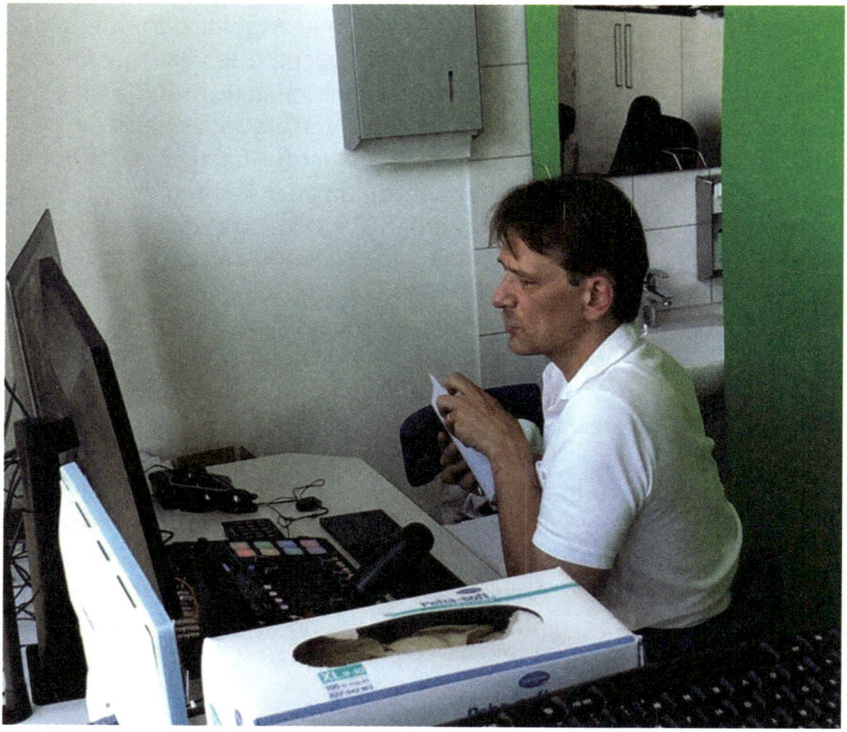

Bodo Schiffmann im selbstgebastelten Studio der Schwindelambulanz

Kapitel 12: Schwindelarzt und Presse

Ich hatte und habe Freude daran, Interviews zu geben. Für mich ist es ein Spiel. Ich versuche schlagfertig und spontan auf Fragen zu reagieren und zu erkennen, welche Methoden mein Gegenüber benutzt, um eine spezielle Antwort aus mir heraus zu bekommen. Ich durfte viel Erfahrung im Umgang mit Reportern und Fernsehkameras sammeln, als ich mich nur um Schwindelerkrankungen kümmerte. Denn dort wurde ich mehrfach interviewt für Zeitungen oder Radiosendungen oder auch mal für kleinere Fernsehauftritte. Dass mir der Umgang mit Kameras Spaß macht, zeigt sich auch an meinem eigenen Kanal „Alles außer Mainstream", für den ich ein eigenes kleines Studio habe und verschiedene Formate präsentiere, um aktuelle Fragestellungen zu behandeln, philosophische Fragen zu erörtern oder auch interessante Videos von anderen Produzenten zu übersetzen. Es ist jedes Mal eine Herausforderung, auf Fragen so zu reagieren, dass man nicht anfängt, Füllphrasen zu benutzen oder zu stottern, sondern den Blickkontakt aufrechtzuerhalten, den Sprachstil anzupassen und eventuelle Attacken zu parieren. Es hat etwas von einem Kampfsport. Die Angriffe nahmen natürlich zu, seit ich anfing, mich über Themen zu unterhalten, die nicht dem normalen Narrativ entsprechen. Für mich selbst ist das jedes Mal eine Herausforderung und auch wenn mir viele geraten haben, keine Interviews mehr zu geben, habe ich mich nie davor gescheut, Interviews mit Menschen zu führen, die nicht meiner Meinung waren. Im Gegenteil, ich hielt es sogar für sehr wichtig, und das ein oder andere Mal gelang es mir auch, den Interviewenden zu überzeugen von dem, was ich sagte. Ich erinnere mich an ein französisches Fernsehteam, das bei uns in der Praxis war. Nachdem die Aufnahmen fertig waren, sagte mir der Reporter: „Sie sind ja gar nicht verrückt. Mir wurde gesagt, Sie sind verrückt."

Das werte ich einmal als Lob und freue mich darüber. Ich lernte sehr unterschiedliche Formate kennen, wurde von vielen Menschen interviewt und habe auch keine Angst, bei solchen Interviews einen Fehler zu machen. Das liegt daran, dass ich mich bemühe, ständig die Wahrheit zu sagen. Denn dann kann ich mich nicht in Widersprüche verwickeln und auch keine Fehler machen. Die Wahrheit ist sowieso ein guter Weg, das ist meine Erfahrung. Ich bin nämlich ein sehr schlechter Lügner. Schon in der Schulzeit war es so. Wenn es zu irgendwelchen Querelen unter Mitschülern kam, war immer ich derjenige, der erwischt wurde. Auch bei Verkehrskontrollen oder ähnlichen Situationen, mich erwischte man eigentlich immer. Ich finde das nicht schlimm, weil damit akzeptierte ich einfach für mich, dass ich sowieso erwischt werde, also entschied ich mich dazu, einen geraden Weg zu gehen und möglichst wenig Angriffspunkte zu bieten. Dabei ist die Wahrheit ein guter Berater.

Natürlich sind mir auch Fehler unterlaufen. Natürlich sagte ich auch Sachen, die im Nachhinein betrachtet falsch waren. Ich sagte es nicht, weil ich log, sondern weil ich es nicht besser wusste. Ich habe in den letzten anderthalb Jahren sehr viel lernen müssen und vieles, was für mich vor einem Jahr noch eine Wahrheit war, ist für mich heute eine Lüge, weil sich meine Erkenntnisse änderten, weil sich mein Wissen vertiefte und weil ich immer mehr lernte von anderen Menschen, aus Büchern, aus Berichten, aus eigenen Recherchen. Ich finde es eigentlich nicht schlimm, als Schwindelarzt bezeichnet zu werden, denn es ist tatsächlich das, was ich bin. Ich bin einer der wenigen Experten für Schwindelerkrankungen in Deutschland oder sogar weltweit. Schwindelerkrankungen sind Krankheitsbilder, die sehr komplex sind, die fachübergreifend behandelt werden müssen und die auch verlangen, dass man sich in seinen Patienten hineinversetzt und vor allen Dingen, dass man bereit ist, seinen Patienten zu glauben. Das heißt, man wird keine Erfolge bei der Behandlung von Schwindelpatienten haben, wenn man über einen Patienten ein Urteil spricht, statt ihm einfach nur zu glauben. Das ist ein sehr häufiges Problem: Die Patienten haben Ärzte, die der Meinung sind, sie wüssten schon alles und diese Ärzte glauben ihren Patienten schlicht die Beschwerden nicht. Ich halte das für falsch. Ich denke, ein Patient braucht nicht die Genehmigung seines Arztes, um Schwindel zu haben. Insofern darf man mich gerne einen Schwindelarzt nennen, aber ich bin ein Schwindelarzt, der die Wahrheit spricht, der die Wahrheit sucht und der den Schwindel nur bei seinen Patienten behandelt. Ansonsten ist er der Wahrheit verpflichtet und nutzt dafür jede Möglichkeit, die ihm zur Verfügung steht, um andere zu erreichen.

Ich verstand überhaupt nicht, dass die Presse nicht bereit war, mit mir zu sprechen. Denn eigentlich sind ja Menschen, die eine andere Meinung vertreten als der Mainstream, in Talkshows sehr gefragte Gäste. Da ich ein sehr versiertes Auftreten in Talkshows und vor Kameras habe, konnte ich es nicht nachvollziehen, dass man meine Angebote, die ich den Sendern unterbreitete, einfach ausschlug. Ich wollte dafür kein Geld, ich wusste, dass ich riskierte, nicht ernstgenommen zu werden. Aber ich war bereit, mein Gesicht zu zeigen –

weil ich wollte, dass Menschen ihre Angst verlieren und weil ich der Politik sagen wollte, dass sie einen Fehler macht. Ich wollte warnen, ich wollte helfen, ich wollte Menschen retten und sie vor Lockdowns, Masken und Impfungen schützen.

Was sich allerdings änderte: Ich wurde vorsichtiger. Das heißt, wenn mich ein Vertreter der Presse gerne interviewen will, so kann er dies tun, solange er das Interview live macht. Dann bin ich zu jedem Interview bereit, auch wenn ich es parallel auf alternativen Medien übertragen darf. Aber insbesondere gehe ich immer sicher und werde dafür sorgen, dass das Interview noch von jemand anderem mit aufgezeichnet wird, um am Ende auch beweisen zu können, wenn Aussagen von mir falsch wiedergegeben oder falsch geschnitten werden. Daher möchte ich das Kapitel mit einer Einladung an Reporter

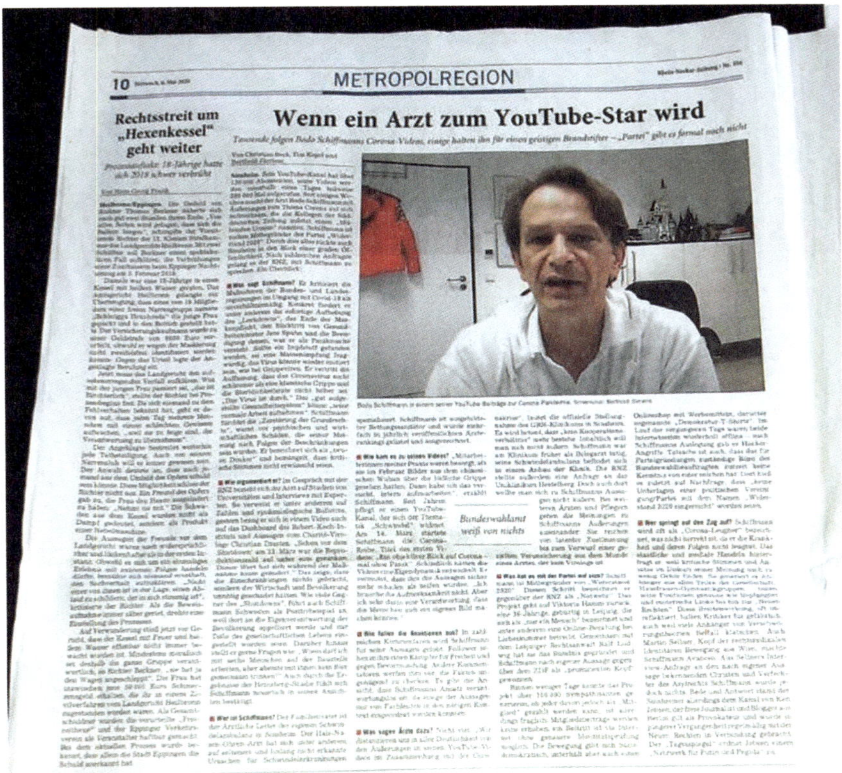

10 METROPOLREGION

Rechtsstreit um „Hexenkessel" geht weiter

Wenn ein Arzt zum YouTube-Star wird

Tausende folgen Bodo Schiffmanns Corona-Videos, einige halten ihn für einen geistigen Brandstifter – „Partei" gibt es formal noch nicht

Bericht über Bodo Schiffmanns Aufklärungstätigkeit
(Rhein-Neckar-Zeitung, 8. Mai 2020)

und Journalisten beschließen: Ich gebe euch gerne ein Interview, ich beantworte euch gerne alle Fragen, die ihr mir stellt, und zwar ohne Vorbehalte. Ich brauche kein Skript, ich muss es nicht freigeben, aber ich möchte nicht, dass ihr es kürzt, schneidet und am besten ist es, ihr stellt mir die Fragen live. Es gibt keine verbotenen Fragen, aber ein Interview sollte fair sein und dazu gehört es, dass es nicht manipuliert werden kann, weder von mir noch von euch.

Kapitel 13: Der 14. März 2020

Der 14. März 2020 wird sicherlich ein Datum sein, das mir immer im Gedächtnis bleibt. Es war der Tag, an dem ich mein erstes Video mit Interpretationen der Zahlen aus Wuhan veröffentlichte. Ich dachte, es würde bei einem Video bleiben, und das Video lief unter dem Tenor „ein anderer Blick auf Corona, keine Panik". Der Titel sagt eigentlich schon alles: Mein Ziel war es, die vielen Tausenden von Menschen, die vor dem Fernseher in voller Angst die sterbenden Menschen in Wuhan sahen und das Militär, das die Stadt abgeriegelte, aus ihrer Angst herauszuholen und ihnen zu zeigen, dass es ganz entscheidend ist, Zahlen niemals alleine stehen zu lassen und sie auch nicht einfach blind zu addieren. Zahlen ohne Bezug sind völlig sinnlos. Wenn in einem kleinen Dorf an einem Tag zehn Menschen sterben, dann ist das eine Katastrophe. Dann ist das ein Hinweis dafür, dass möglicherweise eine tödliche Erkrankung in dieser Gemeinde wütet. Dann könnte das ein Hinweis darauf sein, dass es vergiftetes Wasser gibt oder dass irgendwo ein Gasleck ist oder dass andere Faktoren dazu geführt haben, dass Menschen geschädigt werden. Zehn Tote in einem kleinen Dorf sind ein Alarmsignal. Zehn Tote in einer Millionenstadt wie Wuhan sind allerdings noch nicht einmal erwähnenswert. Und wenn ein Augenarzt darüber berichtet, dass ein Patient an einer schweren Atemwegserkrankung starb und er das noch nie vorher so sah, dann ist das noch nicht einmal erwähnenswert. In den Zeiten der sozialen Medien verteilen sich solche Berichte allerdings wie ein Lauffeuer und dann glauben die Menschen gleich, man würde ihnen etwas vorenthalten. Auch die chinesische Regierung wies zunächst einmal diesen Augenarzt nachdrücklich darauf hin, dass er doch bitte aufhören soll, Angst zu verbreiten. Im Grunde genommen sehr vernünftig. Zahlen ohne Bezug wirken schrecklich. Auch wenn jeden Tag präsentiert wird, wie viele Menschen mit einem positiven PCR-Test sterben, vergessen die Menschen, wie viele ohne positiven PCR-Test starben. Man muss sich die Frage stellen, ob man es überhaupt gemerkt hätte, dass diese Menschen an etwas anderem starben als an einer Erkältungserkrankung oder an einer Grunderkrankung oder schlicht und ergreifend an ihrem Alter. Als ich Kind war, starben Menschen noch an Altersschwäche. Als ich mit meinem Medizinstudium fertig war, starben Menschen nicht mehr an Altersschwäche. Sie hatten immer einen ICD-Code. Diese „International Classification of Diseases" quetscht jede Todesursache in eine Zahl. Aber natürlich muss man sich fragen: Starben denn mehr Leute als sonst und starben sie mit anderen Symptomen als sonst? Und hier fängt die Sache an, witzig zu werden. Denn es ist mir bis zum heutigen Tag ein Rätsel, wie man von einer neuen Erkrankung sprechen kann, wenn die Covid-19-Erkrankung keine typischen Symptome hat, die sie einzigartig machen, sondern dieselben Symptome wie jede grippale Erkrankung. Jetzt musste ich schauen: Sterben mehr Leute als sonst? - und das machte ich. Ich sah mir an, wie viele Menschen starben in Wuhan normalerweise und ich schaute mir im Verlauf dieser Erkrankung an, wie viele Menschen starben in Deutschland, wie viele Menschen sterben in Deutschland täglich.

Die wenigsten Menschen wissen, dass in Deutschland jeden Tag 2500–2600 Menschen sterben und im Durchschnitt 900–1000 Menschen in Alters- oder Pflegeheimen. Durch die Covid-19-Erkrankungen sind nicht mehr Menschen gestorben. Aber es sind mehr Menschen einsam gestorben, man hat sie alleine gelassen in der Stunde des Todes. Man hat sie alleine gelassen in der Zeit, wo sie die meiste Hilfe gebraucht hätten, weil sie Angst oder Schmerzen hatten. Man hat sie alleingelassen in Pflegeeinrichtungen und sie durften noch nicht einmal ihre Enkel sehen. Es gab keinen Aufschrei. Die Menschen interessierten sich nicht dafür, sie hatten nur Angst, selbst Covid-19 zu kriegen und sie wollten ihre lieben Angehörigen schützen.
Wenn für einen Menschen die Stunde des Todes herangekommen ist, dann kann man ihn nicht schützen, ganz egal, ob man ihn isoliert oder nicht. Aber man kann ihm Liebe geben. So viele Menschen haben ihre Angehörigen verraten, die Menschen, die ihnen eigentlich das meiste bedeuten sollten. 2020 ist das Jahr der Egoisten. Egoisten, die behaupten, sie machen das alles für andere, Egoisten, die davon sprechen, sie wären solidarisch. Sie sind es nicht, sie sind entmenschlicht, sie sind pervertiert, sie sehen nur sich selbst. Das geht so weit, dass sie noch nicht einmal darüber nachdenken, dass sie sich selbst schaden, wenn sie eine Impfung nehmen.

Doch zurück zum 14. März. Ich machte dieses Video und war, wie erwähnt, der felsenfesten Überzeugung, ich müsste nur ein Video machen. Denn es war so einfach zu erkennen, dass es sich hier nur um einen Irrtum und nicht um eine Pandemie handelt. Es war so einfach zu erkennen, dass es zu keinem Zeitpunkt in keinem Land der Welt eine besorgniserregende Menge an Toten gab. Das war so einfach zu erkennen, dass es sich nicht um eine neue Erkrankung handelte, sondern um eine typische Atemwegserkrankung. Ich war sicher, dass alle Ärzte sofort verstehen würden, dass sie hier falsch informiert werden. Ich war sicher, dass meine Patienten, 81.000 an der Zahl, mich unterstützen und dieses Video verteilen würden, sodass viele Politiker auf der ganzen Welt dieses Video sehen und sofort aufhören würden, denselben Fehler wieder zu machen, den sie bereits bei der Schweinegrippe gemacht hatten. Ich habe mich getäuscht. Es kam ein zweites, ein drittes, ein viertes, ein fünftes Video und letztendlich wurden es viele hunderte Videos und Interviews (jedoch nicht in der Mainstream-Presse).

Ich arbeitete immer als Arzt, auch als meine Praxis geschlossen war, weil das, was ich hier mache, ist ärztliche Aufklärung und ärztliche Aufklärung ist Teil der ärztlichen Tätigkeit. Auf Gesundheitsgefahren hinzuweisen ist Aufgabe eines Arztes und wenn die Gesundheitsgefahren durch das Tragen einer Maske bestehen und wenn die Gesundheitsgefahren durch Substanzen sind und wenn die Gesundheitsgefahren genetische experimentelle Impfstoffe sind, die keine Impfungen sind, dann ist es Aufgabe eines Arztes, seine Patienten zu schützen und darüber zu informieren. Ich war nie ein echter Reporter und ich war nie ein echter Aufklärer. Ich war immer nur Arzt, Arzt aus Überzeugung, der sich seinen Patienten verpflichtet fühlt.

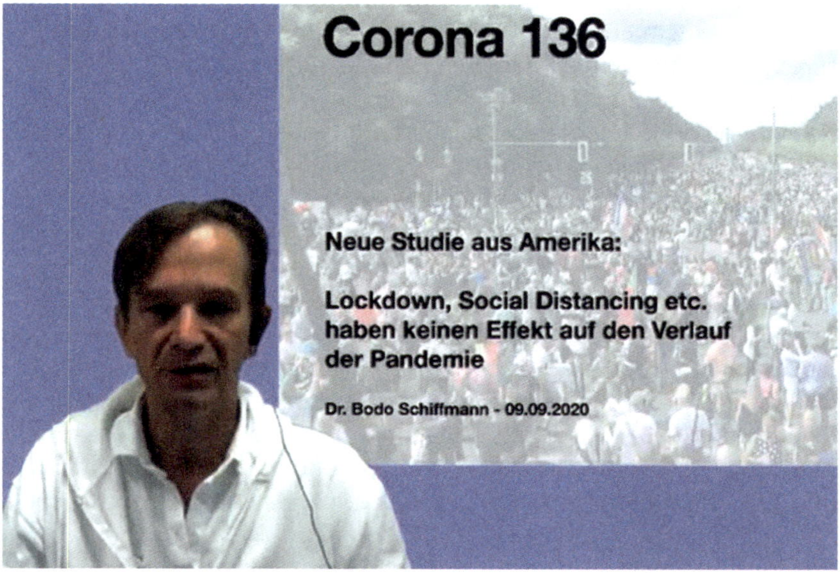

Bodo Schiffmann in einem seiner Aufklärungsvideos

Kapitel 14: Aufklärung und Mainstream

In meinem Kanal „AllesAusserMainstream" auf Telegram versuche ich jeden Tag, Menschen aufzuklären über verschiedene Ungereimtheiten auf der Welt. Die Zeit, in der ich mich ausschließlich mit Aufklärung über Corona beschäftigte, ist lange vorbei.

Wie wahrscheinlich viele andere Menschen auch glaubte ich immer, dass die Reportagen in den öffentlich-rechtlichen Medien zuverlässige Quellen seien, die objektiv recherchiert wären und versuchen, alle Seiten einer Betrachtungsmöglichkeit gegeneinander darzustellen. Wenn man sich so wie ich mit den Ungereimtheiten der Pandemie des Jahres 2020 beschäftigte, dann fiel einem nach kurzer Zeit auf, dass die berechtigte Kritik und die zahlreichen wissenschaftlichen Daten, die gegen die Meinung des Robert Koch-Instituts standen, vom öffentlich-rechtlichen Rundfunk vollständig ignoriert wurden.

Nachdem ich das realisierte hatte, war mir klar, dass dies nicht nur auf die Covid-19-Erkrankung zutrifft, sondern dass es sich hierbei um ein generelles Problem handeln könnte.

Im Laufe meines Lebens gab es drei Geschehnisse, die mich sehr nachdenklich machten. Das erste war die Mondlandung. Ich beschrieb bereits in einem anderen Kapitel, dass ich mich durchaus als Computerexperten bezeichnen darf. Ich halte es für schlichtweg unmöglich, dass man im Jahr 1969 mit der damals zur Verfügung stehenden Technik eine Mondlandung realisieren konnte. Ich halte sogar noch für möglich, Menschen zum Mond zu schicken und eine Mondfähre auf dem Mond landen zu lassen. Es wird allerdings sehr schwierig, dass diese Mondlandefähre genug Treibstoff an Bord hat, um wieder abzuheben und ich halte es für völlig ausgeschlossen, dass sie anschließend wieder erfolgreich an das Mutterschiff andocken kann – insbesondere, wenn ich sehe, wie schwierig es auch in der heutigen Zeit noch ist, dass ein Raumschiff an die ISS andockt. Es gab viele Ungereimtheiten und teilweise groteske Fehler auf den Bildern der Mondlandung. Selbst die Übertragung zur Erde war zum Zeitpunkt 1969 technisch gesehen eigentlich fast unmöglich, gerade mit Bild und Ton. Wir werden erfahren, ob das am Ende wahr ist oder nicht.

Der zweite Umstand war der Tod von John F. Kennedy und es gab einen sehr schönen Hollywood-Film darüber. Das Attentat auf den amerikanischen Präsidenten kann so in dieser Form niemals stattgefunden haben. Der Beschuldigte, ein Herr Oswald, war sicherlich nicht der Schütze, sondern ein Bauernopfer.

Das dritte fragliche Erlebnis in meinem Leben war der Einsturz der Tower am 11. September. Ich war Augenzeuge davon, dass der zweite Turm des World Trade Centers noch stand, als die BBC bereits sagte, er wäre zusammengefallen. Ich war zu dieser Zeit in Schottland. Ich sagte auch von Anfang an, es sei unmöglich, dass ein Flugzeug in ein Gebäude reinfliegt und dieses dann wie bei einer Sprengung gerade in sich zusammensackt und nicht zur Seite umkippt. Es war von vornherein klar, dass es sich hierbei um eine Sprengung gehandelt hat und um einen Anschlag und nicht um ein Flugzeug. Im Laufe der Zeit wurde aus Glauben Gewissheit und man erkannte, dass sogar drei Gebäude gesprengt wurden, zeitlich versetzt. Bis zum heutigen Tage wurde dies in den öffentlich-rechtlichen Medien jedoch immer dementiert, obwohl es sehr einfach ist, an diese Informationen zu kommen und es auch gutes Bildmaterial gibt. Warum also lügen die Medien, die wir als Qualitätsmedien verkauft bekommen? Die Antwort ist relativ einfach: Weil sie nicht unabhängig sind. Sie bekommen vergleichsweise sehr viel Geld für sehr wenig Arbeit.
Als Beispiel dafür, dass das Geld hier eine größere Rolle spielt als Journalismus: Samuel Eckert fand bei seinen Recherchen heraus, dass eine Sendung von Anne Will 145.000 € kostet. Diese betreibt eine GmbH und produziert die Sendung selbst, sodass man hier von einer Scheinselbstständigkeit reden muss. Die Aufklärer auf den freien Videokanälen produzieren ihre Sendungen selbst, teilweise in einer höheren und besseren Qualität als Anne Will und ohne ein Team, sondern einzig und allein mit einem Laptop und etwas technischem Know-how. In der Regel brauche ich für eine Sendung von 1 Stunde Länge ca. 1,5 bis 2 Stunden. Die Kosten, die dabei entstehen, betragen null, da ich mein eigener Kameramann bin, ich schneide selbst, ich editiere selbst und ich bediene auch die entsprechende Software. Ich schreibe mein eigenes Drehbuch und ich suche mir die Inhalte selbst raus. Es zeigt aber einfach, wie pervers hier Geld verschwendet wird und dieses Geld bestimmt letztendlich darüber, welche Inhalte im Fernsehen zu sehen sind. Wer das berichtet, was sich der Sender wünscht, oder der, der das meiste Geld bezahlt, der erhält den Job.

Innerhalb der letzten 18 Monate erschienen sehr viele freie Sendeformate. Diese sind zum großen Teil nicht monetarisiert und nicht an Gewinn orientiert! Sie verlangen kein Abonnement, man kann sie schauen und wieder verlassen. Wenn man Lust hat, verschenkt man ein bisschen Geld an den, der sie produziert. Ich halte das für ein zukunftsfähiges Konzept. Damit könnten nur noch Sender überleben, die Inhalte bringen, die die Menschen wirklich interessieren und es müsste verboten sein, dass sie öffentliche Gelder bekommen und dass sie gesteuert werden. In einem bunten Land sollte Meinungsfreiheit regieren und wir sollten uns über jeden Kanal freuen. Die Kanäle werden sich gegenseitig kontrollieren, die Kanäle werden sich gegenseitig regulieren und Konkurrenz belebt das Geschäft.

Ich glaube, diese neue Medienlandschaft, die unter den Aufklärern in der Coronakrise entstand, ist wahrscheinlich der Schlüssel für eine neue ehrliche Form von Journalismus, die nicht kontrolliert wird von Lobbyismus.

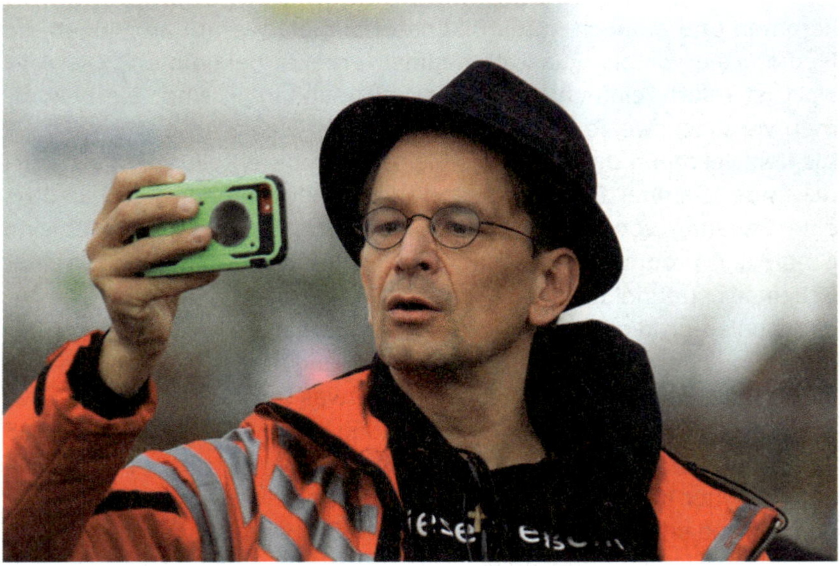

Bodo Schiffmann schaut genau hin.

Kapitel 15: Warum will niemand mit mir reden?

Ich erwähnte es vorne schon: Wir hatten es eigentlich geschafft. Die Schwindelambulanz war medial sehr präsent. Wir wurden regelmäßig in verschiedenen Zeitungen zitiert und hatten eigene Artikel dort. Die Funke Mediengruppe hatte uns seit 2016 regelmäßig zu Topärzten erklärt und die Deutsche Presseagentur hatte unsere Fachartikel zum Thema Schwindel veröffentlicht.

Jetzt gab es noch ein weiteres Thema: Die gesamte Presse sprach nur noch über die Toten von Wuhan und über die schrecklichen Bilder aus Italien. Es gab so gut wie keine Ärzte, die eine konträre Meinung vertraten. Im Grunde genommen eine Steilvorlage für die Presse, sich einen Arzt zu suchen, der nicht der Meinung der Bundesrepublik ist. Weil das normalerweise die Berichte eher interessanter machen würde – es ist ja sehr langweilig, wenn in einer Diskussionsrunde alle Menschen dieselbe Meinung haben. Als ich die ersten Videos bei YouTube veröffentlichte, und es wurde ja mehr als ein Video und diese bekamen auch eine sehr große Aufmerksamkeit mit teilweise mehreren Millionen Klicks, rechneten wir in unserer Praxis fest damit, dass sich viele öffentlich-rechtliche Formate bei uns melden würden, weil sie gerne ein Interview hätten oder mich in eine Talkshow einladen würden. Wir rechneten fest damit, zumal uns auch Menschen schrieben, dass sie mich gezielt bei Anne Will, Markus Lanz und ähnlichen vorgeschlagen haben. So überlegten wir uns, wie wir uns mit unserer Arbeit in der Praxis darauf einstellen könnten, wie ich im Zweifelsfall kurzfristig Raum bekommen könnte, um solche Interviews wahrzunehmen.

Es rief niemand an. Es gab keine Anfragen.

Zu dieser Zeit engagierten wir eine PR- und Marketing-Agentur. Sie diente dazu, dass wir medial bekannter würden. Ich konnte also durch Auftrag an meine Öffentlichkeitsagentur zum Beispiel dafür sorgen, auch in den Verteiler für Talkshows aufgenommen zu werden. Meine Werbeagentur riet mir davon ab und sagte, ich könnte damit gegebenenfalls meinen mühsam aufgebauten Ruf wieder verlieren, denn ich hätte es ja schließlich bereits bis in die Deutsche Presseagentur geschafft, die mehrfach Artikel von mir weitergeleitet hatte.

Ich teilte meiner PR-Agentur mit, dass mir mein persönlicher Ruf egal ist und ich unbedingt möchte, dass die Nachricht, dass es sich um eine Fehleinschätzung handelt, an möglichst viele Menschen rausgeht. Eine gefährliche Fehleinschätzung einer Erkrankung, die zu einer Pandemie erklärt wurde, obwohl sie keine ist. Gefährliche Entwicklungen, die zu Wirtschaftsschäden führen werden, die zu verstärkten Selbstmorden führen werden und die zum Verlust von Millionen von Arbeitsplätzen führen werden. Gefährliche Entwicklungen, die in den Entwicklungsländern Millionen von Menschen das Leben kosten werden. Ich wollte die Menschen aus ihrer Angst holen und den Politikern zeigen, dass sie schlechte Berater haben. Ich wollte Hilfe anbieten und es war mir klar, dass ich dabei Gefahr laufe, meinen eigenen Ruf zu ruinieren.
Also wies ich meine PR-Agentur an, mich in den Verteiler für Funk und Fernsehen zu geben und anzubieten, dass ich als Gesprächspartner in Talkshows komme, weil ich eine andere Meinung habe als das Robert Koch-Institut.

Die PR-Agentur sagte mir, es werden Hunderte von Anfragen kommen. Uns sollte klar sein, dass mich jetzt jeder in die Talkshows ziehen werde und dass man versuchen werde, mich lächerlich zu machen. Ich erwiderte, dass ich mir des Risikos bewusst bin und bestand darauf, alle gängigen Talkshowformate über mein Gesprächsangebot zu informieren.

Es gab nicht eine Anfrage, nicht einen Anruf, nichts!

Enttäuschung wäre hier das falsche Wort. Verwunderung trifft es viel eher! Für mich war es ein wichtiger Schritt zu erkennen, dass andere Meinungen nicht gewünscht sind. Ich hätte nicht damit gerechnet, auch meine PR-Agentur war sehr verwundert. Dort arbeiten absolute Profis, sie haben sehr große Verlage an der Hand und einen sehr großen Einfluss im Medien-Business.

Hier muss sich in Zukunft etwas verändern. Welchen Sinn macht eine Talkshow in einer Fernsehsendung, wenn nicht wirklich gleichberechtigt verschiedene Meinungen präsentiert werden? Welchen Sinn macht eine Talkshow im Radio, wenn es sich in Wirklichkeit nur um einen Monolog handelt? Wie soll sich der Bürger in einem Land eine Meinung bilden, wenn er nicht umfassend informiert wird, insbesondere wenn er sich umfassende Informationen erwartet und ihm solche versprochen werden?

Es ist schon ärgerlich, wenn in diesem Zusammenhang von Qualitätsmedien gesprochen wird. Wenn diese Qualitätsmedien zeigen, dass sie nicht an Qualität, sondern an Propaganda interessiert sind. Ich denke, wir können daraus für die Zukunft lernen. Vielleicht sollten Zuschauer bestimmen, wer sich in einer Talkshow gegenübersitzt. Man könnte das nach einer Art TED-System machen. Ich bin davon überzeugt, dass die Zuschauer mehr Vergnügen an einer echten, kontroversen Diskussion hätten, als wenn sich alle nur gegenseitig zum Mund reden.

Wir haben die Chance auf Veränderung, wir haben die Möglichkeit, das Leben und unsere Gewohnheiten neu zu definieren. Wir stehen an einer Wende. Alles kann sich ändern, wenn wir es zulassen. Es wird Zeit, dass wieder alle gehört werden und nicht nur die, die erwünscht sind. Wahrheiten können weh tun, aber sie sind wichtig.

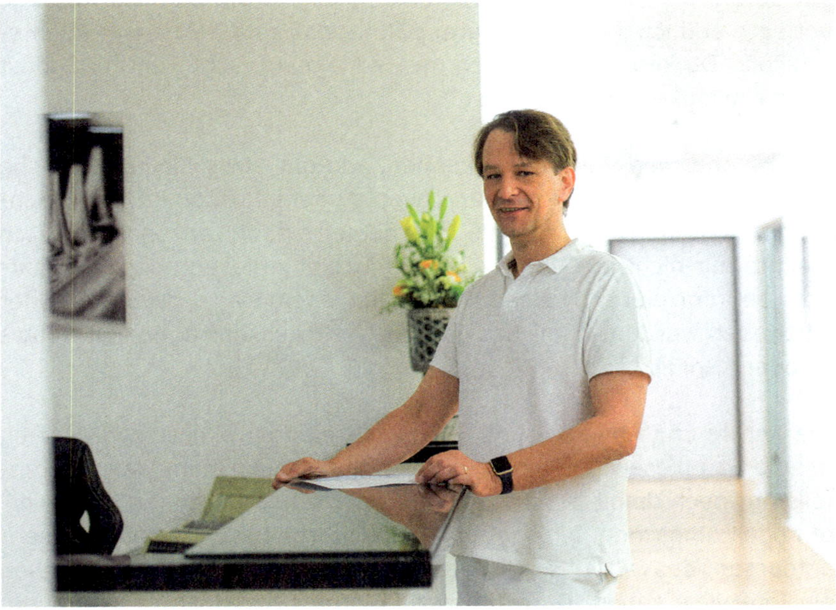

Dr. Bodo Schiffmann, früher von den Mainstream-Medien noch gern kontaktierter Interviewpartner

Kapitel 16: Framing, Rubikon und Ken Jebsen

Ich schilderte euch in den vorhergehenden Kapiteln schon meine völlige Irritation darüber, dass niemand meine Meinung zu diesem Thema hören wollte. Bei anderen Fragestellungen war es nie schwer, einen Gesprächspartner zu finden - wenn man sich als Gesprächspartner anbot, wurde das sehr gerne angenommen.

Es gab bei uns in der Praxis allerdings doch ein paar Anrufe von Sendern und von Formaten, von denen ich vorher noch nie etwas gehört hatte. Einer davon war „Rubikon", ein freies Medienjournal, das mir bis zu dem Zeitpunkt nicht bekannt war. Ich tat dann das, was man in diesem Fall üblicherweise so tut: Ich rief mir Google auf und schaute nach, was ich dort über diesen Kanal fand. Der Kanal wurde als rechtsradikal oder rechtsoffen beschrieben und man sagte, er würde Verschwörungstheorien verbreiten. Ich erinnere mich noch sehr gut daran, als mein Kollege aus der Praxis mir die Interviewanfrage vorlegte und ich ihm dann sagte: „Oh je, das sind Nazis oder Rechtsradikale. Da kann ich natürlich meine Meinung nicht kundtun, sonst nimmt mich keiner mehr ernst."

Daran kann man vielleicht erkennen, wie gut diese Meinungsmache funktioniert und wie leicht man davon zu beeinflussen ist. Ich machte mir nicht die Mühe, mir die Internetseite näher anzuschauen. Ich machte mir nicht die Mühe, einzelne Artikel zu lesen oder mich darüber zu informieren, welche Bücher in diesem Kanal beworben oder vertrieben wurden. Ähnliches galt für Gesprächsanfragen von NuoViso oder KenFM.

Die Anrufe und Anfragen und E-Mails abseits der Mainstream-Medien nahmen zu dieser Zeit schon überhand und mein Team war größtenteils nur noch damit beschäftigt, Anfragen zu sortieren, zu beantworten oder zu löschen. Ich sagte meinen Mitarbeitern, wir müssten sehr aufpassen, dass wir uns nicht verbrennen, wenn wir hier den falschen ein Interview geben. Denn ich war ja immer noch der Überzeugung, man würde in sehr kurzer Zeit aus einem bekannten Format mit mir sprechen wollen. Insbesondere, weil mir immer wieder Menschen berichteten, sie hätten meine Anhörung als Experte bei Markus Lanz vorgeschlagen. Die Zeit verging, ich produzierte Video über Video, doch niemand von den Mainstream-Medien wollte mit mir reden. Irgendwann war es dann so weit, dass die ersten Videos zensiert wurden.

Das erste Video von mir, welches auf YouTube gelöscht wurde, ohne Vorwarnung oder Rückmeldemöglichkeit, war das berühmte Video Corona 11. In diesem Video berichtete ich darüber, dass eine sogenannte Katastrophenschutzorganisation die Regierung berät und es Pläne dazu gab, dass man über 80-jährigen Menschen mit Beschwerden eine schnelle Sterbebegleitung verpassen möchte. Da ich seit vielen Jahren als Rettungsdienstmitarbeiter Erfahrung mit Triage habe, kann ich eindeutig sagen, dass es niemals das Alter ist, das die Entscheidung geben darf, ob man sich dem einen oder anderen Patienten zuwendet. Es müssen immer andere schwerwiegende medizinische Gründe dafür vorliegen, wenn man jemandem die Hilfe verweigert, weil man zum Beispiel nicht genug Personal zur Verfügung hat, um alle Verletzten zu behandeln. Dies gilt zum Beispiel für den Anfall von Verletzten bei Verkehrsunfällen, Zugunfällen oder auch Attentaten. Ich denke, diese Entscheidungsgrundlage ist auch richtig so, denn der 80-Jährige könnte auch noch 25 Jahre leben und der 5-Jährige vielleicht nur noch ein halbes Jahr. Es muss sich immer um Einzelfallentscheidungen handeln, es darf sich niemals um eine Altersentscheidung handeln. Zum selben Zeitpunkt wurde auch bekannt, dass die Apotheken in Deutschland angewiesen wurden, sich mit Betäubungsmitteln einzudecken, die dazu geeignet sind, Menschen schnelle Sterbehilfe zu geben. Diesem Papier wurde nie widersprochen, es wurde auch niemals dementiert, und möglicherweise war dieses Video lebensrettend für viele Menschen. Ich bin davon überzeugt, dass das so ist.

Die Anfragen aus den alternativen Medien stiegen an und irgendwann entschied ich mich dafür, gezielt den Kontakt aufzunehmen und die Betreiber der Kanäle, die bei mir vergeblich angefragt hatten, anzurufen und ihnen ein Interview anzubieten. Das erste Interview, das ich führte, war mit dem Sender Rubikon. Es war ein sehr angenehmes und offenes Interview mit einem jungen Journalisten namens Flavio. Von diesem Moment an erhielt ich immer mehr Gesprächsangebote und nahm diese auch gerne wahr. Eines der aus meiner Sicht besten Interviews erlebte ich mit Ken Jebsen in Berlin. Am selben Tag war interessanterweise das Team von NuoViso vor Ort, um Ken zu interviewen. Auf diese Weise gab ich gleich zwei Interviews an einem Tag. Ich erinnere mich noch sehr gut, als wir beim Studio ankamen und durch zwei Berliner Hinterhöfe geführt wurden. Wir fuhren mit einem sehr kleinen Aufzug in die Produktionsräume. Dieser Aufzug war so eng, dass wir wie in einer Konservendose zusammenstanden. Oben angekommen empfing man uns im wahrsten Sinne des Wortes

mit offenen Armen und wir nahmen uns alle in den Arm und hielten uns fest. Das war ein sehr bewegender Moment für mich, denn das Interview fand während des ersten Lockdowns statt. (Alle Menschen hielten Abstand, niemand nahm den anderen in den Arm. Allein die Fahrt nach Berlin war ein Phänomen für sich, weil ich noch nie in meinem Leben eine so leere Autobahn gesehen hatte und wir in einer Rekordzeit von weniger als 6 Stunden von Sinsheim bis Berlin fuhren). Dieses Gefühl des gegenseitigen Vertrauens hatte irgendetwas von einer verschworenen Gemeinschaft, die gemeinsam um ihr Überleben kämpft. Das mag jetzt etwas übertrieben klingen, aber genauso fühlte es sich an, denn wir erkannten schon damals, in welche Richtung sich die Welt bewegte.
Keiner traute sich so richtig, es auszusprechen. Es fällt schwer, Vergleiche zu totalitären Staaten anzustellen, weil wir hier auch eine Hemmschwelle in uns hineinprogrammiert bekommen haben, sodass man sich damit schwertut, die Wahrheit auszusprechen. Die Wahrheit ist, wir waren schon damals politisch Verfolgte, die eine andere Meinung äußerten, als sie der Staat gerne hätte. Es bemühten Menschen einmal den Vergleich mit der weißen Rose und wurden dafür sehr stark angegriffen. Der Unterschied ist gar nicht so groß. Die Geschwister Scholl wurden dafür ermordet. Viele Aktivisten, die ich kenne, haben Mordanschläge hinter sich. Das betrifft Ken Jebsen, es betrifft Kai Stuht und es betrifft mich. Auch auf Michael Ballweg wurde ein Sprengstoff-Anschlag verübt. Insofern nehme ich mir das Recht raus, mich als Widerstandskämpfer mit anderen Widerstandskämpfern zu vergleichen, die friedlich versuchen, Menschen davon zu überzeugen, dass die Regierung nichts Gutes will. Ich weiß auch nicht, wem das Recht zusteht, eine Entscheidung darüber zu treffen, ob man sich mit jemand anderem vergleichen darf oder nicht. Diese Geschwister aus dem Raum Heilbronn sind auf jeden Fall große Vorbilder und wir ehren alle ihr Andenken und bewundern das, was sie getan haben. Wenn man das Spiel einmal durchschaut und erkennt, dass der Staat immer wieder mit denselben Methoden arbeitet, um Menschen zu diskreditieren, dann erkennt man auch sehr schnell, welche Menschen die Wahrheit berichten.
Ich sprach in den letzten Monaten mit vielen Menschen, denen man unterstellte, sie wären rechtsradikal, linksradikal oder islamistisch. Bei keinem meiner Gesprächspartner konnte ich das erkennen. Aber es ist ein wirksames und sehr schnelles Instrument, um in den meisten Menschen einen Mechanismus anzustoßen, der ihnen jede objektive Beurteilung unmöglich macht.

Alle Menschen müssen diese Mechanismen kennen, denn nur wenn sie diese kennen, lassen sie sich nicht mehr blenden. Man muss den Menschen erklären, wie dieses Einrahmen, im englischen Framing genannt, genau funktioniert. Dann erkennt man nämlich sehr schnell, wann dies auf einen Menschen angewendet wird. Alle Menschen müssen lernen, wie die öffentliche Meinungsbildung funktioniert, um sich davor schützen zu können, manipuliert zu werden. Auch hierfür ist die Pandemiegeschichte des Jahres 2020 gut geeignet und sie wird uns helfen, in Zukunft solche Angriffe auf die Objektivität frühzeitig zu erkennen.

Kapitel 17: Mein Handwerkszeug

Mein Handwerkszeug sind Bücher, Bücher über Redekunst, Bücher über Behandlungsmethoden, Bücher über Verhörmethoden. Ich las Bücher darüber, wie man Menschen manipuliert, wie man eine Verhandlung erfolgreich zu seinen Gunsten entscheidet, welche Tricks benutzt werden, um Menschen auf die falsche Fährte zu locken. Ich lernte, dass es verschiedene Sprachen gibt, den sogenannten High-Talk und den Low-Talk, und ich kann die verschiedenen Sprachstile anwenden und sehr schnell wechseln. Ich weiß, welche Fehler man gerne in Interviews macht und ich weiß, wie man seine Kompetenz darstellen kann.

Ganz wichtig für mich ist, dass ich einen tiefen Einblick in nahezu alle Weltreligionen gewann. Ich kenne die Bibel sehr gut, ebenso die buddhistische Philosophie und ich lernte viel über den Koran. Ich beschäftigte mich intensiv mit Philosophen aus allen Zeitaltern, weiß, was Atheisten antreibt und dass sie in Wirklichkeit keine sind. Ich verstehe, wie verschiedene Kultformen funktionieren, inklusive Satanismus und Hexerei. Ich beschäftigte mich mit der Kunst des Krieges und mit Gesetzen. Ich kann einen Reichsbürger von einem Nationalsozialisten und einem Monarchisten unterscheiden und bin mittlerweile auch recht gut bewandert im Völkerrecht.

Dazu kommt, dass ich als Kind der Computergeneration in der Lage bin, zielgerichtet im Internet zu recherchieren, Datenbanken zu nutzen und sie im Zweifelsfall selbst über SQL abzufragen. Ich verstehe viel von Computertechnik und ich verstehe etwas von Illusionen, denn ich habe lange als Zauberer gearbeitet und bin es auch gewohnt, auf einer Bühne zu stehen.

Für all das sind meine Grundlage Bücher. Auch durch die hervorragende Möglichkeit, sich Bücher als Kurzfassung anzuhören, kann man sehr schnell sein Wissen erweitern, in jeder Hinsicht. Ich nutze auch gerne die modernen Medien. Dazu gehören auch YouTube-Videos, denn es gibt Menschen, die sehr gut erklären können und denen man leicht folgen kann. Ein Bild sagt mehr als 1000 Worte und deswegen habe ich YouTube ja auch selbst genutzt, um Menschen zu informieren.
Eines mache ich nicht: Seit mehr als vier Jahren schaue ich kein Fernsehen, ich höre keine Nachrichten und ich lasse mich nicht von

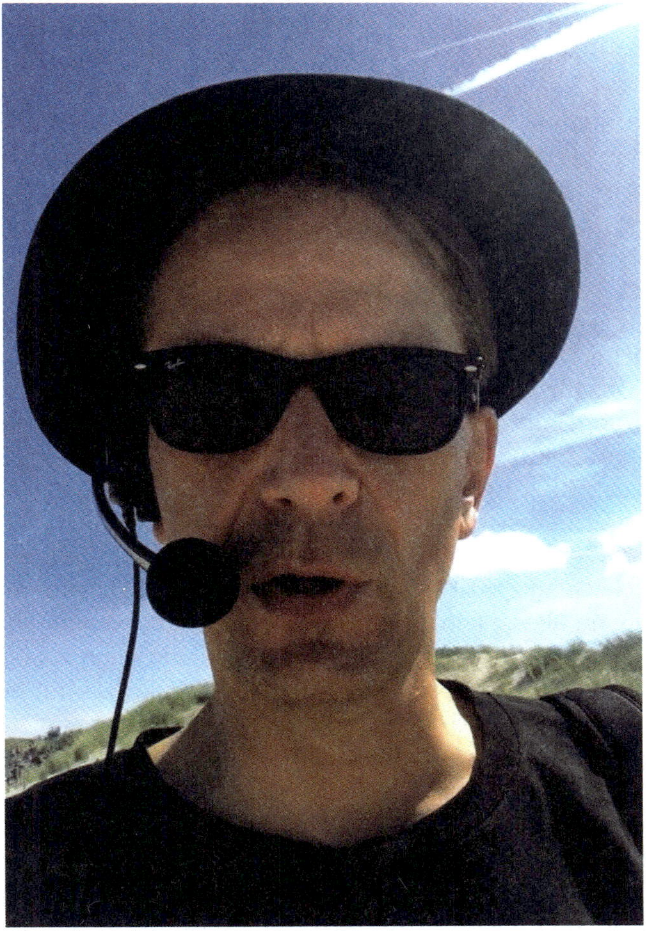

Bodo Schiffmann während einer Live-Schaltung

einem Bildschirm manipulieren. Ich nutze mein Smartphone und bin von den Möglichkeiten, die es mir bietet, begeistert. Denn hierdurch habe ich das Wissen der Welt auf meinen Fingerspitzen.

Aber ich lernte auch, dass ich Quellen nicht vertrauen kann, die ich früher als zuverlässig einstufte. Damit meine ich nicht nur Lehrbücher, die allein schon in dem Moment, wo sie rauskommen, wieder veraltet sind, sondern insbesondere auch Quellen wie Wikipedia. Wikipedia ist ein Online-Nachschlagewerk, von dem ich dachte, es lege Wert darauf, objektive Daten zu sammeln, sodass jeder Mensch ständig ein vollständiges Lexikon zur Hand hätte, das immer weiterwächst. Seit ich selbst einen Eintrag in Wikipedia habe und sehe, was dort über mich geschrieben wird, weiß ich allerdings auch, dass wir uns weit entfernt von jeglicher Objektivität bewegen. Es gibt ein paar tolle Dokumentationen über Wikipedia, die die andere Seite der Wikipedia beleuchten; die wichtigste findet sich auf der Internetseite wikihausen.de. Der Betreiber dieser Seite gehört genauso zur Wahrheits-Bewegung wie ich. Markus Fiedler ist einer der Menschen, die ihren Beruf verloren, weil sie sich trauten, selbst zu recherchieren, eine eigene Meinung zu haben und diese auch kundzutun. Ich möchte viele Menschen ermutigen, sich selbst fortzubilden, Bücher zu lesen, aber diese Bücher auch kritisch zu hinterfragen. Mit der Zeit entwickelt man ein Gespür dafür, welches Buch einen weiterbringt und welches Buch nur abgekupfert wurde. Nach einer gewissen Zeit erkennt man eine Grundstruktur. Die Grundstruktur der meisten Philosophien, Motivationsbücher und auch Erfolgsratgeber ist immer dieselbe: Das Wichtigste ist, an sich selbst zu glauben, sich ein Ziel zu setzen und gezielt auf dieses Ziel hinzuarbeiten, nicht nachzulassen, wenn man einen Rückschlag erhält, sondern weiter voranzuschreiten und nicht zu versuchen, alles allein neu zu erfinden. Es hilft, wenn man sich mit anderen Menschen austauscht und ihre Meinung auch zulässt. Visualisierung, Ziele setzen und insbesondere Respekt, Demut und Liebe sind die Schlüssel, mit denen man alles erreichen kann, was man will. Es macht Freude, jeden Tag neues Wissen zu bekommen. Nach dem ersten Schreck, dass vieles von dem, was man uns beibrachte, nur ein Zerrbild ist, eine virtuelle Welt, in der wir uns bewegen (man könnte sie mit der Matrix von den Wachowski-Brüdern vergleichen), macht es Spaß, diese Illusion selbst aufzulösen und an einer neuen Wirklichkeit zu arbeiten – und dazu möchte ich alle einladen.

Trau dich, selbst Teil dieser Veränderung zu sein. Bring deinen Kindern bei, skeptisch zu sein, zu hinterfragen und ihrem eigenen Bauchgefühl zu gehorchen. Lehre sie, sich selbst mehr Aufmerksamkeit zu schenken als ihren Lehrern. Viele Lehrer im Laufe der Geschichte haben eher Wege gepredigt. Bringe ihnen bei, selbst zu denken und quer zu denken. Wenn wir es nicht schaffen, unsere Denkstrukturen grundlegend zu ändern und zu verlassen, brauchen wir nicht zu glauben, dass wir irgendetwas ändern werden. Dann werden wir immer wieder dieselben Fehler machen und keinen Fortschritt erzielen. Wir können von den Kindern lernen. Wir müssen wieder lernen zu fantasieren, zu träumen, zu visualisieren, dann gibt es kein Problem, das wir nicht lösen könnten.

Kapitel 18: Ich bin ein sehr schlechter Lügner und werde immer ertappt

Man könnte es als Schwäche sehen, man kann es auch als Stärke sehen. Es war schon in der Kindheit so, dass ich sehr schlecht darin war, meine Eltern oder Großeltern oder Geschwister zu belügen. Im Grunde genommen sieht man es mir immer sofort an der Nasenspitze an, wenn ich versuche, die Unwahrheit zu sagen. Das Gleiche geschah auch in der Schule, in Beziehungen und in meinem Leben allgemein. Als ich das erst einmal erkannte, war es leichter, die Wahrheit zu sagen und auch zur Wahrheit zu stehen, als mich in Lügen zu verstricken. Ich will nicht sagen, dass ich immer „brav" bin oder dass ich nur aufrechte Sachen mache, aber im Grunde genommen finde ich Wege, Situationen so zu schildern, dass ich dabei nicht lügen muss. Ich machte diese Erfahrung auch in meinem Berufsleben. Denn wenn man als Arzt tätig ist, dann gibt es auch immer wieder einmal eine Situation, in der etwas nicht gut läuft. Es gibt unweigerlich Behandlungsfehler und wenn man operativ tätig ist, geht auch mal etwas schief. Die Versicherungen, die Anwälte und natürlich andere Ärzte empfehlen einem, Sachen schönzureden oder zu verschweigen oder auch zu lügen, aber auf jeden Fall, nicht die Wahrheit zu sagen, keine Schuld anzuerkennen. Man verliert seinen Versicherungsschutz, wenn man eine Schuld anerkennt. Das gilt auch im Straßenverkehr. Warum bringt einen das nicht zum Nachdenken? Warum ist es bei einem Verkehrsunfall, den ich verursachte, nicht so, dass ich einfach sagen kann: „Ich habe diesen Unfall verursacht"? Weil dann die Versicherung gegebenenfalls mehr bezahlen müsste. Aber wofür habe ich dann eine Versicherung? Warum kann man nach einem Fehler bei einer Operation nicht einfach sagen, dass man einen Fehler gemacht hat? Die meisten Schadensersatz-Forderungen gegen Ärzte und die meisten Prozesse gegen Ärzte ziehen sich nur deshalb in die Länge, weil der Patient darauf wartet, dass der Arzt seinen Fehler eingesteht. Jede ärztliche Handlung birgt bekanntlich Risiken und ist von mehreren Faktoren auf der Seite des Arztes, des Patienten und anderer Umstände abhängig. Fällt eines dieser Kriterien anders aus als kalkuliert, kann das Ergebnis der Behandlung anders ausfallen als erwartet und erwünscht. Ich sagte es vielen Patienten, dass die Operation nicht so verlief, wie ich es mir versprochen hatte. Als ich noch nicht so selbstbewusst war, zu den Anfängen meiner Praxiszeit, versuchte ich auch, Fehler zu kaschieren, zu überspielen, auf Zeit zu spielen. Mit zunehmender Erfahrung und mit zunehmendem Alter machte ich das nicht mehr. Die Patienten honorierten das. Sie schätzten es und ich hatte dadurch nie einen Nachteil. Ich hatte immer nur dann Nachteile, wenn ich unehrlich war, denn Menschen spüren, wenn man sie belügt, wenn man sie betrügt und wenn man sich herumdrückt.

Warum bekommen wir von früh auf erklärt, dass wir uns nach einem Unfall nicht äußern sollen? Warum ist immer noch der beste Weg, um ein Gerichtsverfahren zu überstehen, die Aussage zu verweigern? Man hat keinen Vorteil, wenn man die Wahrheit sagt. Man hat eher einen Vorteil, wenn man lügt und seine Lüge konsequent durchziehen kann. Aber das Beste ist, und auch das kann man aus Büchern lernen, nichts zu sagen. Denn wenn man nichts sagt, kann es nicht gegen einen verwendet werden.

Eigentlich sollte doch die Wahrheit etwas wert sein? Von einem Richter sollte man erwarten können, dass er objektiv ist, das heißt, dass er nicht ein Urteil fällt, welches schon vorher feststeht. Wir leben im Moment das Gegenteil: Für die Pandemie-Maßnahmen gibt es keinerlei wissenschaftliche Grundlage (und wenn ich sage „keinerlei", dann meine ich keinerlei), während es eine erdrückende Anzahl an wissenschaftlichen Arbeiten gibt, die belegen, dass sämtliche Maßnahmen schädlich und falsch sind. Es gibt noch nicht einmal einen Nachweis für eine Pandemie. Auch dies ist keine Verschwörungstheorie, dies ist die Realität. Aber selbst, wenn diese Aussage falsch wäre und es tatsächlich eine tödliche Pandemie gäbe, wäre der Richter verpflichtet, sich beide Seiten anzuhören und sich die vorgebrachten Argumente anzuschauen. Die Richter haben eine Kontrollfunktion im Staat und es ist nicht ihre Aufgabe, staatliche Maßnahmen umzusetzen. Warum trägt Justitia eine Augenbinde? Sie soll ohne Ansehen der Person richten, aber sie hat die Fähigkeit verloren zu merken, wenn jemand ihre Waage manipuliert. Sie ist jetzt zu lange blind gewesen. Sie muss anfangen zu sehen, und sie sollte dringend ihre Waage zur Reparatur bringen. In Deutschland werden Richter kriminalisiert, die Entscheidungen treffen, die nicht mit den Vorgaben des Staates übereinstimmen. Während ich das diktiere, findet eine Hausdurchsuchung bei einem Richter und einer Anwältin statt. Es werden Akten beschlagnahmt, obwohl dies eine Beweisvereitelung und Strafvereitelung im Amt ist. Solche Vorgänge gab es das letzte Mal nach 1938. Noch nicht einmal in der DDR und schon gar nicht in der bisherigen BRD gab es seit 1948 solche Vorgänge.

Es tut weh, zu lügen und es tut weh, angelogen zu werden. Ich kenne niemanden, der angelogen werden will, aber ich kenne viele, die lügen. Wie wäre es denn zur Abwechslung mal mit der Wahrheit? Wie wäre es denn, wenn wir aufhören würden zu lügen? Wie wäre es denn, wenn wir für Fehler einstünden? Es wäre ein Neuanfang.

Kapitel 19: Kryptowährung, Verschwörungstheorien, Crashkurs Streaming und Bittel-TV

Mein Freund Roger Bittel begleitet mich schon seit Anfang April 2020 durch die Höhen und Tiefen der Aufklärungsarbeit. Für mich war er der erste echte Verschwörungstheoretiker, den ich kennenlernen durfte, denn er erzählte mir Geschichten, die für mich so hanebüchen waren, dass ich irgendwann zu ihm sagte, er solle mich doch bitte damit verschonen. Ich glaube, mittlerweile habe ich ihm mehr Verschwörungstheorien erzählt als er mir, und wir haben in vielen Geschichten mehr Wahrheit gefunden, als uns lieb ist. Doch von Anfang an ...

Nach den ersten Interviews und meinen ersten 13 YouTube-Videos meldete sich bei mir ein YouTube-Kanal aus der Schweiz, der sich eigentlich mit Kryptowährung beschäftigt. Ebenfalls ein Thema, von dem ich keine Ahnung habe. Er erzählte mir, dass er regelmäßige Sendungen über Bitcoin, Ethereum und Ähnliches macht, aber meine Videos gesehen hatte und diese so interessant finde, dass er gerne mit mir ein Interview führen würde.

Die Stimme war angenehm, der Typ war nicht aufdringlich, ich dachte mir: Warum nicht? Zu diesem Zeitpunkt war es mir wichtig, möglichst viele Menschen zu erreichen und wenn ich auf diese Weise Menschen erreichen würde, die sich mit Kryptowährung beschäftigen, dann wäre das mit Sicherheit kein Fehler.

Wir hatten ein gemeinsames Interview und ich war sehr beeindruckt über die Studiotechnik, die er offensichtlich zur Verfügung hatte. Ich fragte ihn dann, wie er das mit den Einblendungen machte, welche Software er verwendete und worum es sich eigentlich handelte. Ich bin ihm sehr dankbar dafür, dass er mir die technischen Voraussetzungen geduldig erklärte, mir half, Software einzurichten und mir erklärte, wie man einen Livestream macht. Ich lernte, welche die optimalen Einstellungen für die Kamera und den Ton sind und auch, welche Fehler man vermeiden sollte. Ich glaube, ich war ein gelehriger Schüler und habe recht schnell angefangen, das Erlernte umzusetzen, indem ich zusätzlich zu meinen normalen YouTube-Videos jetzt auch noch Livestreams machen konnte.

Der Kontakt mit Roger blieb erhalten und ich habe mich auch über viele Themen mit ihm unterhalten, die ich vorher einfach nur ignoriert hatte. Wir kamen in regelmäßigen Austausch und zu dem Zeitpunkt, als wir immer häufiger miteinander telefonierten und Vertrauen zueinander aufgebaut hatten, bot er mir seine Hilfe an, da ich es nicht mehr schaffte, die vielen E-Mails und Anfragen zu beantworten. Roger übernahm mehrere Postfächer vollständig, sortierte sie für mich vor, trennte Wichtiges von Unwichtigem, beantwortete E-Mails in meinem Namen und stellte Kontakte her.

Wenn Roger eins extrem gut kann, dann ist es Netzwerken. Er bekommt Kontakt zu jedem, er schafft es, Vertrauen aufzubauen und kommt mit Menschen respektvoll ins Gespräch. Es blieb nicht bei einem Interview. Wir saßen sehr häufig zusammen vor der Kamera: Ich in Sinsheim, er in der Schweiz, und haben viele gemeinsame Erlebnisse geteilt. Eines Tages, zu Zeiten des Lockdowns, ging es ihm nicht gut. Es war das erste Wochenende, an dem die Schweiz die Grenzen etwas öffnete. Und ich fragte ihn: „Was machst du heute?" Er hatte nichts vor, er konnte ja auch nicht irgendwo hinfahren. Dann packte ich ein paar Kisten Gemüse ein und sagte ihm, komm bitte vorbei, wir kochen zusammen.

Das war sehr schön. Es war das erste Mal, dass ich ihn persönlich kennenlernte und es tat uns beiden gut, zusammenzusitzen, zu quatschen und auch etwas gemeinsam zu kochen und zu essen. Ich koche sehr gerne und ich finde, es ist eine wunderbare Art, sich zu entspannen. Ich liebe es, Gemüse zu schneiden oder den Geruch der Gewürze wahrzunehmen. Ich liebe den Geruch von Zwiebeln, wenn sie in Fett braten, und was man mit wenigen Mitteln schmackhaft zubereiten kann.

Auch Roger ist ein Genießer. Er isst mit sehr viel Andacht. Meine Tochter sagt immer, sie sieht Roger gerne beim Essen zu, denn er kann es richtig genießen. Roger ist ein ehrlicher Mensch. Er ist aufrichtig, man kann ihm seine Meinung sagen, er ist dann nicht beleidigt und bricht nicht den Kontakt ab, sondern ist immer für einen da, wenn man ihn braucht. Eines Abends erzählte er mir, dass er jetzt nach Sansibar fliegen wird, weil er einfach eine Auszeit brauche und auch noch nicht wüsste, ob er zurückkommen möchte.

Wenige Tage später saßen auch wir im Flugzeug. Wir hatten nicht vor, dort länger zu bleiben. Wir hatten einfach nur Handgepäck dabei und dachten uns, vielleicht ist es die letzte Möglichkeit, noch einmal in Urlaub zu fahren. Nur als wir da waren, fragten wir uns, wieso wir eigentlich zurückfahren wollen. Uns fiel keine Antwort ein.

Roger begleitete uns auf der Bus-Tour (dazu komme ich später noch), er war gemeinsam mit mir auf Demonstrationen und wir lachten, sangen und weinten auch zusammen. Wir feierten zusammen Weihnachten und den 29.08.2020 in Berlin. Er ist einer der zentralen, wichtigen Menschen, die mich aufrecht hielten, wenn ich mal versucht war zu sagen, dass alles sinnlos sei. Wir wechselten uns immer ab in unserer Stimmungslage, sodass der eine den anderen immer stützen konnte, wenn es Schwierigkeiten gab. Wir werden diese Lügen weiter gemeinsam aufdecken und wir werden unseren Teil dazu beitragen, dass die Gerechtigkeit siegt.
Roger Bittel ist mein Freund. Er ist einer von vielen wunderbaren Menschen, die ich in den letzten 18 Monaten traf und die unerwartet in mein Leben kamen. Auch das zeichnet diese Zeitepoche aus. Man musste Menschen vertrauen, die man nicht kannte. Man bekam von ungezählten Menschen Hilfe angeboten, die man vorher nicht getroffen hatte und man musste erkennen, dass sich Menschen, die man für Freunde hielt, von einem abwendeten oder sogar gegen einen stellten. Ich habe vielen Menschen mein Vertrauen geschenkt und sie enttäuschten es nicht. Aber ich musste auch lernen, dass der Spruch, dass sich wahre Freunde in der Not zeigen, uneingeschränkt wahr ist.

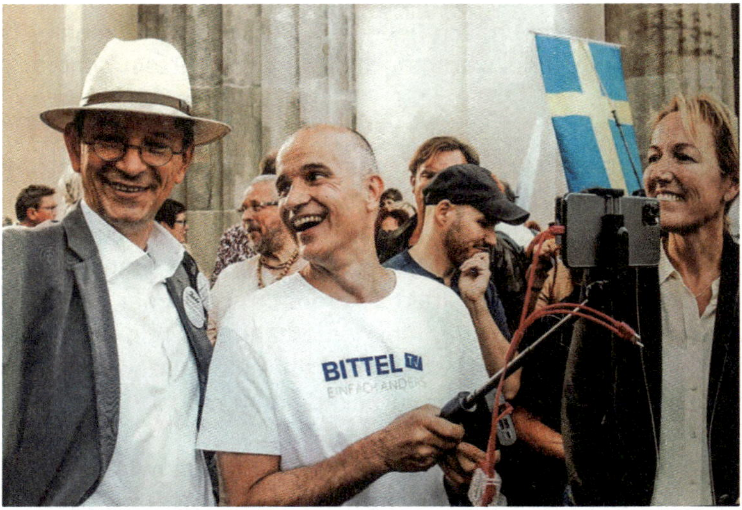

Bodo Schiffmann mit Roger Bittel und Mechthild Schiffmann

Kapitel 20: Das Katastrophenschutz-Papier und die Whistleblower

Es war wirklich erstaunlich, wie schnell sich die Videos über YouTube verbreiteten. Und ich hätte nie gedacht, dass ein Kanal, der sich primär mit Schwindelerkrankungen beschäftigte, so schnell Berühmtheit erlangt wie mein Kanal der Schwindelambulanz. Es war schlicht und ergreifend nicht mehr zu schaffen, die vielen E-Mails, Anfragen und Unterstützungsangebote zu sortieren. Trotzdem war es unerklärlicherweise so, dass wichtige Informationen immer zu mir durchdrangen. Dazu gehörte auch jemand, über den ich dann mit WhatsApp Kontakt bekam und der Herausgeber und auch Reviewer von mehreren Fachzeitschriften zum Thema Mikrobiologie, Virologie und Ähnlichem war. Er sprach mich an und sagte, er wollte sich gerne einfach mit anderen Menschen unterhalten, von denen er merkte, dass sie die offizielle Darstellung der neuen Erkrankung kritisch hinterfragen. Er war für mich eine sehr große Hilfe, weil er diese Sachverhalte auch theoretisch wesentlich besser erfassen und erklären konnte als ich. Seinen Namen werde ich hier nicht nennen, aber er konnte mir viele interne Informationen verschaffen, denn er arbeitete auch direkt im RKI und in verschiedenen öffentlichen Positionen. Das war am Anfang sowieso ein Phänomen. Viele Menschen, auch Politiker, erkannten, dass hier etwas Gefährliches vor sich geht. Zu diesem Zeitpunkt war die Überwachung noch kein Thema und man musste sich auch noch keine Sorgen darüber machen, ob irgendwelche Hausdurchsuchungen oder Ähnliches stattfinden. Manche der Personen, die mir interne Informationen zuspielten, traten sogar ganz öffentlich über ihr Büro oder ihre Sekretärin an mich heran, darunter auch Politiker. Politiker von großen Parteien und auch einige Politiker von Oppositionsparteien. Hier muss ich die AfD lobend erwähnen, denn von Anfang an waren es diese Politiker, die am offensten für Gespräche waren und die es auch wagten, dem Regierungsnarrativ entgegenzutreten. Ich glaube nicht, dass sie gekaufte Opposition sind. Ich glaube den ganzen Quatsch mit der gekauften Opposition nicht. Aber vielleicht bin ich da auch zu naiv und in der nächsten Revision des Buches werde ich möglicherweise eine andere Meinung vertreten. Ich musste meine Meinung im Laufe der letzten Monate sehr oft ändern und bin mir nicht sicher, ob ich mit meiner Einschätzung hier richtig liege. Die Zeit wird es zeigen, denn die Wahrheit ist von Tag zu Tag deutlicher zu erkennen und sie wird herauskommen. Doch zurück zu den Informationslieferanten.

Zum einen erhielt ich relativ schnell das so genannte Positionspapier der Bundesregierung, welches mittlerweile auch ganz offen über die Seite der Bundesregierung abgerufen werden kann. Es wurde als Verschlusssache definiert und war nur für den internen Dienstgebrauch bestimmt. Jeder kennt dieses Papier, wie wir die Covid-19-Erkrankung unter Kontrolle kriegen. Dieses Papier erlangte eine traurige Berühmtheit, dennoch führte es nicht dazu, dass ein Aufschrei des Entsetzens oder Erwachens durch die Bevölkerung ging – was mir bis zum heutigen Tag ein echtes Rätsel ist. Denn dieses Papier wurde sogar in großen Mainstream-Zeitschriften diskutiert und veröffentlicht. Es ist erstaunlich, wie sehr die Menschen an Katastrophen interessiert sind, und es ist erschreckend, wie wenig sie an der Wahrheit interessiert sind. Manchmal könnte man glauben, die Menschen wollen gerne in Katastrophenszenarien weiterleben. Aus einer dieser Quellen erhielt ich dann auch ein so genanntes Katastrophenschutzpapier von einer Gesellschaft für Katastrophen-Medizin, die sich als Berater der Regierung bezeichnete. Die Autoren/Urheber beschrieben sehr detailliert, wie in Frankreich die offizielle Order für den Umgang mit Covid-19-Erkrankten war. Es war eine genaue Bedienungsanleitung dafür, dass man die Patienten frühzeitig beatmen soll, und es gab darin einen Absatz, der mich zutiefst schockierte: Es wurde vorgeschlagen und angeraten, über 80-jährigen Menschen eine schnelle Sterbebegleitung zu geben, damit diese nicht das Gesundheitssystem überlasten würden und Betten für jüngere Patienten frei blieben. Im Klartext bedeutet das: Es wurde von der Ethikkommission in Frankreich genehmigt, dass man Menschen über 80 Jahren mit Erkältungssymptomen und einem positiven PCR-Test mittels Spritzen das Sterben erleichtert. Man könnte es als Euthanasie bezeichnen, man könnte es auch einfach als Mord bezeichnen. Diese Empfehlung wurde von dieser Gesellschaft für Katastrophen-Medizin auch an die deutsche Regierung herangetragen, in diesem Fall an die baden-württembergische Landesregierung. Einige Tage später erhielt ich von Apothekern ein Schreiben, welches sie von der Apothekerkammer bekommen hatten. Darin wurden sie dazu aufgefordert, bestimmte Medikamente auf Vorrat zu halten, nämlich solche, die benutzt werden, um Narkosen durchzuführen. Dazu gehören starke Schmerzmittel, Betäubungsmittel und Mittel zur Muskel-Entspannung, die man dazu benutzt, in einer Operation das Atmen eines Patienten auszuschalten, so genannte Relaxantien.
Der gleiche Cocktail, der in Amerika Menschen verabreicht wird, die man zum Tode durch die Giftspritze verurteilte.

Ich fasse noch einmal zusammen: Die Regierung bekommt die Empfehlung, Menschen über 80 Jahren, um hier mal den Begriff aus der Tiermedizin zu verwenden, einzuschläfern. Gleichzeitig bekommen die Apotheken die Anweisung, die entsprechenden Mittel vorrätig zu halten.

Ich verfüge über eine jahrzehntelange Erfahrung als Mitarbeiter im Rettungsdienst, sowohl als Sanitäter wie auch als Notarzt. Im Falle einer Katastrophe, also eines Massenanfalls von Verletzten, den man einzeln nicht mehr behandeln könnte, käme es zu einer Triage (wenn Ärzte aufgrund der Kapazitätsüberlastung auswählen müssen, welchen Patienten sie sofort helfen und welche abgewiesen werden oder auf eine Warteliste kommen). Das ist auch nicht zu vermeiden. Es ist eine der obersten Regeln, dass hier das Alter keine Rolle spielen darf. Ich habe dies in einem anderen Kapitel schon einmal erwähnt. Ein 100-Jähriger kann auch noch 25 Jahre leben und ein 3-Jähriger kann innerhalb der nächsten 5 Minuten sterben. Da das niemand weiß, ist es auch ethisch nicht zu vertreten, anhand des Lebensalters festzumachen, ob man jemandem hilft oder nicht.

Dieses Papier ging sogar noch weiter und empfahl, schnelle Eingreiftruppen zu machen, die dann durch medizinisches Hilfspersonal wie zum Beispiel Rettungssanitäter diese Sterbebegleitung, wie man es freundschaftlich nannte, vor Ort, zum Beispiel in Pflegeeinrichtungen, durchführen. Es sollten also Personen darin geschult werden, wie man schnell und unkompliziert Menschen das Sterben erleichtert, man könnte auch sagen, wie man sie tötet.

Ich veröffentlichte das Video zu diesem Positionspapier Ende März 2020. Es trug den Namen Corona 11. Dieses Video ist in vielerlei Hinsicht bemerkenswert, denn ich schob es ungefähr zwei Wochen vor mir her und überlegte, ob ich es riskieren könne, diese Daten zu veröffentlichen. Es war mir völlig klar, dass dieses Papier nicht für die Allgemeinheit gedacht war. Es war mir auch klar, dass ich dafür Ärger bekommen könnte, wenn ich diese vertraulichen Informationen der Bevölkerung zur Verfügung stellte. Aber was sollte ich machen? Zusehen, wie sich die Apotheken mit Giftspritzen eindecken? Zusehen, wie Menschen, nur weil sie ein gewisses Lebensalter erreicht hatten, von medizinischem Hilfspersonal getötet werden? Oder auch von Ärzten getötet werden? Das verstößt gegen meine christliche Ethik, es verstößt gegen den gesunden Menschenverstand und es verstößt gegen meine Ausbildung. Wie wir sahen, waren diese Anweisungen völlig unnötig und überzogen. Es gab nie eine Gefährdung oder Überlastung des Gesundheitssystems. Wie wir lernen mussten, war die Beatmung der Patienten in den meisten Fällen ihr Todesurteil. Wie wir sehen können, gab es keine tödliche Pandemie, zu keinem Zeitpunkt. Der einzige Grund für die Überlastung der Krankenhäuser in Spanien, Frankreich, Portugal oder Italien war, dass die Menschen in Angst die Krankenhäuser stürmten, weil man sie über die Massenmedien völlig falsch informierte. Sind wir doch mal ehrlich: Wenn dir jemand sagt, es gibt eine tödliche Seuche, die du nur überlebst, wenn du auf einer Intensivstation behandelt wirst, aber es gibt nicht genug Intensivbetten. Die Symptome der tödlichen Seuche sind Husten, Halskratzen, Schnupfen und Fieber. Das Ganze erzählt man dir in der Erkältungszeit und zeigt dir regelmäßig Bilder von Menschen an Beatmungsgeräten und in Särgen und sagt dir, die einzige Chance, dass du das überlebst, ist, dass du dich ins Krankenhaus zur Behandlung begibst. Natürlich sind die Menschen in Scharen ins Krankenhaus gelaufen. Sie hatten Erkältungssymptome und sie wurden völlig überzogen behandelt. Zumal der erste PCR-Test quasi bei jedem positiv war, bei dem man ihn durchgeführt hatte. Es gab keine tödliche Pandemie. Ein weiteres Phänomen war logischerweise die Folge.

In jedem Jahr sterben in den Wintermonaten vermehrt Menschen in den Altersheimen und Pflegeeinrichtungen, weil die geschwächten Körper sich nicht gegen die Erkältungskrankheiten wehren können. Normalerweise kommt dann der Hausarzt, verschreibt Mittel gegen Erkältungskrankheiten und wenn es schlimmer wird, verschreibt er ein Antibiotikum, wenn es noch schlimmer wird, verstirbt der Patient. Da jetzt aber das Pflegepersonal und auch die Angehörigen der anderen Bewohner in den Pflegeeinrichtungen Angst vor einer tödlichen Seuche haben, werden diese Bewohner der Pflegeeinrichtungen in die Krankenhäuser verbracht, voller Panik, während man sie in den anderen Jahren einfach zu Hause begleitet sterben lassen hat.

Das Ganze nahm bizarre Formen an. In Sinsheim verstarb ein ärztlicher Kollege keine 200 m entfernt vom Krankenhaus an einem Herzinfarkt, weil er sich vor lauter Angst vor der Corona-Erkrankung nicht mehr traute, ins Krankenhaus zu gehen. Es ist kein Einzelfall, das wissen wir aus Untersuchungen aus Frankreich.

Es ist zum Verzweifeln, wenn man immer wieder lesen muss, dass doch jedes Leben zählt und unter dieser Ausrede weit mehr Menschen ihr Leben verlieren durch nicht stattfindende Behandlungen oder Depressionen oder Angst, ins Krankenhaus zu gehen. Dass die Menschen in den Entwicklungsländern verhungern, weil sie keine Aufträge mehr kriegen, weil die Industrienationen der Meinung sind, sie müssten Menschen in den Altersheimen einsperren, damit diese nicht sterben. Und das alles für eine Lüge, die so einfach zu durchschauen ist, dass man weinen möchte. Was für ein großartiger Virus, der nicht aktiv ist, wenn man sitzt, der ein gutes Gespür dafür hat, wann man 1,50 m Abstand hat und wann nicht. Der sich, wenn man alleine im Park auf einer Bank sitzt, gefährlich verbreitet, aber nicht, wenn man im öffentlichen Nahverkehr mit der U-Bahn fährt. Nie war eine Lüge einfacher zu durchschauen. Es ist deprimierend, wie sehr Menschen sich von Bildern im Fernsehen beeindrucken lassen.

Tansania ist hier ein interessantes Beispiel. Zu Beginn der Pandemie kam es in Tansania zu einem Anstieg der Krankheitsfälle in den Krankenhäusern. So lange, bis der Präsident verbot, dass man über diese Erkrankung berichtete. Direkt danach waren die Krankenhäuser wieder entlastet und die Sterbezahlen gingen zurück. Die Menschen starben aus Angst vor einer Erkrankung, sie starben nicht an einer Erkrankung. Es war ein Lehrbeispiel, welches John Magufuli hier eigentlich für alle sichtbar zeigte.
Es war nicht sein einziges Verdienst. Er wendete auch folgerichtig den PCR-Test auf Motoröl, Ziegen und Papayas an und wies nach, dass dieser Test nicht in der Lage ist, eine Erkrankung nachzuweisen. Er war ein kluger Mensch, er hatte Chemie studiert und beobachtete analytisch.

Irgendwann wurde er der Welt zu unbequem und verstarb. Es bleiben viele Fragen. Insgesamt starben in Afrika drei Präsidenten, die sich gegen die WHO stellten. Das scheint gefährlicher zu sein als eine Virus-Erkrankung. Die WHO zeigte, dass sie eine Organisation ist, die dazu geeignet ist, Panik zu erzeugen sowie Impfstoffe zu produzieren und zu vermarkten. Die WHO zeigte mehrfach, dass sie nicht in der Lage ist, uns vor Erkrankungen zu schützen oder die richtigen Entscheidungen zu treffen. Auch über diese Organisation sollte man dringend nachdenken. Nach allem, was ich in den letzten 18 Monaten lernte, würde die Welt davon profitieren, wenn man diese Organisation auflösen würde. Sie hat keine wirkliche Daseinsberechtigung, das Geld für diese Organisation könnte man verwenden, um den Hunger auf der Welt zu verringern und den Menschen Zugang zu Wasser zu verschaffen.

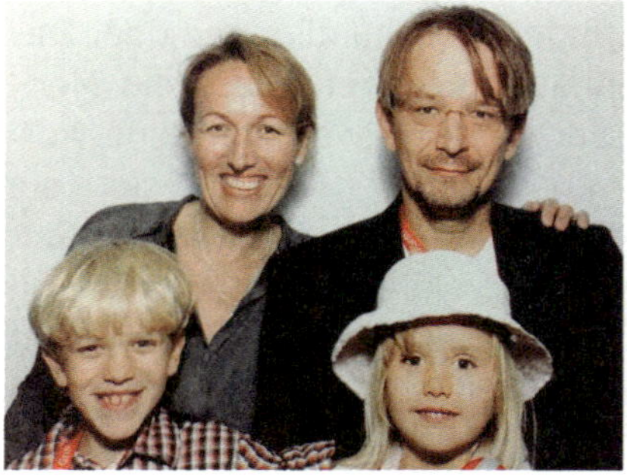

Familie Schiffmann im Jahr 2014

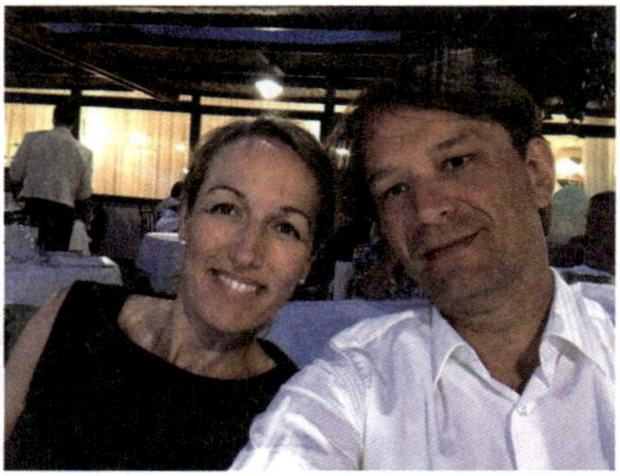

Mechthild und Bodo Schiffmann im Jahr 2018

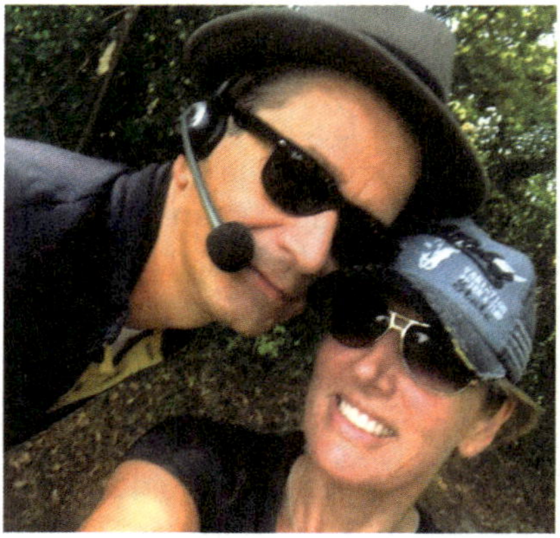

Bodo und Mechthild Schiffmann im Juli 2020: Mechthild joggt, Bodo telefoniert auf dem E-Scouter mit Headset.

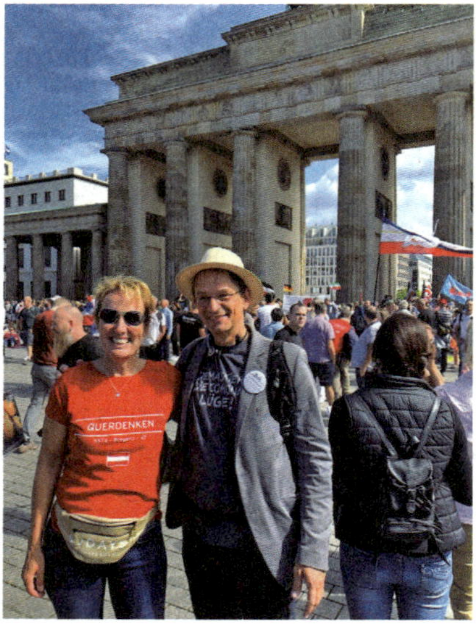

Mechthild und Bodo Schiffmann vor dem Brandenburger Tor in Berlin

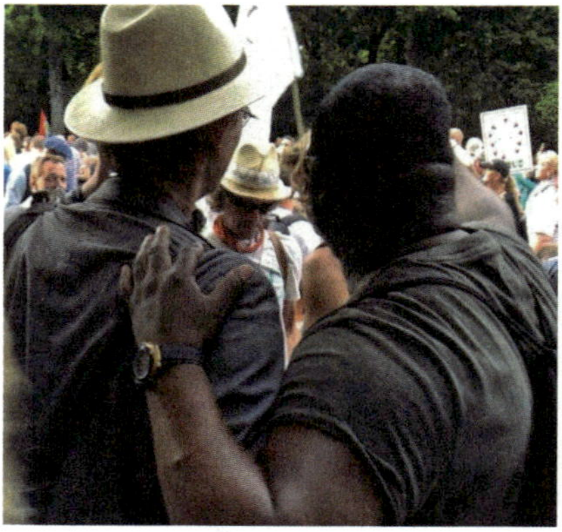

Selfiemarathon am 29.8.2020 nach Verlassen der Bühne

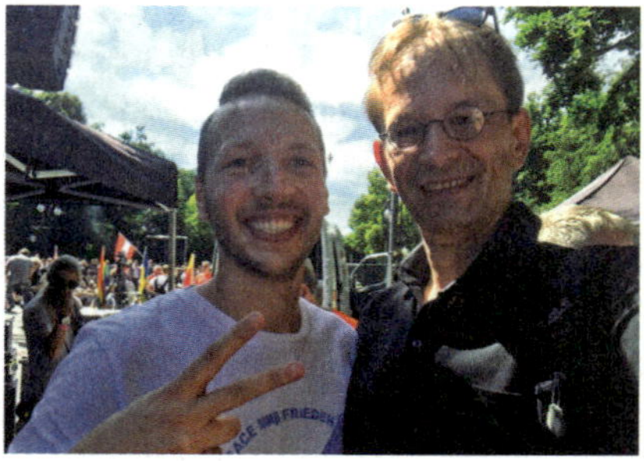

Bodo Schiffmann mit Kilez More

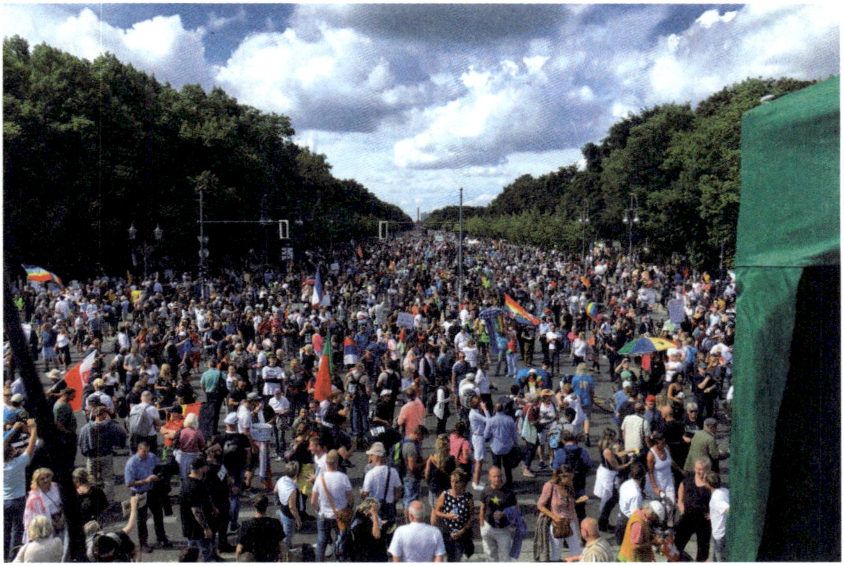

Großdemonstration in Berlin im August 2020

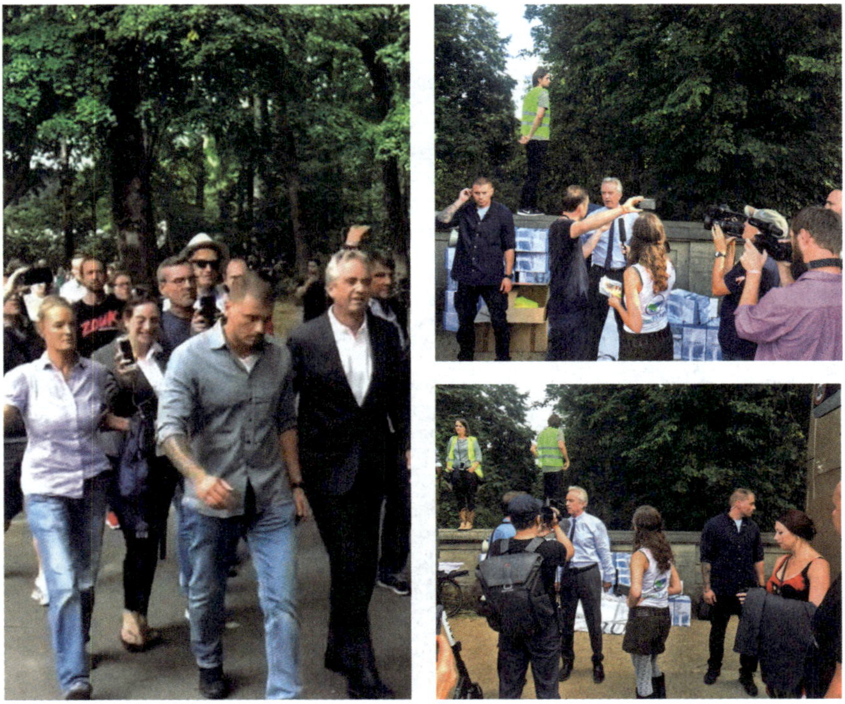

Robert F. Kennedy Junior mit Bodo Schiffmann am 30.8.2020 auf dem Weg zur Siegessäule in Berlin, um zu reden

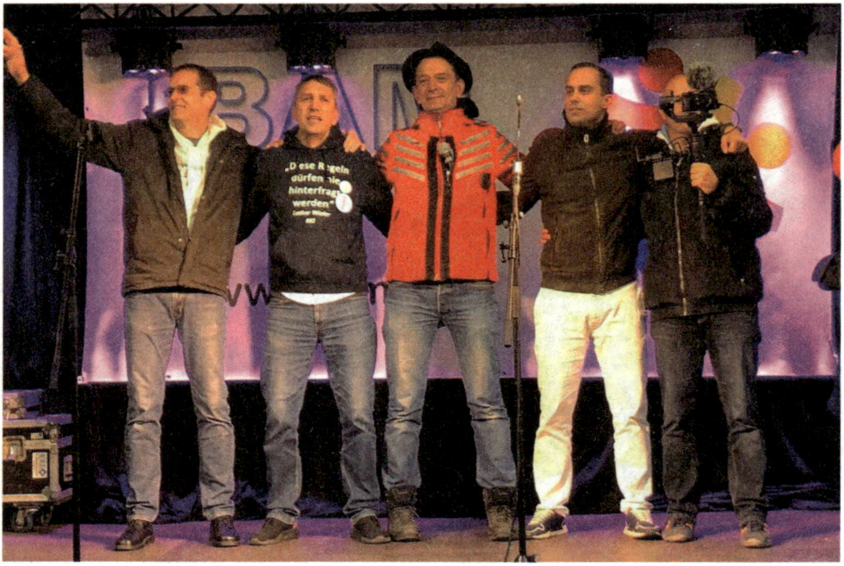

Abschlussveranstaltung der ersten Coronainfo-Tour am 21.11.2020 in Göppingen, von links: Wolfgang Greulich, Ralf Ludwig, Bodo Schiffmann, Samuel Eckert, Roger Bittel (hinter der Kamera)

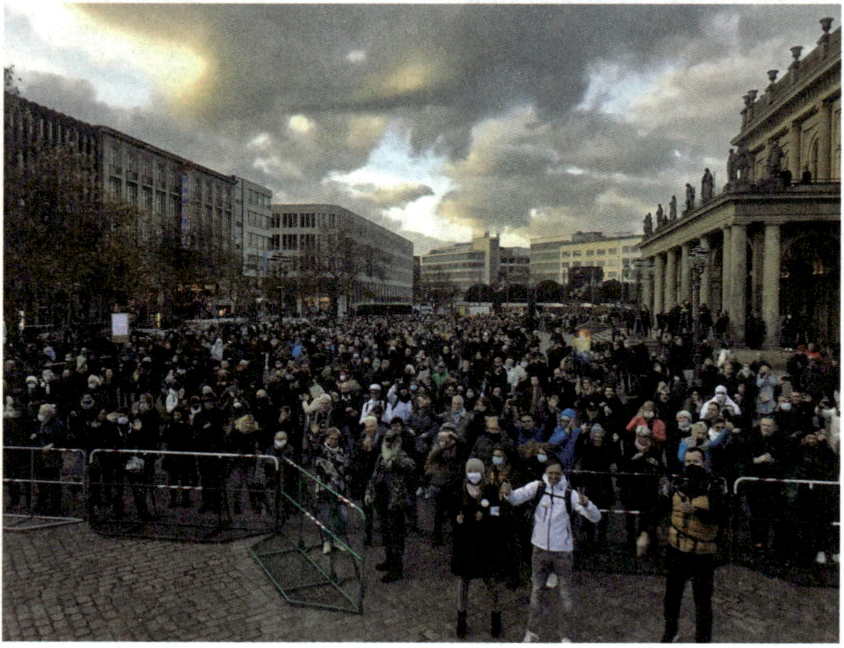

Begeisterter Empfang am 13.11.2020 in Hannover

1. August 2020 an der Bühne in Berlin

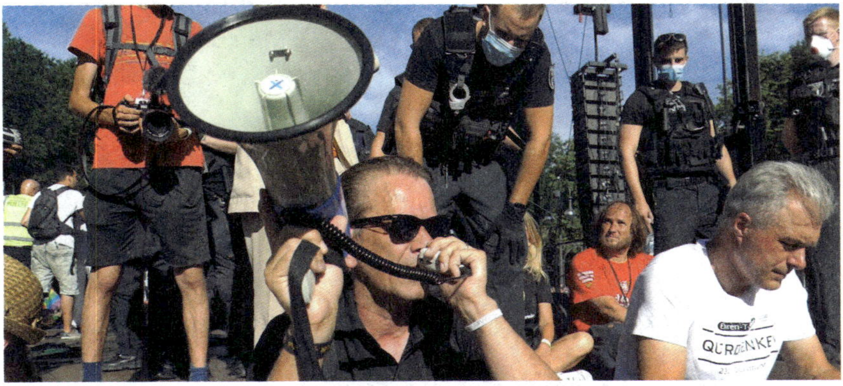

Bodo Schiffmann, kurz bevor ihm der Polizist das Megaphon wegnahm

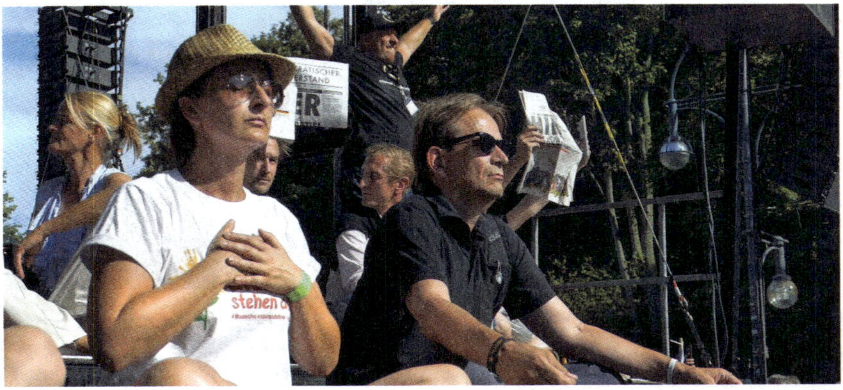

Friedliche und liebevolle Antwort auf die Staatsgewalt, die die Demo auflösen wollte

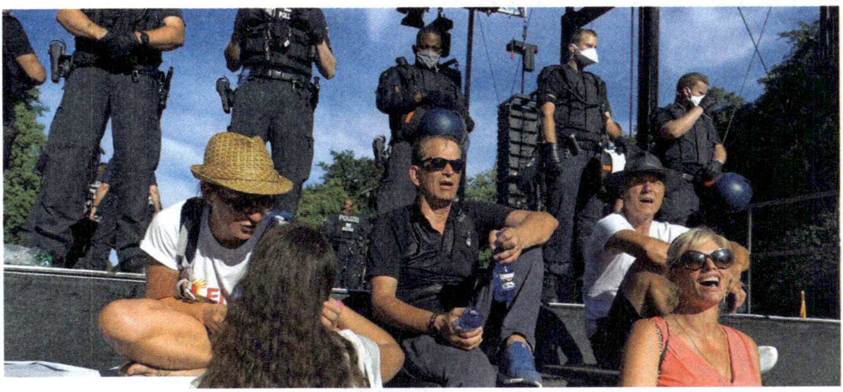

Die Polizei auf der geräumten Bühne

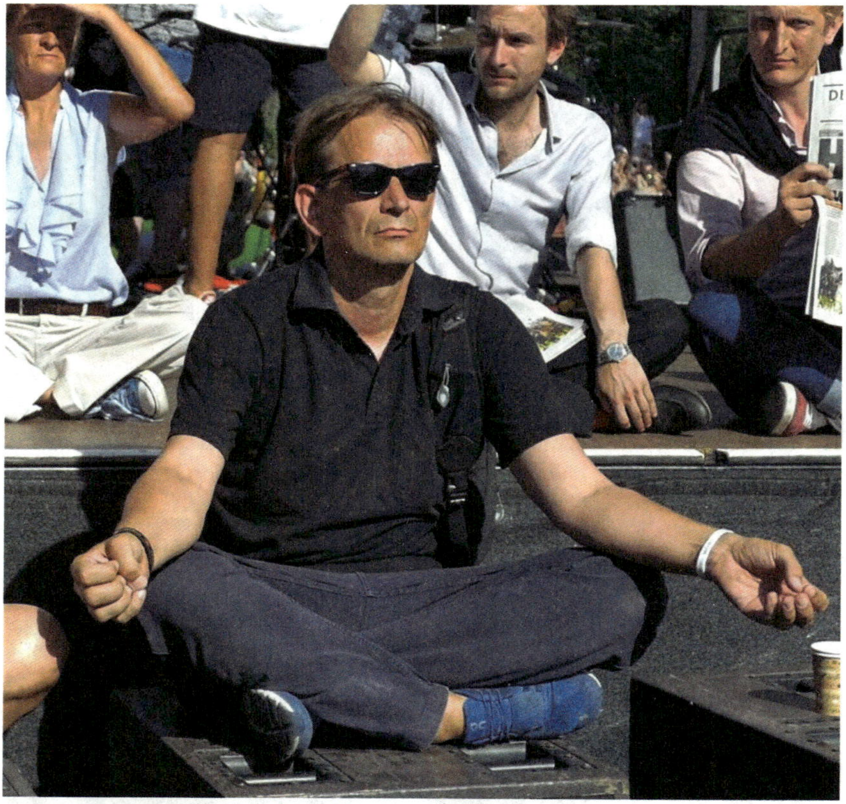

Bodo Schiffmann auf einer Lautsprecher-Box vor der Bühne

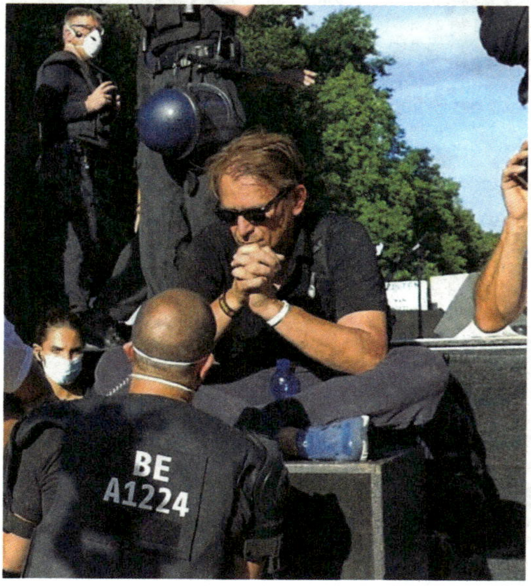

Die Polizisten räumten auch die Boxen. Dahinter standen ebenfalls Uniformierte und wollten Bodo Schiffmann samt Box umwerfen.

Bodo Schiffmann mit ...

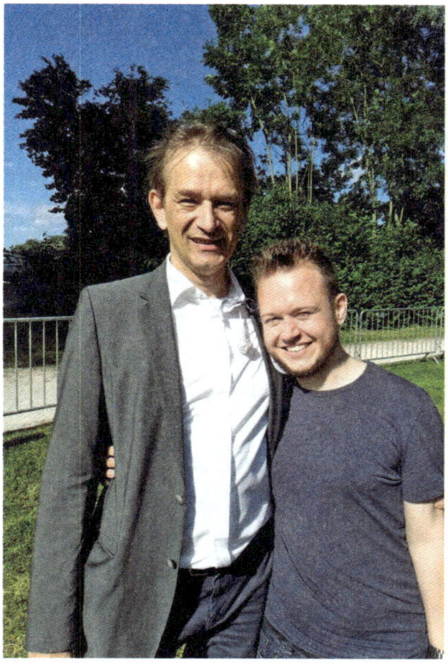

Sebastian Götz

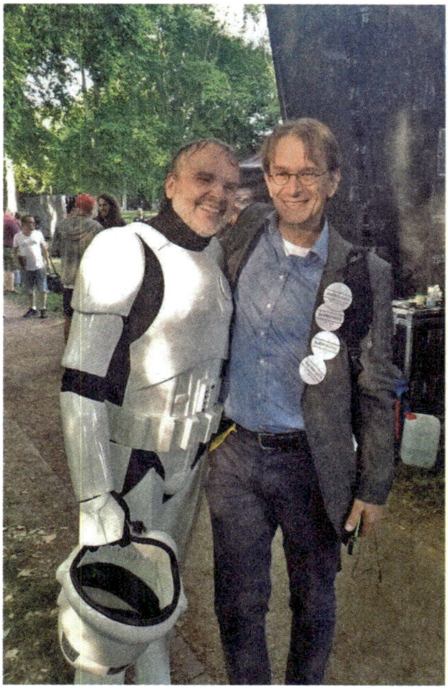

Bodo Schickentanz

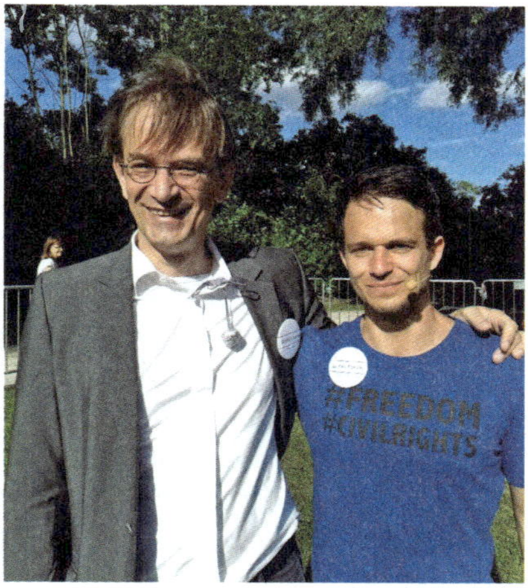

Markus Haintz

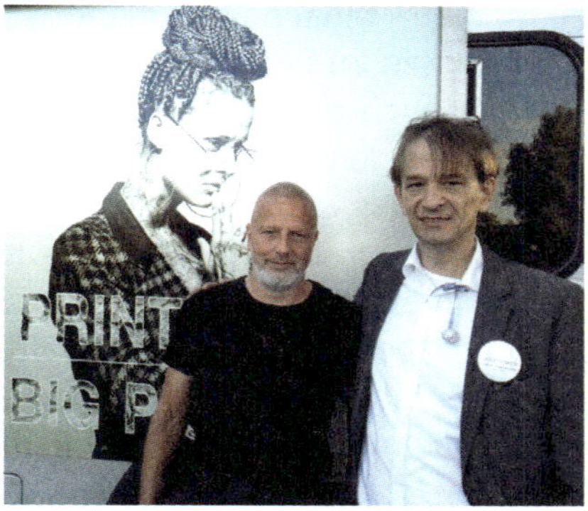

Kai Stuth

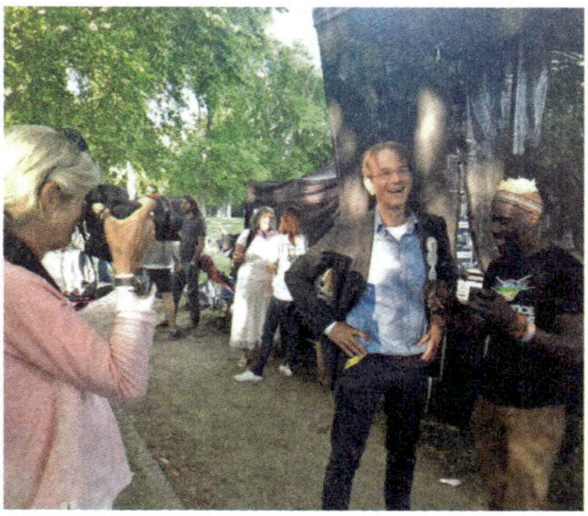

Nana

Kapitel 21: Zensur findet statt

Ich hielt unser Grundgesetz immer für eine sehr gute und unumstößliche Grundlage unseres Rechtssystems und des Zusammenlebens in Deutschland. Ich war immer davon überzeugt, dass man in Deutschland ungestraft seine Meinung sagen könnte, zumal dieses Recht ja auch im Grundgesetz festgeschrieben ist. Zum einen besteht das Recht auf freie Meinungsäußerung, zum anderen heißt es, eine Zensur finde nicht statt. Im vorhergehenden Kapitel über das Video Corona 11 passierte eben genau das. Ich veröffentlichte dieses Video und es ging, wie man so schön im Online-Jargon sagt, viral.
Es zeigte sich, dass ich sehr viele Menschen damit erreichte. Auch die Kommentare zu diesem Video empfand ich als sehr bereichernd. Da mich der Erfolg dieses Videos sehr freute, sah ich natürlich mehrfach bei YouTube nach, wie viele Likes es bekommen hatte, wie oft es abgerufen worden war, wie sich die Abonnenten meines Kanals verändert hatten. Denn es war für mich erstaunlich, dass auf einmal Tausende zu meinem Kanal dazukamen, nachdem ich lange versuchte, tausend Abonnenten zu erreichen. Ich freute mich vor allen Dingen deshalb, weil für mich eigentlich klar war, dass durch die Verbreitung dieses Videos über diese internen Papiere die Menschen so stark informiert wurden, dass sie das perfide Spiel nicht mehr mitmachen würden. Ich war davon überzeugt, dass dieses Video die ungerechtfertigten Maßnahmen beenden würde und dass die Regierung sich jetzt mit echten Experten wie Doktor Wolfgang Wodarg zusammensetzen und damit verhindern würde, dass es zu einem vergleichbaren Fiasko wie bei der Schweinegrippe 2009 käme.

Also schaute ich regelmäßig auf meinen Kanal und musste auf einmal feststellen, dass das Video 11 sang- und klanglos gelöscht wurde. Normalerweise ist es so, dass einem YouTube dann eine Nachricht schickt, sowohl als E-Mail wie auch als Mitteilung im Kanal, dass das Video aus irgendwelchen Gründen quasi deaktiviert wurde. Dann kann man Widerspruch einlegen, dieser wird geprüft und das betroffene Video wird gegebenenfalls wieder online gestellt. Aber dieses Video war einfach weg. Es gab auch keine Möglichkeit, Kontakt aufzunehmen oder das Video wieder zu holen. Das unterschied sich auch von allen anderen Videos, die ich im Laufe der letzten Monate veröffentlicht habe und die zensiert wurden. Dieses Video verschwand einfach. Mir machte das Ganze sehr viel Angst, weil: Es gab offensichtlich eine staatliche Vorgabe, dieses Video zu löschen und ich führte es natürlich darauf zurück, dass ich hier ein Papier veröffentlicht hatte, das als Verschlusssache gekennzeichnet war. Ich war der felsenfesten Überzeugung, dass jetzt die Staatssicherheit oder in Deutschland der Verfassungsschutz bei mir vor der Tür stünde und mich zur Vernehmung abholen würde, wo ich dieses Papier denn herhabe.

Es ging mir psychisch und physisch von diesem Moment an sehr schlecht, was man an den Videos Corona 12 und Corona 13 sehr gut sehen kann. Ich verlor innerhalb einer Woche mehr als 10 kg an Gewicht und hatte am Ende keine Kraft mehr, einen Spaziergang mit meiner Frau zu machen, weil mir die Beine versagten. Das alles passierte aus Angst. Ich erlebte dann für mich persönlich ein Wunder: Ich war völlig außer Kräften, legte mich bei mir zu Hause in die Badewanne und betete, glaube ich, das erste Mal in meinem Leben ehrlich. Ich war zwar immer Christ, aber wahrscheinlich so wie die meisten Menschen bezeichnete ich mich eher so, als es wirklich zu sein. In diesem Moment aber betete ich in meiner Verzweiflung wirklich intensiv und bat meinen Vater im Himmel darum, mir meine Angst zu nehmen und mir Kraft zu geben. Danach war alles anders. Nach Corona 13 war ich ein neuer Mensch. Ich verlor die Angst, weil ich weiß, dass ich beschützt werde. Es gibt natürlich immer noch Momente der Angst und Anspannung, aber es ist nicht mehr zu vergleichen mit dem Moment und den Gefühlen, die in dem Moment damals in mir tobten. Zu erleben, dass hier tatsächlich Zensur stattfindet, zu erleben, dass wir uns in einer Propaganda befinden und zu erleben, dass Grundrechte in Deutschland offensichtlich keine Rolle mehr spielten, hat mir mehr Kraft gegeben, als wenn man dieses Video hätte stehen lassen. Es ist sowieso ein interessantes Phänomen: Meine erfolgreichsten Videos waren immer die, die am schnellsten gelöscht wurden. Es wurde ein Wettstreit, es gab Menschen, die sich einen Sport daraus machten, meine Videos schnell runterzukopieren und auf anderen Plattformen zu verteilen. Alle Videos, die man gelöscht hatte, waren letztendlich die reichweitenstärksten Videos. Noch besser wurde der Erfolg in dem Moment, als irgendwelche Zeitschriften versuchten, mich als verrückt dastehen zu lassen oder meinen Ruf zu ruinieren. Das erreichte mehr Menschen und war im Grunde genommen genauso gut wie ein öffentliches Interview.

Wenn die Menschen davon hören, dass hier ein Hals-Nasen-Ohrenarzt verrückt geworden ist und Verschwörungstheorien verbreitet,

dann macht das diesen Hals-Nasen-Ohrenarzt interessanter, als er es jemals anders hätte werden können. Alle Zensur-Maßnahmen schlugen genau ins Gegenteil um. Der Versuch, mich aus den Medien rauszuhalten und mir keine Stimme zu geben, führte dazu, dass ich eine Stimme in den Medien bekam. Der Staat versteht es nicht. Je stärker er uns bekämpft, desto mehr sehen die Menschen, dass man uns bekämpft, und sie fragen sich, warum. Die Menschen fragen sich, warum gegen friedliche Demonstranten Wasserwerfer und Pfefferspray eingesetzt werden und gegen Radikale oder die Antifa nicht. Die Menschen fangen sich an zu fragen, warum ausgerechnet Bürger aus der Mitte, Ärzte, Anwälte, Wissenschaftler, selbstständige Unternehmer bereit sind, ihren Ruf zu ruinieren, nur um die Wahrheit ans Licht zu bringen. Die Lüge wird am Ende immer verlieren, weil man die Wahrheit nicht zensieren kann.
Es passierte noch etwas Wunderbares: Viele Menschen erkannten, dass Facebook, WhatsApp und YouTube zu viel Macht besitzen. Kluge Köpfe haben angefangen, alternative Plattformen zu suchen und, was noch viel wichtiger ist, eigene zu entwickeln. Im Laufe eines Jahres bauten wir eine völlig neue Struktur auf. Wir haben alternative Messenger, Video-Plattformen und wir lernten, selbst Inhalte zu produzieren, zu veröffentlichen und auch zu vermarkten. Wir bauten eigene Kommunikationsstrukturen auf und wir können bald komplett auf Kanäle wie YouTube und Facebook verzichten. Das haben auch die Betreiber der Netzwerke selbst zu spüren bekommen, weil ihnen sehr viele Mitglieder die Treue entzogen und diese Kanäle verließen. Der Marktwert der Aktien von Twitter und Facebook kannte nur noch eine Richtung, und zwar nach unten. Ich bin davon überzeugt, dass es diese Kanäle in Zukunft in der Form nicht mehr geben wird. Hier missbrauchten Unternehmer ihre Macht und sie verstießen gegen jede Form von demokratischen Grundrechten.

Diese Krise zeigte uns, dass wir eigene Strukturen brauchen, dass wir uns nicht mehr auf die gewohnten Player verlassen dürfen, weil sie nicht nach den Spielregeln spielen, die für uns auch gelten. Wir möchten keine Filter der Wahrheit haben, wir möchten ein freies Internet, wo wir uns an dem unbegrenzten Informationspool der Welt frei bedienen können. Wir möchten andere Meinungen hören und lesen und wir möchten selbst darüber nachdenken können, ob etwas wahr ist oder nicht. Wahrheit ist nie real. Wahrheit hängt immer von der Betrachtungsweise des Einzelnen ab, von seinen Erfahrungen, von seiner Jugend, von seiner Erziehung, von seinem sozialen Umfeld. Es ist wichtig, kontrovers miteinander zu diskutieren, denn häufig ist die Wahrheit zwischen anderen Wahrheiten versteckt. Es ist wie in der Philosophie: Es kann sehr viel Spaß machen, zu versuchen, sich zwischen den verschiedenen Wahrheiten durchzuschlängeln auf der Suche nach dem Ursprung, nach dem Keim, aus dem alles entstanden ist.

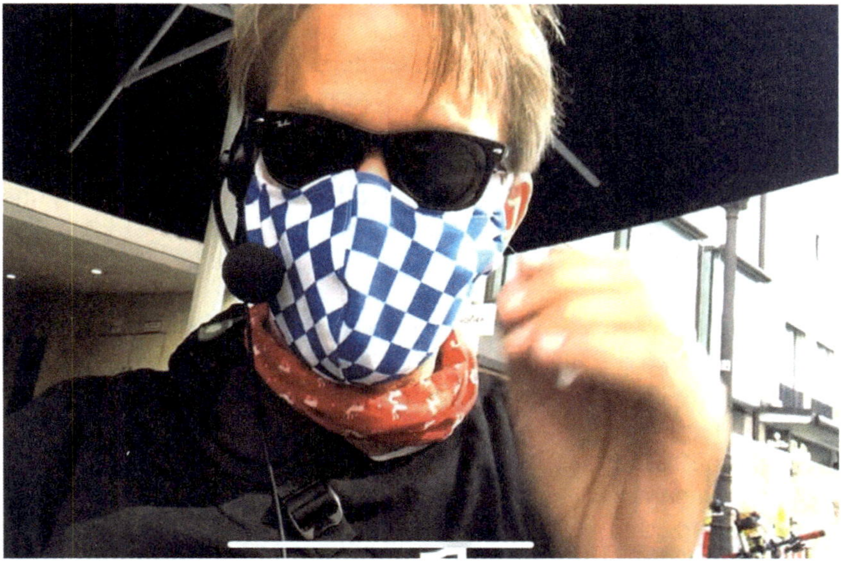

Maulkorb für unliebsame, seriöse Berichterstattung

Kapitel 22: Religion, Ostern und Querdenker-Bommel

Es gehört für mich zu den größten Phänomenen, dass sämtliche Weltreligionen sich nicht um ihre höchsten Feiertage scheren. „Der Glaube der Weltreligionen verbindet" besagt eigentlich, dass man Vertrauen in seinen Schöpfer haben soll, weil er einen beschützt. Die Religionen sagen, wenn man seinem Vater im Himmel vertraut, dass der einen leiten wird und dass einem kein Unheil passieren kann. Das Judentum, die muslimischen Religionen und auch das Christentum haben Feiertage, die eine ganz besondere Wichtigkeit besitzen. Zu den höchsten jüdischen Feiertagen gehört das Passa-Fest, die Moslems feiern Ramadan und für die Christen ist das wichtigste Fest das Osterfest (nicht, wie die meisten annehmen, das Weihnachtsfest). Das Timing für die Covid-19-Erkrankung hätte nicht besser sein können, und auch der erste Lockdown war ein sehr früher Gradmesser für das, was die Menschen bereit sind zu akzeptieren.

Ich wunderte mich nicht sehr, dass die Menschen, die sich in Deutschland als Christen bezeichnen, sich einfach Ostern wegnehmen lassen. Ich wunderte mich allerdings noch eher darüber, dass die Kirchen und die Pfarrer hier nicht auf die Barrikaden gingen. Insbesondere der Papst hätte hier dagegensprechen müssen. Auch das ist eine sehr wichtige Erkenntnis. Man sollte ja meinen, dass Religion und Staat getrennt sind. Und man sollte davon ausgehen, wenn im Grundgesetz steht, dass Religionsfreiheit und Versammlungsfreiheit garantierte Rechte sind, dass man letztendlich selbst entscheiden kann, ob man seine Gesundheit gefährdet oder nicht. Ich hätte nicht geglaubt, dass die sehr große muslimische Gemeinde in Deutschland sich bereitwillig ihren höchsten Feiertag nehmen lässt. In diesem Fall ist es ja nicht nur ein Feiertag, sondern es ist ein ganzer Monat. Doch man hörte nichts, nicht von den Christen, nicht von den Moslems und nicht von den Juden.

Es war sogar problemlos möglich, das Singen zu verbieten, das sich Treffen in Gemeinden zu verbieten.

Nachdem die Regierung sah, dass dies problemlos möglich war, es keinen Widerstand gab, konnten sie im Grunde genommen mit ihrer Agenda ohne Gefahr starten, weil sie wussten, dass die Menschen schon jetzt so in der Angstspirale gefangen waren, dass sie sich nicht beeindrucken ließen von Fakten oder einzelnen Personen, die kritisch über die Maßnahmen berichteten. Die Propaganda funktionierte, das Angstbild funktionierte.

Jesus Christus ging zu den Aussätzigen, Jesus Christus hatte keine Angst vor Kranken oder vor Toten. Seine Jünger, die Apostel, haben in seiner Nachfolge das Gleiche getan wie er. In der Bibel steht nicht, du sollst dich nicht treffen.

Ich bin kein verantwortungsloser Mensch. Wenn jemand krank ist und ich bin in der Kirche und merke, jemand hat starke Erkältungssymptome, dann halte ich Abstand. Schon immer, das sagt mir mein Instinkt, das lässt sich auch im Tierreich beobachten. Als Mensch sollten wir gelernt haben, Gefahren zu erkennen und uns und unsere Lieben und Angehörigen zu schützen. Ich möchte niemanden, der für mich Entscheidungen übernimmt. Ich möchte nicht, dass der Staat entscheidet, mit wem ich mich treffe oder wen ich umarme. Das Leben ist riskant! Viele von uns führen Kraftfahrzeuge, das ist gefährlich. Menschen sterben bei Verkehrsunfällen. Viele von uns trinken Alkohol, einige kennen die Grenzen nicht und werden abhängig oder sterben an Erkrankungen, die mit Alkohol zusammenhängen. Sehr viele Menschen rauchen, obwohl sie wissen, dass das ihrer Gesundheit und auch ihren Angehörigen und Kindern schadet. Nicht wenige leben in wechselnden Partnerschaften mit wechselnden Sexualpartnern, obwohl sie wissen, dass es sexuell übertragbare Krankheiten gibt.

Wie kann es dort aber angehen, dass auf einmal der Staat entscheidet, wie ich mich zu schützen habe. Was macht den Staat zu einem Experten für eine neue Erkrankung, die keine typischen Symptome hat, die sie von anderen Erkältungskrankheiten unterscheidet, wenn es dem Staat noch nie gelungen ist, die Bevölkerung vor der Grippe zu schützen. Wie kann es möglich sein, dass ein bekannter Hals-Nasen-Ohren-Arzt, der seinen Lebensunterhalt mit Erkältungskrankheiten verdient, auf einmal weniger Ahnung davon haben soll als ein Tierarzt, der in einem Verwaltungsgebäude sitzt.

Ich überlegte mir, es müsse eine Möglichkeit geben, wie sich die Menschen untereinander erkennen können, die kritisch in Bezug auf die öffentliche Meinungsbildung sind. Bei den Christen gab es ein geheimes Zeichen, das sie an der Tür angebracht hatten. Es war das Symbol des Fisches. Da Lockdown war, hatten wir Zeit, uns Gedanken zu machen. Meine Kinder produzierten immer gerne Bommeln aus Wolle.

Ihr kennt sicherlich dieses Spiel: Man nimmt zwei Pappscheiben, macht in der Mitte ein Loch und dann wickelt man Wolle um diese Pappscheiben herum, bis ein Wollring entsteht. Nun durchtrennt man die Wolle zwischen den beiden Pappscheiben und fixiert die Wollfetzen mit einem Bindfaden. Dadurch entsteht eine Wollkugel, ein Bommel. Diese Bommel haben eine gewisse Ähnlichkeit mit der Darstellung von Viren, die man immer wieder mal in Büchern oder im Fernsehen oder in Zeitschriften sieht.

Ich habe zwei Kinder und wir feierten natürlich zu Hause Ostern, so wie wir das jedes Jahr taten. Dazu gehört es bei uns auch, dass im Garten Süßigkeiten gesucht werden. Es ist einfach eine lieb gewonnene Tradition und es macht den Kindern viel Spaß, zu suchen. Viele dieser Süßigkeiten sind in Stanniol-Papier eingepackt. Und so kam ich auf die Idee, einfach Alufolie zu nehmen und sie am Ende eines Bindfadens zu einer Kugel zusammenzuknüllen.

Das war die Geburtsstunde der Querdenker-Bommel. Ich drehte ein kleines Video darüber und die Idee wurde von vielen Menschen aufgegriffen. Das Lustige daran ist, dass diese Querdenker-Bommel nach kurzer Zeit von der Polizei als politisches Zeichen gesehen wurden. Es war genauso verboten, einen Querdenker-Bommel an seinem Rucksack zu haben, wie ein Grundgesetz vor sich her zu tragen. Noch einmal: Es ist in Deutschland verboten, eine Aluminium-Kugel am Band mit sich zu führen und es ist verboten, das Grundgesetz zu tragen.
Ich glaube, hierzu erübrigt sich jeder weitere Kommentar.

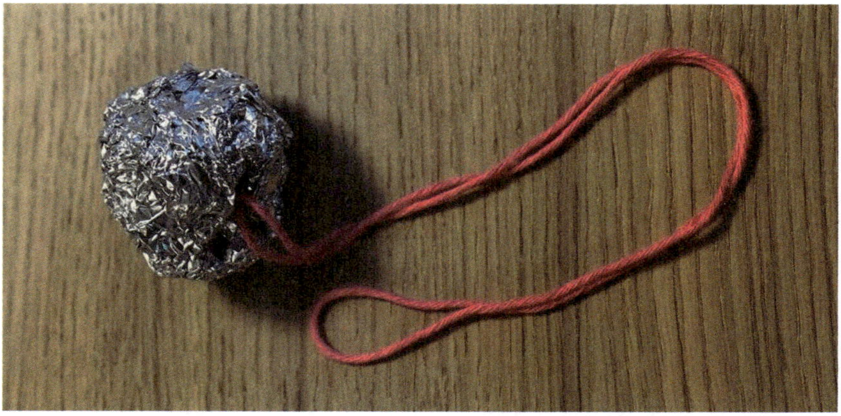

Querdenker-Bommel

Kapitel 23: Parteiengründen für Anfänger

Ich habe schon einige Male darüber berichtet, dass die öffentlich-rechtlichen Medien aus irgendeinem Grund nicht mit mir persönlich sprechen wollten. Ich war immer noch der Überzeugung, dass es mir gelingen würde, die Maßnahmen zu beenden, wenn ich Zugang finden könnte zu den Mainstream-Medien.

Ich begann in meinen Videos laut darüber nachzudenken und es kamen natürlich die ein oder anderen Vorschläge, wie man das vielleicht erreichen könnte, aber eine wirklich durchschlagende Idee war nicht dabei.

Irgendwann kam mir die Idee, dass sich die Medien mit mir auseinandersetzen müssten, wenn ich eine Partei gründen würde. Also wenn ich genug Mitglieder hätte, dann wären sie verpflichtet, mir sogar Werbezeit zur Verfügung zu stellen und ich fing an, über diese Idee laut in meinen Kanälen zu erzählen und zu diskutieren. Ich war sehr erstaunt darüber, wie viele Menschen diese Idee unterstützten und sogar darum baten, dass ich das tue, da es dringend eine Veränderung in der politischen Welt in Deutschland geben müsste.

Ich erhielt eine Einladung von Lothar Hirneise und von Daniel Langhans zu einer Videokonferenz mit ein paar anderen kritischen Personen. Weitere Teilnehmer waren Christoph Hörstel und Ralf Ludwig. Es war ein sehr angenehmes Treffen. Wir lernten uns alle erst einmal kennen und sprachen über unsere Ideen zur Veränderung in Deutschland. Ich teilte mit, dass ich mich mit dem Gedanken tragen würde, eine Partei zu gründen. Es waren noch mehr Leute in diesem ersten Videocall, aber der enge Kontakt zu den vier genannten blieb. Lothar Hirneise gründete eine Bewegung, die „Ich bin anderer Meinung" heißt und Dr. Daniel Langhans engagierte sich auf den verschiedensten Demonstrationen. Daniel Langhans ist ein fantastischer Netzwerker, der Menschen mit Respekt behandelt und an einen Tisch bringen kann. Ich unterhielt mich nach dieser ersten Telefonkonferenz sehr lange und ausführlich mit Christoph Hörstel und auch mit Ralf Ludwig.

Beide boten mir an, in eine bestehende Partei miteinzutreten, um mich bei meinem Vorhaben zu unterstützen, Menschen zu erreichen und mit der Presse sprechen zu können. Letztendlich verstand ich mich mit Ralf Ludwig von Anfang an sehr gut. Es war mehr die persönliche Ebene, die hier den Ausschlag brachte. Wir sind nicht in allen Punkten einer Meinung, aber wir müssen immer wieder feststellen, dass wir Brüder im Geiste sind. Ralf und ich sehen sehr vieles sehr ähnlich. Wir gehen andere Wege und wir sind ganz andere Typen. Aber er ist sicherlich einer der tollsten Menschen, die ich in meinem Leben kennenlernte. Wir gründeten also zusammen die Partei Widerstand 2020, oder ich bin beigetreten – wie ihr wollt. Parteien gründen ist sehr einfach und danach wird es sehr kompliziert. Die Grundidee dafür, eine Partei zu gründen, war eigentlich, dass wir uns auch in Zeiten eines Lockdowns versammeln können und dass wir über das Parteiengesetz einen Schutz genießen, den wir über das Infektionsschutzgesetz nicht hatten. Es war uns von vornherein klar, dass es sich um einen langen Prozess handelte und wir wussten auch, dass man versuchen würde, unsere Arbeit zu sabotieren, wie dies bei vielen Parteien, die neu gegründet wurden und erfolgreich waren, gemacht wurde.

Es wurden von außen gezielt Personen in die Partei installiert, die es auch bis in Führungsposition schafften, von denen wir im Nachhinein allerdings feststellen mussten, dass sie nicht an der Partei interessiert waren, sondern vom Verfassungsschutz gesponsert wurden.

Wir unterschätzten es, wie viele Menschen gerne in diese Partei hineinkommen und mitarbeiten wollten und leider hat der Tag auch nur 24 Stunden. Alle Menschen, die der Partei beigetreten waren, erwarteten, dass man sofort mit jedem einzelnen reden, ihm eine Mitgliedsbescheinigung ausstellen könnte und jeder wollte sich einbringen. Das Ergebnis war Chaos: Wenn ich heute anfange, auf die Idee zu kommen, ein Haus zu bauen, dann kann ich mir natürlich Eimer und Schaufel nehmen und anfangen, drauf loszubauen, aber es bleibt fraglich, ob dieses Haus jemals fertig werden würde. Das beschreibt so ungefähr unsere Situation. Dazu kommt, dass bei diesem planlosen Hausbau alle Nachbarn kommen und uns gute Ratschläge geben würden. Da gibt es Nachbarn, die geben uns wirklich gute Ratschläge, weil sie uns gerne als Nachbarn hätten und es gibt Nachbarn, die geben uns gute Ratschläge, weil sie wollen, dass wir scheitern, damit wir ihnen nicht die Aussicht verbauen oder vielleicht lärmende Kinder nebendran im Garten haben.

Erschwerend war zusätzlich, dass wir in verschiedenen Teilen der Bundesrepublik verteilt waren und noch nicht einmal die Möglichkeit hatten, uns für ein paar Tage gemeinsam an einen Tisch zu setzen, um das Grund-Konstrukt erst mal grob zu skizzieren. Wir waren mehr damit beschäftigt, Angriffe von bösen Menschen abzuwehren, die es sich zum Ziel setzten, unsere Webseite zu zerstören, als dass wir in der Lage gewesen wären, eine echte Struktur aufzubauen.

Dazu kommt, dass das Parteienrecht sehr komplex ist und sich eigentlich niemand wirklich damit auskennt. Damit hatte Christoph Hörstel recht, der sagte, er hätte bereits drei Parteien gegründet und uns warnte, dass wir scheitern würden. Vielleicht hätte man auf ihn hören sollen. Mir ging es nie darum, meine Partei zu gründen. Es ging mir darum, wahrgenommen zu werden, denn das Problem geht von Parteien aus – Parteien sind nicht die Lösung. Auch hier sind Ralf Ludwig und ich sehr ähnlich. Die Parteien waren auch für uns Mittel

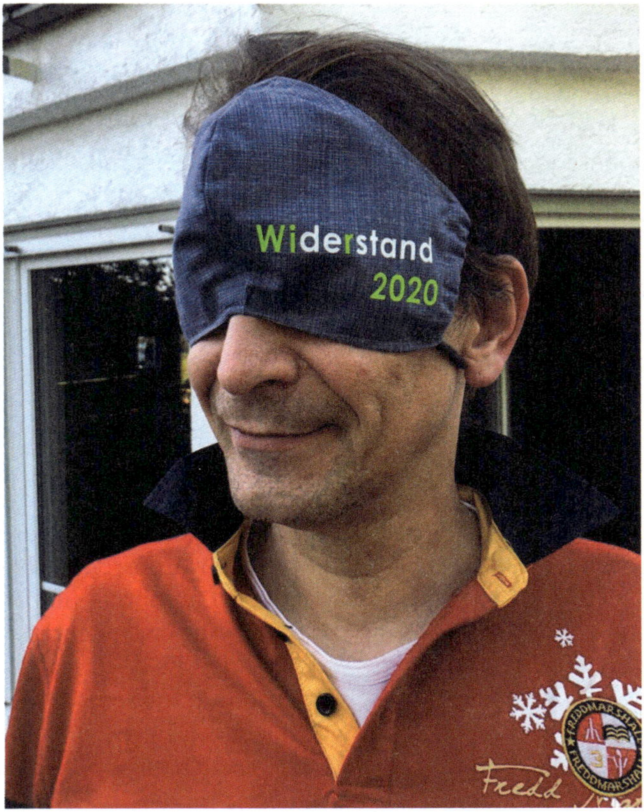

Widerstand 2020 – Augen- statt Mundschutz

zum Zweck, das Ziel war, die Menschen zu erreichen, auf Missstände hinzuweisen und zu verhindern, dass eine Gesundheitsdiktatur aufgebaut wird. Genau das ist das, was wir beide vorhersahen und genau das ist das, was in Deutschland passierte. Dass die Partei Widerstand 2020 scheiterte und auch die Partei Wir 2020 mit denselben Problemen zu kämpfen hatte und hat, liegt einfach daran, dass Parteien Politiker anziehen. Politiker haben aber kein Interesse an den Menschen. Sie haben Interesse an den Vorteilen, die sie als Politiker genießen. Ralf und ich sind beide keine Politiker und wir werden es auch nicht. Das wussten wir von Anfang an.

Ich glaube nicht, dass irgendjemand Schuld daran hatte, dass die Partei Widerstand 2020 scheiterte. Alle, die mitarbeiteten, wollten im Grunde genommen das Beste. Aber wir konnten uns nicht zerteilen, und wir wurden erdrückt von den vielen Menschen, die uns helfen wollten. Denn hier muss man natürlich auswählen, von wem man sich helfen lässt.

Nachdem ich Widerstand 2020 verlassen hatte, wurde ich von einer größeren Menge ehemaliger Mitglieder darum gebeten, doch noch einen Neuanfang zu machen und es wurde mir versprochen, dass ich mich im Grunde um nichts kümmern müsste, denn ich wollte mich ja eigentlich um meine Aufklärungsvideos und um Pressearbeit kümmern. Ich hatte einige Menschen bei Widerstand 2020 kennengelernt und vertraute ihnen, teilweise sogar blind. Der Deal war: Ich bin das Aushängeschild und die Partei wird in meinem Sinne aufgebaut, von Menschen, denen ich vertraue, denn es war gar nicht möglich für mich, an den vielen Sitzungen teilzunehmen, Parteiprogramme zu schreiben und Ähnliches. Ich vertraute leider den falschen Menschen.

So kam es, dass ich innerhalb von nicht einmal einem Jahr zwei Parteien gründete, sie leitete und sie wieder verließ. Ich bin darauf nicht stolz, aber ich glaube auch, diese Schritte waren rückblickend sehr wichtig. Für mich waren sie eine wichtige Erkenntnis und ich lernte viel daraus, und auch viele, die mich begleiteten, machten hier eine notwendige Entwicklung. Eines ist geblieben, meine Freundschaft mit Ralf Ludwig. Der einzige Mensch, mit dem ich jederzeit wieder Parteien gründen würde. Aber das wird nicht passieren. Die Erkenntnis könnte man so zusammenfassen: Parteien sind nicht die Lösung, Parteien sind das Problem der Demokratie.

Kapitel 24: Ich gehe nicht auf Demos

Erstens kommt es anders und zweitens als man denkt. Ralf Ludwig ist ein alter Linker. Er war früher bei der Antifa, er hat keine Berührungsängste vor Demonstrationen und Protesten. Ich bin ein Langweiler. Die einzigen Demonstrationen und Proteste, die ich begleitete, waren als Sanitäter oder als Notarzt, um Verletzte zu behandeln, wenn es zu Ausschreitungen kam. Ich arbeitete in Worms und dort gab es sehr viele Skinheads. Es kam regelmäßig zu Schlägereien, Schießereien oder Messerstechereien. Ich behandelte als Notarzt mit Schutzhelm auf Neonazi-Kundgebungen Verletzte auf allen Seiten. Auf Seiten der (echten) Antifa, auf Seiten der (echten) Nazis und natürlich auf Seiten meiner lieben Kollegen von der Polizei.

Meine Erfahrungen mit Demonstrationen und Protesten hatten deswegen auch mit Gewalt zu tun. Als Sanitäter lernt man sehr früh, dass Eigenschutz vor Fremdschutz geht. Das ist doch sehr sinnvoll, weil ein toter Sanitäter kann andere Menschen nicht mehr retten. Deswegen gehört man nicht in die erste Reihe. Ich hatte aber keinen Vergleich. Ralf Ludwig sagte mir, als wir zusammen die Partei Widerstand 2020 gründeten, auf welchen Demos er jetzt unterwegs sei und er sagte mir, ich müsste mitkommen.

Ich wollte nicht. Es war mir zu gefährlich, es war nicht mein Stil, auf Demonstration zu gehen. Ich dachte mir, als über 50-Jähriger ist die Zeit für Demonstrationen an mir vorbeigegangen, das sei Aufgabe der Jugendlichen, der Studenten, der Schüler und der jungen Wilden. Das Problem war nur, die gingen nicht auf Demonstrationen. Ich haderte lange mit mir selbst, ob ich auf eine Demonstration gehen sollte oder nicht. Ich sagte immer, meine tägliche Demonstration ist das Internet. „Ralf, geh du auf Bühnen, geh du auf Demonstrationen. Ich mache das, was ich am besten kann, Videos. Videos, um die Menschen aus ihrer Angst zu holen. Denn in dem Moment, wo man die Menschen aus der Angst holt, hat sie keine Macht mehr über einen, wie ich selbst erlebte.

Dann kam der 9.5.2020 und Ralf wies mich erneut darauf hin, dass das jetzt bei mir in der Nähe wäre und ich sollte doch bitte mitkommen. Ich ließ mich überreden und so kam es, dass der 9.5.2020 die erste Demonstration war, an der ich teilnahm. Es war ein wahnsinniges Gefühl, auf diesen Platz zu gehen. Ich sah, wie viele Menschen ich erreichte und wie viele Menschen mich erkannten. Menschen applaudierten mir, Menschen bedankten sich bei mir. Das erste Mal im Leben wollte jemand ein Selfie mit mir. Es tat unglaublich gut, nach den ganzen frustrierenden Erlebnissen mit dem Aufbau der Partei, mit den Schwierigkeiten auf YouTube, zu sehen, welche bedingungslose Unterstützung die Menschen mir gaben. Zu spüren, wie viel Liebe und Enthusiasmus die Menschen aufbringen, um andere aus ihrer Angst herauszuholen und um die Lügen um die Pandemie zu beenden. Es war ein wahnsinnig schönes Gefühl, durch diese Menschen zu gehen. An der Bühne angekommen, traf ich das erste Mal Michael Ballweg. Ich war sehr beeindruckt von seiner Organisation und von der Größe der Veranstaltung und wie souverän er das machte. Sehr gerne hätte ich von der Bühne zwei, drei Worte gesagt, aber, obwohl die Menge meinen Namen rief, durfte ich das nicht. Michael sagte, da ich eine Partei repräsentiere, darf ich nicht auf seiner Bühne auftreten. So konsequent ist Michael. Es war egal. Ich hatte die Möglichkeit, zusammen mit Ralf Ludwig mehrere Interviews zu geben und viele Menschen kennenzulernen.

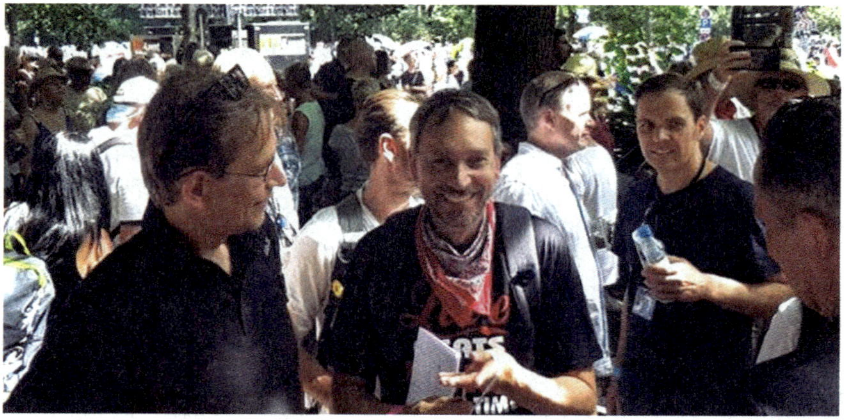

Bodo Schiffmann mit Ralf Ludwig in Berlin

Es war ein großartiges Erlebnis und es war der Auftakt zu einer Reihe von ungezählten Auftritten auf Bühnen und Veranstaltungen. Jede dieser Demos war für mich, wie wenn man einen leeren Akku an einer Steckdose auflädt. Diese Demonstrationen sind für alle Anwesenden, nicht nur für mich, Momente der Energie, wo man sich gegenseitig Kraft spendet und ein Kraftfeld aufbaut, das einen weiter vorantreibt. Die Demonstrationen sind wahnsinnig wichtig. Leider wurden die Menschen im Laufe der Zeit müde, auf Demonstrationen zu gehen. Das ist auf der einen Seite verständlich, auf der anderen Seite ein ganz schlechtes Signal. Wir haben noch lange nicht das erreicht, was wir erreichen wollten, aber wir sind auf einem sehr guten Weg.

Was sind wir? Wir sind viele!
Ich kann euch nicht hören!
Was sind wir? Wir sind: V I E L E
Genau ...

Das wandelte ich übrigens ab, klaute es von einer Hörspiel-Serie, die meine Kinder immer hörten, und zwar von den Playmos. Kleine Playmobil-Figuren. Hör doch mal rein, es kommt in der Regel am Ende der Folge. Vielleicht erkennst du es wieder.

Kapitel 25: Parteien sind das Problem und nicht die Lösung

Ich glaubte an die Demokratie. Ich glaubte an das Parteienkonstrukt und ich glaubte vielen Politikern. Deswegen war ich auch eine Zeit lang der Meinung, wir könnten politisch etwas erreichen in diesem Land. Aber ich merkte, dass alles, was bestehende Strukturen oder Gesetze oder Personen infrage stellte, in Deutschland weder erwünscht noch geduldet ist. Ich komme aus einer konservativen Familie. Mein Vater war in leitender Position bei Mercedes-Benz, meine Mutter arbeitete als Sekretärin bei Fiat, meine Oma bei der Kriminalpolizei und mein Opa war Ingenieur, der in Bielefeld nach dem Krieg maßgeblich den Wiederaufbau bezüglich Wasserversorgung und Kanalisation mitbeeinflusste. Bei uns wurde immer CDU gewählt, ab und zu wechselte man mal zur FDP, hätte eigentlich lieber FDP gewählt, aber war immer der Meinung, dass sie zu wenig Stimmen kriegen würde und die Stimmen dann verloren wären. Ich verteilte für die CDU Prospekte, stellte Plakate auf und stand an Ständen.

Nach diesen Aktionen wurde man immer noch im Restaurant zum Essen eingeladen, das war toll. Ich war als Heranwachsender weit entfernt davon, selbst wählen gehen zu können. Wahrscheinlich hätte ich vom Jugendschutz her noch nicht einmal Prospekte verteilen dürfen. Es fühlte sich toll an, in der Fußgängerzone Fähnchen, Kugelschreiber oder Skatspiele verschenken zu dürfen. Es gab coole, teilweise sehr witzige Aufkleber und irgendwann fand ich heraus, dass man auch einfach selbst Werbematerialien bestellen konnte und bekam kostenlos kistenweise Kugelschreiber oder Bleistifte nach Hause geliefert. Die konnte man dann wieder an seine Freunde verschenken. Nachdem ich mit 16 mein erstes Leichtkraftrad hatte, genoss ich natürlich auch mehr Freiheiten und fuhr lieber umher, als in der Fußgängerzone Bleistifte zu verteilen. Ich bekam Kontakt zu Mitschülern, die aus Familien kamen, welche traditionell andere Parteien wählten, wie zum Beispiel die SPD oder die Grünen. Meine Mutter war ein Fan von Konrad Adenauer, sie fand Joschka Fischer einfach nur peinlich. Ich fand den cool. Und als die Grünen in den Bundestag kamen und dort strickten und mit Turnschuhen dort auftraten, begeisterten sie mich und mein Kreuz wanderte auch mal zu den Grünen. Dann kam Gerhard Schröder, sympathisch, bodenständig. Man hatte das Gefühl, er sei ein Mann des Volkes, der anfasst und der sich nicht davor scheut, Veränderungen herbeizuführen. Ich wählte wegen Gerhard Schröder mehr als einmal SPD. Guido Westerwelle war ein großartiger Redner mit Visionen, der die am Boden zerstörte Partei FDP wieder aus dem Dreck zog mit seinem Guidomobil. Auch ihn wählte ich. Dann kam Angela Merkel und setzte sich für Flüchtlinge ein und ich dachte mir, das ist eine gute Frau. Die AfD will Europa zerstören, ist ausländerfeindlich und rechtsradikal, hat man gesagt - ich glaubte es und wählte sie nie. Donald Trump? Ein Irrer, ein Frauenverachter, ein Kriegstreiber, der uns in einen Krieg mit Nordkorea führen wird. Glaubte ich.

Wie sieht die Wahrheit aus?

Ich werde sie euch nicht sagen, denn ich kenne eure Wahrheit nicht. Ich weiß nur, dass das, was ich hier oben aufführte, Illusionen waren, auf die ich hereinfiel.

Ich möchte dennoch ein Wort zu Donald Trump und zu Angela Merkel sagen. Mr. Trump ist der einzige Präsident der Vereinigten Staaten, der keinen Krieg anfing, seit dem Tod von John F. Kennedy. Er zog viele Soldaten aus fremden Ländern ab und schaffte Frieden. Angela Merkel fürchtet nur eins: Demokratie.

Die anderen Wahrheiten müsst ihr selbst herausfinden.

Die Art und Weise, wie Parteien in Deutschland und Europa organisiert sind, verhindert echte Demokratie, denn es handelt sich in Wirklichkeit um eine strikte Hierarchie. Alle, die an der Basis dieser Pyramide sind, haben keine Entscheidungsgewalt, sondern machen das, was die Spitze sagt. Sie träumen davon, irgendwann einmal in diese Spitze aufzusteigen. Sie werden es aber nicht schaffen, denn hier sind die meisten Positionen schon seit Generationen in der Hand derselben Familien.

Was könnte man besser machen? Nicht Parteien sollten uns regieren, sondern einige wenige Menschen, die sich selbst als Kandidaten aufstellen, weil sie etwas verändern möchten und für andere da sein wollen. Parteien sind wie ein Kartell, sie sprechen sich untereinander ab und das sehen wir im Moment in Deutschland und der Welt daran, das einstimmige Abstimmungen bei so einer wichtigen und kontrovers diskutierten Frage wie der epidemischen Lage nicht die Ausnahme, sondern die Regel sind. Politiker haben mir bestätigt, dass man sie nicht wieder aufstellt für einen politischen Posten, wenn sie nicht so abstimmen, wie sie es vorgegeben kriegen.

Das heißt, wer eine andere Meinung vertritt als die Parteiführung, begeht politischen Selbstmord. Viele Politiker sind allerdings Berufspolitiker, d.h. sie sind auf die Einnahmen angewiesen, die sie über ihre Abgeordneten-Tätigkeit bekommen. Ganz abgesehen von den vielen Vergünstigungen, die Politiker in Deutschland erhalten, bis hin zu einer extrem großzügigen Altersversorgung. Ich erinnere hier daran, dass der ehemalige Bundespräsident Wulff nach kürzester Amtszeit für alle Zeiten dasselbe Gehalt weiter kriegt, inklusive Büro und Fahrzeugen. Das Stichwort heißt Bürger im Parlament. Wie man das am besten strukturiert und ausgestaltet, muss man sehen. Das Gleiche gilt für die Justiz. Auch hier ist es ein Unding, dass der Staatsanwalt dem Minister unterstellt ist und es daher keine Anklagen und Ermittlungen gegen Spitzenpolitiker geben wird.

Man könnte es so formulieren: Der größte Feind der Demokratie ist die Parteienstruktur, denn sie verhindert den Zugang des Souveräns zu seinen Vertretern. Hier brauchen wir neue und kluge Ideen, um das System im Sinne einer demokratischen Grundordnung zu verändern und neu zu gestalten.

Die Autoren des Grundgesetzes sahen diese Situation offensichtlich voraus und schrieben dafür den Paragraf 146 als letzten Paragrafen in das Grundgesetz hinein. Auch der Paragraf 20 Abs. 4, der 1968 dem Grundgesetz hinzugefügt wurde, zeigt, dass die Erfinder des Grundgesetzes mit einer Entwicklung wie der von 2020/21 rechneten.

Auch hier bin ich der Pandemie-Lüge sehr dankbar, denn sie brachte mich zum Nachdenken. Sie zeigte mir, wie leicht ich manipuliert wurde. Sie zeigte mir, mit welch wenigen Handgriffen ich bereit bin, einer Verleumdungskampagne zu folgen. Sie zeigte mir, dass es Sinn macht, sich nicht auf offizielle Quellen zu verlassen, sondern dass man versuchen sollte, Fakten selbst zu überprüfen und zu rekonstruieren.

Es ist so ähnlich wie bei einem Zaubertrick (ich erwähnte ja schon, dass ich seit vielen Jahren leidenschaftlich gerne zaubere): Du kannst denselben Trick 20-mal hintereinander vorführen, wenn du eine andere Geschichte dazu erzählst. Solange dein Zuschauer den Mechanismus, der zu Grunde liegt, nicht kennt, würde er immer wieder auf dieselbe Illusion reinfallen. Wenn er aber weiß, wie die Illusion funktioniert und wie du sie erzeugst, dann wird es ihm vielleicht

Freude bereiten, auf deine Technik zu achten, auf deine Erzählkunst zu achten. Aber er wird nicht mehr der Illusion erliegen. Daher ist es so wichtig, dass die Menschen die Täuschung erkennen und dass man ihnen erklärt, wie die Lügen funktionieren. Wenn sie dann mit wachen Augen durch die Welt gehen, werden sie den gleichen Kunstgriff immer wieder erkennen und werden ihn schneller entschlüsseln. Das ist genauso, als wenn man ein Buch liest über Verhandlungstechniken und anschließend Besuch von einem Makler bekommt, der einem eine Wohnung verkaufen will. Man kommt aus dem Grinsen nicht mehr raus, weil man auf einmal seine Illusionen durchschaut. Vielleicht lernt man sogar, sie dann besser anzuwenden als er selbst. Es ist so, wie mein Freund Roger Bittel immer sagt:

„Glaub mir nichts, recherchier selbst und verbinde die Punkte."

Kapitel 26: Berlin August 2020

Querdenken hatte willkürlich den 1. August 2020 als Ende der Pandemie festgelegt und zu einer großen Demonstration nach Berlin auf die Straße des 17. Juni eingeladen. Es war ein Schuss ins Blaue und es sollte ein Signal werden. Die Umfragen vor diesem Termin, wie viele zu der Veranstaltung kommen würden, waren sehr mäßig bis schlecht. Ich glaube, die meisten Aktivisten, die sich auf den Weg nach Berlin machten, hatten ein schlechtes Gefühl im Bauch. Alle Veranstalter und alle Ursprungs-Initiatoren der Bewegung hatten Angst, dass niemand kommt. Ich hatte mich im Blue Radisson am Alexanderplatz eingebucht und zog los, mir die Stadt anzuschauen. Zwar befanden sich ein paar Besucher für die Demonstration auch im Hotel, aber das war aus meinem Gefühl beim Einchecken relativ überschaubar.

Wenn ich in einer fremden Stadt bin, laufe ich gerne zu Fuß durch die Gegend und schau sie mir an. Einfach so, ohne Ziel, immer der Nase nach. Ich war zwar schon häufig in Berlin und sowohl meine Mutter wie auch meine Oma kommen aus Berlin, aber Berlin verändert sich so schnell, dass es jedes Mal etwas Neues zu entdecken gibt. Ich war viele Stunden zu Fuß unterwegs und traf in der gesamten Zeit nur einmal einen Menschen, der mich erkannte. Noch immer war ich felsenfest davon überzeugt, dass die gesamte Veranstaltung ein Riesenflop würde. Ich schaue immer gerne vorher die Stellen an, wo ich später hinmuss, damit ich den Weg finde und weiß, wie viel Zeit ich brauche, und auch aus Sicherheitsgründen. So lief ich die Straße des 17. Juni entlang, dort standen schon die Trucks mit der Bühne – es war noch nichts aufgebaut. Ich sprach mit vielen, von denen ich wusste, dass sie in der Stadt waren und alle hatten das Gefühl, dass am nächsten Tag höchstens ein paar Hundert Menschen zu der Veranstaltung kommen würden. Mein Gedanke war, erst gar nicht zur Demonstration, dem angekündigten großen Demonstrationszug durch ganz Berlin zu gehen, sondern am besten direkt zur Bühne, mich dort mit ein paar Menschen zu unterhalten und einen Kaffee zu trinken.

Also lief ich vom Alexanderplatz los in Richtung Brandenburger Tor. Ich traf einige wenige Menschen, die auch dorthin auf dem Weg waren, und wir haben noch ein paar Späße gemacht, dass das ja eine sehr familiäre Veranstaltung wird. Kurz vor dem Brandenburger Tor kreuzte der Demonstrationszug. Er war unvorstellbar groß. Ich ging in diesen Zug hinein und lief mit ihm durch ganz Berlin, ich war in einem Freudentaumel. Es waren so viele Menschen da, dass dies normalerweise wirklich das Ende der Pandemie gewesen wäre. Hätte die Politik ein Interesse daran, was die Bürger denken, dann hätte dieser Tag ein Umdenken bedeuten müssen. Spätestens nach diesem Tag war klar, dass sich die Politik in Deutschland völlig von den Interessen der Bürger abgekoppelt hat. Die Zahlen wurden heruntergespielt und das Lustigste war, dass noch vor Beginn der Veranstaltung über die Nachrichtenticker der Mainstream-Medien die Information kam, dass die Veranstaltung aufgelöst wurde und dass ein paar Hundert Menschen zu der Veranstaltung gekommen seien. Es waren Zehntausende, es waren Hunderttausende.

Ich kam mit dem Demonstrationszug zusammen an der Bühne an und ging hinauf und konnte in beide Richtungen in ein unüberschaubares Meer von Menschen sehen. Ein bunter Haufen von friedlichen Menschen aller Gesellschaftsschichten, Hautfarben und Religionen, die zusammenkamen, um ein Friedensfest zu feiern und ein Zeichen zu setzen. Zu Beginn gab es einen Moment der Stille, in dem man jedes Räuspern der Teilnehmer hätte hören können, wenn sich jemand geräuspert hätte. Es war Totenstille. Und es war friedlich, es war Frieden zu spüren zwischen den Menschen.

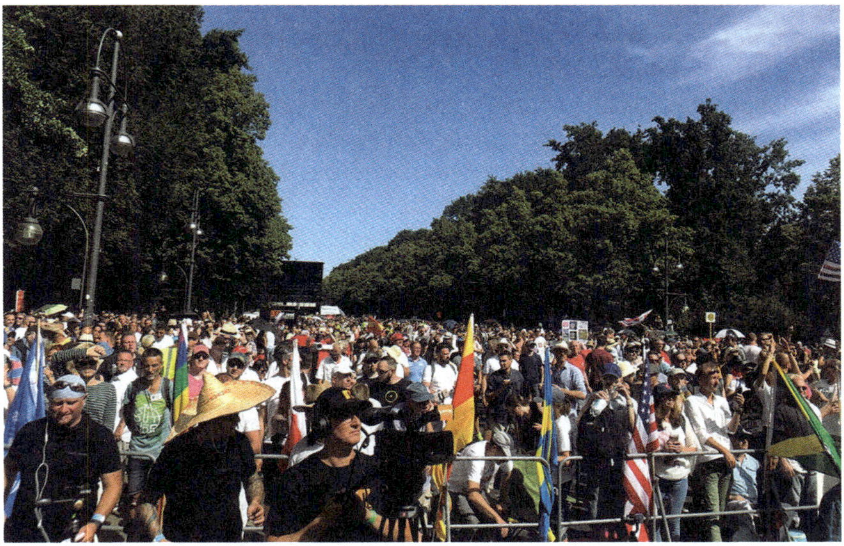

Blick von der Bühne (Berlin, 1. August 2020)

Dann kam der Staat und wollte Stärke präsentieren. Man wollte die Veranstaltung mit Gewalt beenden. Aber es gelang nicht. Wir blieben sitzen, wir meditierten, wir sangen, wir waren eine Familie. Die Polizei hatte keine Macht. Die Staatsgewalt musste sehen, was der Wille des Volkes war. Das Volk wollte keine Aggression, das Volk begegnete den Aggressoren mit Liebe. Wir kümmerten uns um die Polizisten, die man auf uns hetzte. Wir gaben ihnen zu trinken, wir redeten freundschaftlich mit ihnen, wir redeten ihnen gut zu, wenn wir sahen, dass ihnen die Hitze zu schaffen machte, dass ein anderer ihre Position einnehmen sollte. Es war die Polizei, die Reden verhinderte. Aber die Botschaft, die von diesem Tag ausging, wird in die Geschichte eingehen.

Dieser Tag hat mehr Bedeutung als alle anderen Tage auf den Demonstrationen in der Bewegung. Dieser Tag wird in die Geschichtsbücher eingehen. Der 29. und der 30. August brachten noch viel mehr Menschen auf die Straße, aber leider auch viel mehr Polizei. Die Polizei zeigte Härte und zeigte, dass es sie nicht interessierte, dass Menschen ein Demonstrationsrecht haben, dass Menschen selbstbestimmt sein können. Und die Polizei zeigte, dass sie gegen friedliche Menschen mit Gewalt vorgeht, auch wenn diese auf einer so symbolträchtigen Straße ein Friedensfest feiern. Die Polizei zeigte, dass sie nichts aus der Geschichte gelernt hat, sie zeigte, dass sie wieder blind Befehlen gehorcht und nicht davor zurückschreckt, das Volk, dem sie eigentlich verpflichtet ist, Gewalt entgegenzusetzen, weil einige politisch verwirrte Politiker dies angeordnet hatten.

Ich schämte mich an diesen beiden Tagen, dem 29. und 30. August 2020, das erste Mal richtig für unsere Polizei, für jeden einzelnen Beamten, der hier in der Menge stand und die Staatsgewalt umsetzte, obwohl der Souverän ihm das nicht erlaubte. Es ist schwer zu verstehen, wenn man an das Grundgesetz glaubt, dass Beamte, die auf das Grundgesetz einen Eid ableisteten, nicht bereit sind, das Grundgesetz zu schützen, sondern aktiv daran beteiligt sind, aus einer Demokratie eine Diktatur zu machen. Das dritte Mal auf deutschem Boden.

Ich durfte Robert Francis Kennedy Junior kennenlernen und machte mit ihm gemeinsam eine Pressekonferenz. Wir schritten zusammen auf die Siegessäule zu, riefen gemeinsam eine Spontanversammlung aus und führten sie durch. Die Sicherheitskräfte mussten ihn dann aus der Spontanversammlung herausführen und ich übernahm diese. Ich sagte einige Worte und am Ende saßen wir auf der Erde, friedlich vor einer großen Menge von Polizei, und sangen unter anderem mehrfach die Nationalhymne. Die Polizei forderte uns auf, zu gehen, nachdem sie rechtswidrig die Spontanversammlung abgebrochen hatte. In dem Moment, wo wir der Aufforderung der Polizei nachkamen und von uns aus die Versammlung auflösten, machte sie Jagd auf uns durch den Tiergarten. Wieder musste ich erleben, dass die Polizei, für die ich immer geradegestanden hatte und mit denen ich zusammen in Notfallsituationen als Notarzt gearbeitet hatte, zu Söldnern wurde. Söldner, die Befehle ausführen und dabei gegen Gesetze verstoßen. Alle diese Beamte machten sich strafbar, und sie wissen das. Sie taten es dennoch, als sie Befehlen gehorchten. Es ist mir unverständlich, dass dies auf deutschem Boden passieren kann. Das kann in jedem Land passieren, aber nicht in Deutschland. Ich war lange stolz, Deutscher zu sein, ich bin es nicht mehr.

Wir haben viel aufzuarbeiten und wir müssen analysieren, warum wir aus der Geschichte nichts lernten. Es sollte jeden Polizisten, der das hier liest, nachdenklich machen, dass Robert Francis Kennedy

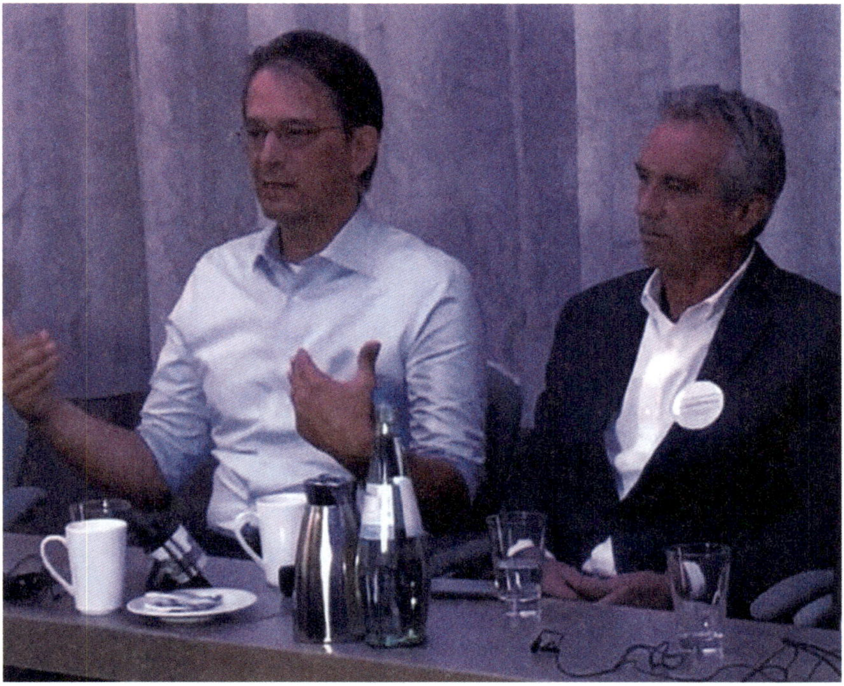

Bodo Schiffmann mit Robert F. Kennedy Junior am 30.8.2020 in Berlin

Junior in Berlin spricht und es ist noch nicht einmal eine Randnotiz in den öffentlichen Kanälen wert. Und jeder Polizist, der da war, weiß, wie viele wirklich da waren. Und jeder Polizist, der da war, weiß, dass keiner der Polizisten wieder nach Hause gekommen wäre, wenn wir radikal gewesen wären. Wenn wir uns so benommen hätten wie Linksradikale oder Rechtsradikale, dann wäre dies ein Bürgeraufstand geworden, den die Bürger mit Leichtigkeit gewonnen hätten. Aber wir stehen nicht für Gewalt, wir stehen für Frieden, für Liebe und für Gemeinschaft. Und jeder, der das hier liest, sollte sich darüber Gedanken machen.

Wir werden niemals Gewalt anwenden! Warum wendet ihr Gewalt an gegen uns? Wir lieben unsere Kinder! Was habt ihr gegen eure Kinder?

Ihr solltet euch auch im Gedenken an 1989 überlegen, auf welcher Seite der Mauer ihr steht! Die Wahrheit gewinnt immer, weil die Lüge sich irgendwann so sehr in Widersprüche verwickelt, dass es jeder merkt. Es ist nicht zu spät, die Seite zu wechseln.

Kapitel 27: Dr. Daniel Langhans

Ich möchte ein paar meiner Wegbegleiter mit diesem Buch ein Denkmal setzen. Bücher sind für mich ewige Dokumente, ein Exemplar überlebt irgendwo und wird von irgendjemand wieder gelesen. Ich bekam sehr früh Kontakt zu Daniel, denn er führte mehrere Aktivisten der ersten Stunde zusammen und koordinierte die Treffen, die damals meistens mit Zoom stattfanden. Er ist ein sehr emotionaler Mensch, ein sehr ehrlicher Mensch und immer freundlich. Daniel ist sehr bemerkenswert, er gehört zu den Menschen, die unter der Krise am meisten leiden, aber nie jammern. Er ist Motivationstrainer und Kommunikationstrainer und ich glaube, er hat seine eigenen Kurse besucht, oder er hat nie nur einfach einen Kurs gehalten, sondern erlebte das, was er anderen lehrt.

Daniel war sehr erfolgreich mit dem, was er tat, sofern ich das beurteilen kann. Er arbeitete zum Beispiel auch einmal für Wolfgang Greulich, weit vor Corona. Er kann Begeisterung vermitteln, er kann Menschen motivieren und er weiß, wie man mit der Sprache Menschen erreicht. Daniel ist sehr gläubig, ich glaube, er hat den richtigen Namen bekommen von seinen Eltern. Genau wie sein Namenspate, den man in eine Löwengrube gesteckt hatte. Dieser wurde von bösartigen Menschen verraten und die Löwen hätten ihn töten sollen. Aber Daniel war in der Löwengrube geblieben und die Löwen hatten ihm nichts getan und er hatte nie das Vertrauen verloren.

Wenn man mit Daniel Langhans spricht, ist er immer freundlich, nie aggressiv, er fordert keine Revanche. Ihm ist nicht nach Rache, ihm ist nach Vergebung.
Daniel ist mein Bruder, wir beide sind Kinder unseres Vaters im Himmel. Er ist einer der beeindruckendsten Christen, die ich bisher kennenlernen durfte. Er glaubt bedingungslos, er vertraut seinem Herrn, unserem Herrn und er meint das ehrlich.

Ich bewundere ihn. Er fand immer sehr klare und deutliche Worte und sorgte sich nicht darum, was mit ihm passiert, sondern es war ihm ein Anliegen, andere Menschen zu retten. Er ist einer der wenigen, die nicht um den heißen Brei herumreden, sondern die ihre Meinung sagen und die bereit sind, alles dafür zu geben, dass auf dieser Erde wieder das Gute die Oberhand gewinnt. Er ist fest im Glauben und so voller Lebensfreude, dass sie mich jedes Mal, wenn ich ihn sehe, wieder neu entzündet. Er sorgt sich um andere, er sorgt sich um Menschen, er sorgt sich um die Welt und ist dabei nicht auf seinen Vorteil bedacht.

Ich halte ihn auch für einen der besten Redner, denen ich auf den vielen Demonstrationen zuhören durfte, und er hatte immer irgendwelche Informationen, die ich sonst noch nirgendwo gehört hatte. Er recherchiert selber und versteht es, mit seiner Sprache Geschichten zu erzählen und diese spannend zu präsentieren. Er weiß, wie man kommuniziert und wie man motiviert.

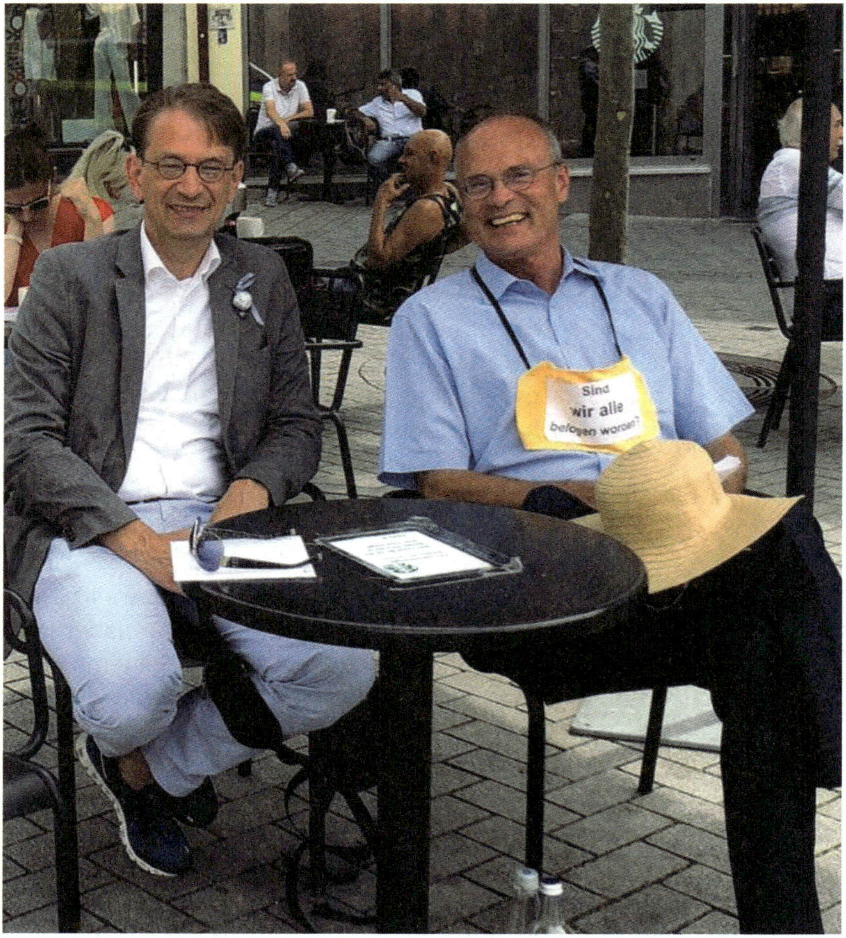

Bodo Schiffmann mit Daniel Langhans

Daniel ist ein Lehrer und es ist wichtig, dass er wieder das tut, was er am besten kann. Wir werden neue Lehrer brauchen, vielleicht nicht für Unternehmer, damit sie noch mehr Erfolg haben, sondern für Schüler, damit sie verstehen, welche Kräfte hier am Werk waren und verantwortlich dafür sind, dass unsere Kinder seit über einem Jahr Opfer einer Vergewaltigungspolitik wurden. Wir brauchen Lehrer wie Daniel Langhans, die in der Lage sind, die christlichen und moralischen Werte, die die ehrlichen Menschen auf dieser Welt verbindet, wieder an die Kinder weiterzugeben. Ich wünsche mir Lehrer und Prediger und Apostel wie Daniel Langhans. Es wird eine große Aufgabe werden, die Gräben zu überwinden, die Hände auszustrecken und zu sagen: „Komm zurück in unsere Gemeinschaft. Wir verurteilen dich nicht, du bist unsere Schwester oder unser Bruder. Lass uns zusammen ein neues Haus für unseren gemeinsamen Herrn bauen und darin zusammenleben.“ Das ist das, was Daniel kann. Ich freue mich darüber, dass ich Daniel in der Löwengrube persönlich kennen darf und freue mich darauf, ihn wiederzusehen.

Danke Daniel!

Kapitel 28: Die Bustour (Coronainfo-Tour)

Am 5. September 2020 wurden wir relativ spontan gebeten, eine Doppeldemonstration durchzuführen – am Vormittag in Wien und am Nachmittag in Graz. Das Ganze wurde von Querdenken Österreich organisiert und Alexander Ehrlich stellte einen Bus bereit, um uns von einem Veranstaltungsort zum nächsten zu bringen.

Samuel Eckert war mit seinem Technikmobil, unterstützt von Wolfgang Greulich, unabhängig unterwegs. Man bat uns um Mithilfe, da wir darauf aufmerksam machen sollten, dass in Österreich eine Verschärfung des Epidemiegesetzes und eine Ermächtigungsvorlage für den Gesundheitsminister geschaffen wurde, die vergleichbar mit der deutschen Vorlage ist. Dies wurde in Wien ohne großes Medienecho vorbereitet und man erhoffte sich von unserer Popularität, dass mehr Menschen wahrnehmen, dass hier etwas schiefläuft. In Graz traf ich dann auch das erste Mal Dr. Jaroszlav Belsky und Dr. Peer Eiffler persönlich. Österreichische Ärzte, die sich genauso wie Samuel und ich für die Freiheitsbewegung engagieren, um Menschen über die nicht vorhandene Übersterblichkeit dieser so genannten Pandemie aufzuklären. Jaroszlav hatte fast einen Monat Vorsprung mit seiner Aufklärung und ich hatte ihn schon gesehen, bevor ich selbst mein erstes Video produzierte. Vielleicht war er sogar der erste überhaupt, der etwas gesagt hatte. Er meldete sich auf jeden Fall damit deutlich vor Sucharit Bhakdi und Wolfgang Wodarg zu Wort. Wir waren eingeladen und hatten das Vergnügen, in wunderschönen Ferienwohnungen zu übernachten. Hierfür möchte ich mich noch einmal bedanken. Während meine Familie in Wien blieb und sich die wunderschöne Stadt anschaute, hielt ich erst morgens die Demo in Wien ab, verabschiedete mich von meiner Familie und fuhr dann im Reisebus Richtung Graz. Für mich war dabei erstaunlich, dass ich das erste Mal seit Wochen in Ruhe arbeiten konnte. Ich hatte einen Laptop dabei und konnte völlig entspannt Rückstände an E-Mails und Ähnlichem aufarbeiten. Ich dachte mir, das Einzige, was jetzt noch fehlen würde, wäre, dass man sich hinlegen könnte und mal eine Stunde schlafen. So entstand die Idee zur Coronainfo-Tour (einer Aufklärungsreise von Stadt zu Stadt mit einem großen Bus).

Zurück in Wien setzte ich mich mit Samuel und Wolfgang zusammen und berichtete ihnen davon, dass ich auf diese Weise zwei Demos an einem Tag machen konnte und trotzdem in der Lage war zu arbeiten.

Hätte ich das alleine mit meinem Fahrzeug machen wollen, wäre das nicht gegangen. Beide waren sofort von der Idee begeistert und der Plan stand, dass wir frühestmöglich einen Bus mieten wollten, um eine Aufklärungstour durch Deutschland zu starten. Zunächst wollten wir auch noch die Schweiz und Österreich mit abdecken, aber es wurde aus rechtlicher Sicht schwierig, weswegen wir diese Länder ausließen. Es war schwierig genug, juristisch sauber in Deutschland Aufklärung zu betreiben.

Eine Woche bevor es losging, trafen wir uns bei Wolfgang in seiner Firma, um einen Plan zu machen, welche Städte wir anfahren und was wir dort genau machen wollten. Ursprünglich wollten wir Zettel verteilen und Menschen auf der Straße ansprechen. Menschen, die uns noch nicht kannten, um sie zu erreichen. Unser Ziel war, ein neues Publikum zu erschließen, Menschen, die noch nicht wussten, wer Samuel Eckert, Wolfgang Greulich oder Bodo Schiffmann waren. Wolfgang spielte zu der Zeit nur eine Unterstützerrolle. Ein großartiger Organisator, der sich in den Wochen davor auch in die Technik der Querdenken-Demonstrationen eingearbeitet hatte und uns quasi als „Roadie" unterstützen wollte. Wie wir alle wissen, wurde aus ihm ein großartiger eigenständiger Redner, der eine völlig eigene Botschaft für die Menschen mitbrachte. Die Rolle des Wutunternehmers und des leidenschaftlichen Vaters. Wir saßen also an diesem Tisch und versuchten, uns auf Orte zu einigen, die wir besuchen wollten, ohne zu wissen, was wir da eigentlich taten.
Nach etwa einer Stunde beendeten wir das Treffen und beschlossen, einfach loszufahren und flexibel auf die Situationen zu reagieren, die sich uns boten. Die Entscheidung war richtig. Dadurch, dass wir nichts im Vorhinein geplant hatten, konnte man auch keinen Plan durchkreuzen. Es war zudem unmöglich, auch wenn man sich in unsere Rechner gehackt hätte, herauszufinden, was wir als Nächstes vorhatten, denn wir wussten es selbst nicht. Viele der professionell geplanten Aktionen hätten nicht funktioniert, wenn wir sie wirklich geplant hätten. Es sah nur so aus, als hätten wir für alles schon eine Lösung in der Tasche. Die Wahrheit ist, wir hatten einen täglichen Lernprozess. Wir hatten bis zu dem Zeitpunkt noch keine eigenen Demonstrationen angemeldet. Wir wussten nicht, welchen Vorlauf man dafür braucht. Wir hatten keine Ahnung, was man dabei alles falsch machen kann – und das war gut so. Wir machten uns also auf die Suche nach einem Reisebus. Die wichtigste Vorgabe war, dass man sich im Bus duschen konnte. Wir wollten auf keinen Fall auf

Hotelzimmer angewiesen sein und wir wollten auf der anderen Seite auch nicht dafür bekannt werden, dass wir wie ein totes Wiesel rochen. Es gibt erstaunlich wenige Nightliner mit Duschen. Die Toiletten waren zudem nicht dazu geeignet, größere Verrichtungen zu machen, sodass wir darauf angewiesen waren, immer abends eine Unterkunft zu finden. Auch diese organisierten wir nicht langfristig, sondern am selben Tag, damit man uns dort nicht abpasste. Hierzu benutzten wir das Freiheitsboten-Netzwerk, welches ich kurz vorher erfunden hatte.

Es war großartig. Wir hatten jeden Abend einen Stellplatz und häufig konnten wir auch bei Freunden essen oder duschen. Insbesondere aber hatten wir eine Toilette zur Verfügung und Strom, denn die mitgebrachte Technik konnte über die bordeigene Stromversorgung nicht auf Dauer versorgt werden. Es war schon September, nachts wurde es relativ frisch. Unsere ersten Begegnungen waren ein frustrierender Versuch, Menschen in Fußgängerzonen anzusprechen. Die einzigen, die wir damit beschäftigten, waren ein paar Antifa-Kids, die mit ihren Kameras Jagd auf uns machten. Ziemlich peinlich. Mit der Zeit merkten wir, dass wir mehr erreichten, wenn wir kleine Demonstrationen machten, und diese wurden jeden Tag größer. Da die Polizei uns auch immer mehr wahrnahm, wurde auch der Widerstand immer größer, denn der Staat wollte nicht, dass wir den Menschen unsere Botschaft vermittelten. Der Bus war hier ein sehr gutes Medium, denn durch seine riesige Größe zog er Menschen an, die stehenblieben und uns zuhörten, weil sie gerne wissen wollten, was es mit diesem gigantischen Bus auf sich hatte. Die Effekte, die wir mit diesem Monstrum von Bus erzielten, hätten wir mit einem normalen Reisebus niemals erreichen können.

CORONA INFO

www.CORONAINFO-TOUR.DE

Die Botschaft von der Coronainfo-Tour führte dazu, dass uns viele Menschen nachreisten, und einige besuchten sogar alle Veranstaltungen von uns. Es entstanden Freundschaften, es gab bedrohliche Momente, es gab extrem witzige Momente. Wolfgang entwickelte sich von Station zu Station und merkte, er wollte gerne auch etwas sagen, sodass Samuel und ich ihn bald dazu brachten, dass auch er das Mikrofon übernahm. Wir waren die drei Busketiere. Genau wie bei den Musketieren kam irgendwann ein Vierter dazu, und unser d'Artagnan war Ralf Ludwig. Wir brauchten dringend einen Anwalt an Bord und ich fragte meinen Freund, ob er bereit wäre, mit uns zu kommen. Er sagte sofort zu und wir freuten uns sehr, denn die Chemie zwischen uns vier ist perfekt. Das ist doch wichtig, wenn man über einen so langen Zeitraum in einem Bus zusammen verreist.

Es gab zwischendurch auch mal ein paar Spannungen, aber im Grunde genommen entsprach das Bild, das man nach außen wahrnahm, auch der Realität im Bus: Wir waren wie eine Band. Und wir fühlten uns in unserem Tourbus auch irgendwie so. Wir hatten Spaß, weil wir merkten, dass wir von Auftritt zu Auftritt größere Unterstützung bekamen und insbesondere die Abendauftritte waren ganz besondere Momente, wenn in der Dunkelheit von allen die Nationalhymne angestimmt wurde und dazu die Lichter der Smartphones wie ein Sternenhimmel die Nacht erleuchteten. Samuel mit seinem technischen Genie verwandelte den Bus in einen Übertragungs-Wagen und sorgte dafür, dass ein perfektes Streaming um die Welt ging. Bei dem sensationellen und berühmten Stopp in Mecklenburg-Vorpommern verfolgten 90.000 Menschen live den Stream. Es ist damit wahrscheinlich der größte spontane Stream aller Zeiten. Die ganze Situation mit der Polizei war bizarr und peinlich.

Mit Ralf Ludwig hatten wir einen extrem belesenen und klugen Juristen an Bord. Wir mussten erleben, wie viele Polizisten, selbst wenn man sie darauf hinwies, dass sie eine Straftat begingen, selbstherrlich und im blinden Gehorsam Gesetze nach Gutdünken brachen und straffällig wurden. Das Ganze ging bis zu Urkundenfälschung im Amt, Meineid und anderen Vergehen. Das Gute ist, dass es millionenfach dokumentiert ist, die Streams sind längst unlöschbar gesichert.

Sehr viel Glück hatten wir auch mit unserem Busfahrer, der so gut zu uns vier passte wie der fünfte Finger zu einer Hand. Leider schafften wir es nie, Christoph dazu zu bringen, eine Rede zu halten. Christoph ging allerdings bei jedem Stopp zu den Antifanten (unser Kosewort für die Kinder der Antifa, die keine Ahnung haben, dass sie gegen

Menschen protestieren, die gegen Faschismus auf die Straße gehen) und fragte sie, warum sie eigentlich da sind.

Die Bustour war sehr wichtig für die Bewegung, für die Menschen, für die Wahrheit. In diesem Moment, wo ich dieses Buch diktiere, habe ich die Zusage, dass wir alle vier wieder zusammen für eine Woche auf Tour gehen, sodass wir am 1. August 2021 gemeinsam in Berlin sein können.

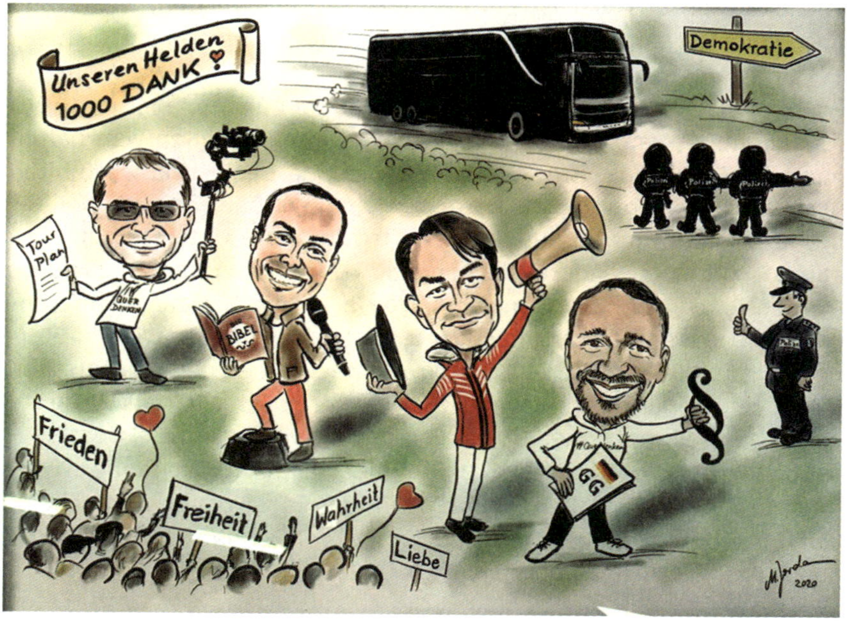

Kapitel 29: Luxuswiderstand

Gerade die Coronainfo-Tour wurde von vielen sehr kritisch verfolgt, weil man nicht verstehen konnte, dass wir uns so einen teuren Bus, wie ihn normalerweise Rockstars benutzen, leisteten, um damit durch die Lande zu ziehen. Auch am 29. August wurde mir oft vorgeworfen, dass ich für meine Frau und mich ein Zimmer im Hotel Adlon in Berlin gebucht hatte. Auch an meinem Geburtstag beschwerten sich Menschen darüber, wie ich ihn in einem teuren Hotel in der Schweiz feiern könnte. Ich beantwortete das immer sehr offen und möchte das auch hier tun. Ich lebte in meinem Leben im Zelt, in der Jugendherberge und auch in sehr guten Hotels. Aktuell ist es für mich und auch für meine Frau sicherer, in gute Hotels zu gehen, wenn ich ruhig schlafen möchte. Der Vorteil ab einer gewissen Preisklasse ist, dass die Identität der Gäste einen sehr hohen Schutz genießt. Außerdem sind auch die Sicherheitsmaßnahmen in Bezug auf die Zimmer erheblich besser. In Berlin ist die Entscheidung für ein Hotel direkt am Brandenburger Tor auf das Adlon gefallen, weil dort zum Beispiel im Gegensatz zum Hyatt kein Wert auf Masken gelegt wurde. Masken waren eine Empfehlung, keine Pflicht. Dazu kam, dass man mich nicht mehr effektiv daran hindern konnte, an der Demonstration teilzunehmen.

Viele Menschen sagen mir, ich solle auf mich aufpassen und ich solle auf meine Sicherheit achten. Das tue ich. In den Hotels, die ich auswähle, kann die Bild-Zeitung anrufen, 200 € auf den Tisch legen und niemand wird ihr sagen, dass ich da bin. Im Gegenteil. Man wird sagen, dass ich nicht da bin. Ich schäme mich nicht dafür, dass ich auch vor der Corona-Krise mein Geld gerne für gutes Essen und für gute Hotels ausgab. Meine Devise war immer, der Friedhof ist voll mit reichen Leichen. Meine liebe Frau und ich genießen das Leben und wir wissen nicht, wie lange es dauert. Ich habe keine Immobilien, ich habe keine Wohnungen oder Häuser, die ich vermiete, ich habe keine Reichtümer oder Aktiendepots und auch keine Kryptowährungen. Ich brauchte sie bis dahin nie und hätte sie wahrscheinlich auch nie gebraucht, wenn ich mich dazu entschlossen hätte, nichts zu sagen. Durch meinen hohen Bekanntheitsgrad und den Ruf meiner Praxis wäre ich sicherlich einer der Ärzte gewesen, die man als Leibärzte genommen hätte. Aber das ist nicht mein Stil.

Es ist ein beliebtes Spiel in den sozialen Medien oder auch in den Zeitschriften, dass man versucht, Menschen durch die Neiddebatte zu diskreditieren. Die Menschen, die mich von Anfang an begleiteten und meine Beiträge sahen, hörten mehr als einmal von mir, dass ich eben so bin und dass ich einfach Luxuswiderstand verkörpere. Jeder Mensch ist anders. Markus Haintz zum Beispiel bevorzugt Rucksack und Zeltplatz, Ralf ist eher der Nomade, der heute hier und morgen dort lebt. Ich bin eher der Fünf-Sterne-Typ. Das ist ein Spruch, den ich vor vielen Jahren prägte, als wir zum erneuten Male ein Hotel verließen, in dem wir merkten, dass wir uns jeden Tag belastet fühlten und uns nicht erholten. Es bringt nichts, wenn man in Urlaub geht und an einem Ort ist, an dem man sich nicht wohlfühlt. Gerade als es uns sehr schlecht ging, weil wir durch die Hausdurchsuchungen traumatisiert waren, war es für uns wichtig, in eine vollständig heile Welt zu fliehen, wo wir wussten, dass man uns schützt und uns niemand findet. Ich bin, wie ich bin. Ich stehe dazu. Ich schäme mich nicht dafür. Ja, ich bin Luxuswiderstand. Aber ich bin wenigstens Widerstand. Ich zeige mein Gesicht.

Wir verloren unseren Ruf, unsere Praxis, unser Heimatgefühl dafür, dass wir für andere das Gesicht zeigten. Dafür, dass wir für die Freiheit und die Gesundheit aller Menschen und der Kinder kämpften.

Ich danke allen Menschen, die uns halfen, die Kraft zu behalten, und uns die Möglichkeit gaben, uns so zu erholen, wie wir uns auch erholt haben, als noch niemand von Corona sprach.

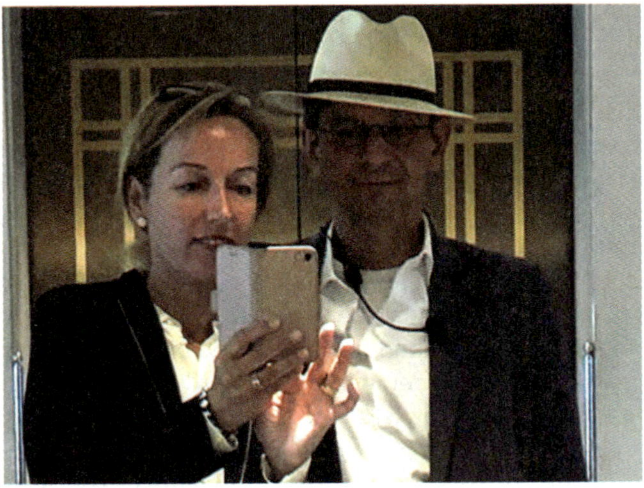

Mechthild und Bodo Schiffmann im Hotel Adlon in Berlin

Kapitel 30: Warum mich die Munkeltmänner und Björn Banane vielleicht gerettet haben

Die bekannteste und legendärste Auseinandersetzung mit der Polizei im Rahmen der Coronainfo-Tour war die versuchte Einreise nach Mecklenburg-Vorpommern. Unser Bus wurde direkt an der Ortseinfahrt von sehr vernünftigen Polizisten angehalten. Man teilte uns mit, wir dürften nicht einfahren, obwohl wir dort eine genehmigte Demonstration hatten. Das Ganze begründete man mit dem für das Bundesland Mecklenburg-Vorpommern geltenden Einreiseverbot. Das muss man sich noch einmal auf der Zunge zergehen lassen. Wir haben in Deutschland eine garantierte Freizügigkeit. Wolfgang Greulich besitzt eine Wohnung in Mecklenburg-Vorpommern. Wir wollten uns dort mit Menschen treffen, hatten einen Termin und eine Demonstration dort. Wir mussten in kein Hotel, sondern waren durch unseren Reisebus ja autark, benötigten lediglich eine Steckdose.

Auf der anderen Seite hatten wir einen Busfahrer, der an Lenkzeiten gebunden war, die er nicht überschreiten durfte. Nun hielt man uns an der Ortseinfahrt eines kleinen Dorfes an und ließ uns nicht zu unserer genehmigten Demonstration fahren. Nach langen Diskussionen hätte man uns zwar eine Durchfahrt erlaubt, aber wir hätten nicht zu unserer Demonstration gehen dürfen, ein Verstoß gegen das Demonstrationsrecht. Auch gestand man uns nicht zu, eine Beschwerde direkt vor Gericht in Schwerin vorzubringen. Ralf Ludwig diskutierte in gewohnter Art und Weise alle erforderlichen Paragrafen ausführlich mit den anwesenden Polizeibeamten, am Ende bekamen wir es mit dem leitenden Polizisten zu tun, einem Herrn Rusch. Herr Rusch verstieß in Serie gegen mehrere Gesetze, wissentlich, denn er wurde jedes Mal von Rechtsanwalt Ralf Ludwig vor 90.000 Zuschauern darauf hingewiesen. Zeugen gibt es genug. Am Ende drohte er sogar unmittelbare Gewalt an.
Dieser Polizeibeamte sah die Begründung als ausreichend, dass es seine Rechtsauffassung war, um jede Maßnahme durchzusetzen, auch wenn sie eigentlich unbegründet war. Dass wir im Recht waren, zeigte sich in dem Verfahren, das am Abend des nächsten Tages entschieden wurde. Um die Lenkzeit nicht weiter zu strapazieren, konnten wir unseren Bus in einer Halle eines ortsansässigen Unternehmers unterstellen. Auch hier wurden wir weiter von der Polizei belästigt, obwohl wir uns auf Privatgrund befanden und kein Durchsuchungsbeschluss vorlag. Zudem wurde der Fahrtenschreiber des

Busses ausgelesen, ob irgendwelche Verstöße gegen die Lenkzeiten erkennbar waren. Wir warteten auf ein Gerichtsurteil und wurden einen gesamten Tag auf diesem Gelände festgesetzt. Die wichtigste Nachricht, die wir in diesem Fabrikgelände auf einem Schild an der Wand lasen, war sicherlich: „Einen Scheißdreck muss ich."
Hier waren wir bei Freunden.

Das gesamte Gelände wurde von einer Polizei-Hundertschaft umstellt. Im Laufe des Tages wurden wir von der Polizei dann häufiger sehr höflich behandelt. Am Abend kamen dann auf einmal Polizisten (begleitet von einem sehr großen Aufgebot in Kampfmontur) zu uns und gaben an, dass sie noch nichts gehört hätten. Sie hätten uns aus dem Bundesland Mecklenburg-Vorpommern nach Neubrandenburg bringen sollen (wofür sie einen Beschluss dabeihatten). Dieser Beschluss hätte aber auch vorgesehen, dass wir freiwillig dorthin reisen hätten können. Man gab uns aber nicht die Möglichkeit, sondern sagte, wir würden das sowieso nicht tun. Also mussten wir unsere Taschen entleeren, wurden durchsucht und in ein Polizeiauto verbracht. Anschließend wurden wir mit einem Polizeikonvoi in die Dämmerung hinein über vollständig gesperrte Straßen mit Sonderrechten bis nach Neubrandenburg gefahren. Unser Buslenker fuhr alleine mit dem Tourbus, vorne und hinten von je einem Polizeiauto bewacht, am Ende des Konvois.

Was jetzt passierte, war wie aus einem schlechten Krimi: Der gesamte Konvoi fuhr auf einen leeren Bahnhof. Weit und breit kein Mensch, alles schon ziemlich dunkel. Man hätte uns hier unbemerkt erschießen können, ich weiß nicht, ob das nicht das Vorhaben war. Unser Glück: uns waren zwei Privatfahrzeuge gefolgt, einmal besetzt mit zwei Reportern, einmal mit einem Musiker und es waren Reporter von einem großen Mainstream-Magazin vor Ort, dankenswerterweise. Diese waren auch am Auto zugegen, als meinem Rechtsanwalt Ludwig sein Handy abgenommen wurde. Obwohl sich dieser noch einmal als Anwalt, als Geheimnisträger, auswies, kein richterlicher Beschluss dafür vorlag und er Widerspruch eingelegt hatte, wurde sein Handy konfisziert. Nachdem zwei verschiedene Reporter und ein Musiker zusätzlich zu uns an diesem toten Bahnhof anwesend waren, ließ uns die Polizei dort allein im Dunkeln stehen, bis auf ein Auto, das in weiterer Entfernung geparkt wurde.

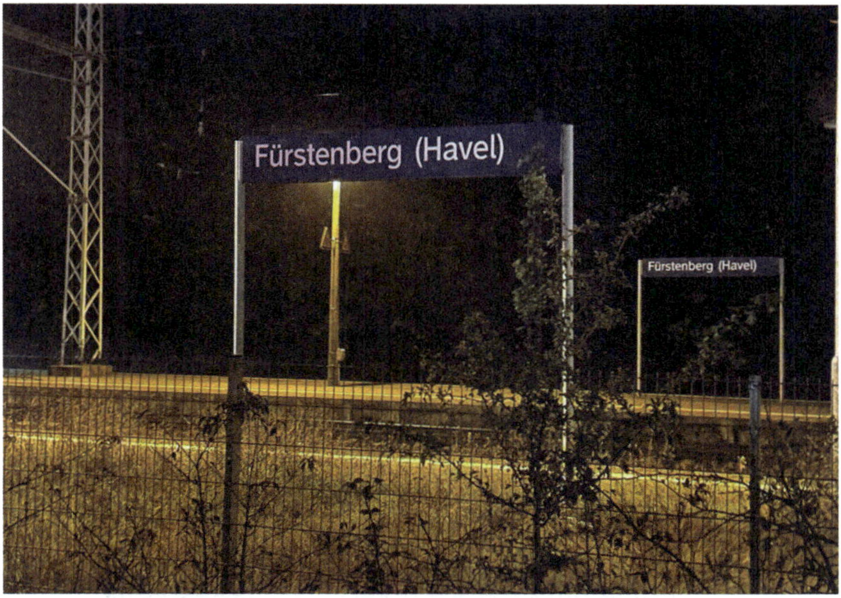

Das Ziel des Polizeikonvois, ein leerer Bahnhof

Hier standen wir mit unserem Bus. Unser Busfahrer traute sich nicht mehr, in das Bundesland einzufahren, weil man ihm sagte, man würde sonst seinen Bus beschlagnahmen. Die Polizei war kaum weg, als wir per Fax den Gerichtsbeschluss bekamen, dass wir sehr wohl nach Mecklenburg-Vorpommern einreisen durften und dass diese gesamte Maßnahme unrechtmäßig war. Trotzdem konnten wir unseren Busfahrer nicht mehr dazu bewegen, denn er war verängstigt und auch der Veranstalter, von dem wir den Bus bekommen hatten, stimmte einer Weiterfahrt nicht zu.

Okay, dachten sich Ralf und ich, dann fahren wir doch einfach mit den Privatleuten, die uns gefolgt waren, nach Schwerin. Wir sind also in das Auto eingestiegen von zwei Herren, die wir bis zu diesem Zeitpunkt nicht kannten, und haben sie gebeten, nach Schwerin zu fahren. Hinter unserem Auto war ein Partysänger aus Mallorca, der auch eine komplette Verstärkeranlage an Bord hatte und den Künstlernamen Björn Banane trug. Ich bin relativ sicher, dass die Situation an diesem Bahnhof anders ausgegangen wäre, wären nicht zufällig unerwünschte Beobachter dazugestoßen. Das Ganze sah sehr inszeniert aus und weit und breit hätte uns niemand mehr gefunden. Ich saß jedenfalls auf der Rückbank dieses Autos und rief meine Frau mit meinem Reservehandy an, um ihr mitzuteilen, dass es mir gut ging, denn sie hatte seit dem Morgen nichts mehr von uns gehört und wusste auch nicht, dass wir verhaftet worden waren. Sie machte sich verständlicherweise Sorgen und ich erzählte ihr, dass wir jetzt wieder nach Schwerin fuhren, also nach Mecklenburg-Vorpommern rein, was nicht sehr zu ihrer Beruhigung beitrug. Ich sagte: „Mach dir keine Sorgen: vor mir sind die Munkeltmänner und hinter mir Björn Banane."

Meine Frau fragte mich, wer denn bitte die Munkeltmänner seien und ich fragte daraufhin unseren Fahrer und Beifahrer, wer sie eigentlich waren, denn bis zu dem Zeitpunkt wusste ich nur, dass sie die Munkeltmänner sind.

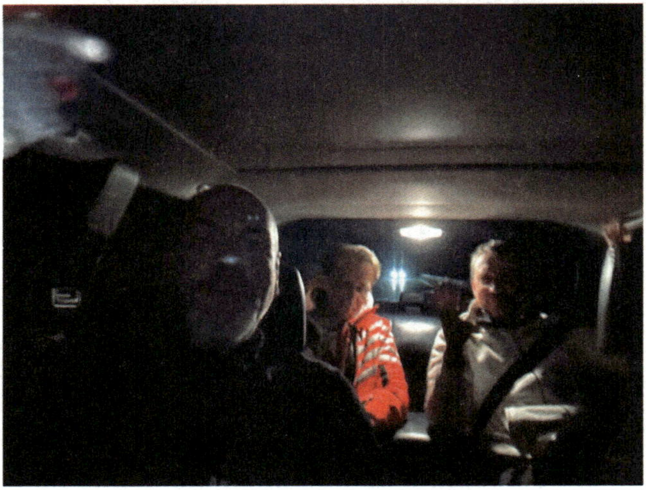

Bodo Schiffmann und Ralf Ludwig im Auto
der Munkeltmänner (im Auto dahinter Björn Banane)

Ich würde euch empfehlen, einfach mal die Internetseite zu besuchen auf munkeltman.de. Und ihr könnt euch ein Bild machen, wer sich dahinter verbirgt. Es handelt sich um die nächste Generation Journalisten, von denen wir mittlerweile viele hervorgebracht haben. Nachdem die hauptberuflichen Reporter vergaßen, wofür sie überhaupt existieren, entdeckten viele andere journalistisches Talent und machten ein eigenes Format auf. 5 Minuten später bekam ich eine WhatsApp- oder Telegram-Nachricht mit dem Text „echt jetzt?"
Und einem Video von Björn Banane mit dem Lied Biergit.

Es war großartig. Wir kamen in der Nacht in Schwerin an eine Demo, ohne die Kontrolle von irgendwelchen Auflagen, mit viel mehr Teilnehmern, als wir sie je zusammengekriegt hätten, und es war ein Fest. Im Grunde muss man den sinnlosen Aktionen der Polizei dankbar sein. Jedes Mal, wenn sie versuchten, uns besonders zu stören, wurde daraus ein großer Erfolg. Immer, wenn sie uns in Ruhe ließen, zogen wir unser Programm ab und sind wieder verschwunden. Alle Polizeiaktionen bewirkten genau das Gegenteil, und insbesondere waren sie schlecht für das vermeintliche Infektionsgeschehen, das freilich nie vorgelegen hatte.

Ralf Ludwig und ich haben Björn übrigens versprochen, mit ihm zusammen in Mallorca zu singen. Wir freuen uns drauf, unsere Zusage gilt.

Kapitel 31: Wasserwerfer und die 33. Staffel

Wer glaubt, die Polizei würde zu jeder Demonstration hinfahren und vor Ort anhand der Gefährdungslage entscheiden, wie gegen die Demonstranten vorgegangen wird, ist im Irrtum. Die Polizei handelt so, wie es der Wille der Führungsebene ist. Das heißt, die Polizei kriegt vorher gesagt, ob sie nett sein soll, ob sie etwas streng sein soll oder ob sie mit aller Härte vorgehen soll. Man würde ja erwarten, dass das Verhalten der Demonstranten die Reaktionen der Polizei hervorruft. Dass dies nicht der Fall ist, hat die Polizei in diesem Jahr sehr eindrucksvoll mehrfach bewiesen. Insbesondere wurden seit dem 18. November 2020 regelmäßig Wasserwerfer gegen friedliche Demonstranten aufgefahren. Auch auf der Bustour haben wir nicht nur einmal Bekanntschaft mit Wasserwerfern gemacht, aber es ist uns jedes Mal gelungen, die Polizei von ihrem Einsatz abzuhalten. Das erste Mal, dass ein Einsatz unmittelbar bevorstand, war auf dem Jungfernstieg in Hamburg, als wir mit dem Coronainfo-Tourbus dort vorfuhren. Neben zwei Wasserwerfern standen auch noch Räumpanzer zur Verfügung.

Man muss sich das klarmachen: Hinter uns lag eine lange Tour, wo es niemals zu irgendwelchen Ausschreitungen oder Gewalttätigkeiten gekommen war. Auch die Verfassungsschutz- und Polizeiprotokolle zeigen, dass es auf den Demonstrationen der Regierungsmaßnahmengegner niemals Gewalt gegen Polizisten gab. Im Gegenteil, man versuchte alle Auflagen und Regelungen hundertprozentig einzuhalten. Alles das ist videodokumentiert, niemand wird uns vorwerfen können, wir hätten provoziert oder nicht versucht, die Auflagen zu erfüllen. Dennoch wurde uns mehrfach mit massiver Gewalt begegnet. In Hamburg wäre es zu einem Einsatz der Wasserwerfer gekommen, wenn wir nicht eine Drohne an Bord gehabt hätten. Mit ihr konnten wir innerhalb von wenigen Minuten nachweisen, dass der Abstand der Menschen untereinander tatsächlich ausreichend war.

Ich verstehe die Polizisten nicht, die diese Fahrzeuge führen. Wasserwerfer sind sehr hoch. Aus dem Cockpit hat man eine außergewöhnlich gute Sicht über die Situation und über die Lage. Man sieht, dass die Menschen ausreichend Abstand haben. Ich verachte Menschen, die bereit sind, diese mobilen Waffensysteme gegen friedliche Demokraten einzusetzen. Ich denke, jeder einzelne von ihnen gehört vor ein Gericht gestellt und muss verurteilt werden, denn es ist kaum etwas eher bedrohend, als vor einem Wasserwerfer zu stehen.

Es ist doch bemerkenswert, dass es Polizeistaffeln gibt, die auch innerhalb der Polizei als Schlägertrupps gelten. Diese werden eingesetzt, wenn es hart zur Sache geht, und sie sind besonders brutal, wenn es darum geht, Befehle umzusetzen. In Berlin sind dies die 32. und 33. Staffel. Wenn man auf den Schildern der Hundertschaften diese Nummern sieht, weiß man schon, dass es gleich Ärger gibt. Diese Polizeistaffeln sind nicht zur Deeskalation gedacht, sie sind für die offene Eskalation ausgebildet und gelten, wie gesagt, polizeiintern als Schlägertrupps. Diese Polizisten haben den Ruf, sich nicht an Gesetze zu halten. Sie sind das Gesetz, zumindest glauben sie das. Sie fühlen sich ein bisschen wie ein Sheriff aus einer anderen Zeit in einem anderen Land. Dass so etwas in Deutschland existiert, sollte einen nachdenklich machen. Dass ausgerechnet unsere Polizei schwarze Uniformen trägt, wo schwarze Uniformen bei Polizeieinheiten in Deutschland keinen wirklich guten Ruf haben, sollte einen genauso nachdenklich machen. Das Ganze erinnert sowieso ein bisschen an Star Trek und an Darth Vader. Mit dem Unterschied, dass wir nicht bereit sind, zu kämpfen. Jesus Christus sagte schon: „Wenn dir einer auf die rechte Wange schlägt, so halte ihm auch die linke hin", auf die Frage, ob man, wie im Alten Testament gefordert, Auge um Auge, Zahn um Zahn verlangen sollte. Auch andere Friedenskämpfer wie Mahatma Gandhi zeigten uns, dass es besser ist, unbewaffnet und friedlich zu sein, als auf Gewalt zu antworten. Die Polizei in Deutschland ist längst eine paramilitärische Einheit von Söldnern. Sie haben eine Ausstattung, gegen die die Bundeswehr wie ein Kindergarten wirkt.

Auch das war früher anders und es war besser. Wenn die Polizei in Deutschland in ihrer schwarzen Kampfkleidung auf einen zukommt, dann wirkt es nicht deeskalierend. Wer sie nicht kennt, schaue sich einmal die alte Polizeiuniform an. Vom modischen Schick kann man sicherlich etwas Besseres kreieren, aber vor den alten Polizisten musste man nicht sofort beim Betreten des Raumes Angst haben.
Sie wirkten wie Menschen und nicht wie Söldner aus einer anderen Dimension.

Gewalt erzeugt stets Gegengewalt. Ich glaube nicht, dass die Menschen eine Polizei brauchen, die sich durch Härte auszeichnet. Ich glaube nicht, dass sich die Polizisten damit einen Gefallen tun, wenn sie als Soldaten auftreten. Soldaten sterben im Krieg. Ich weiß nicht, ob es das ist, was hier gewünscht ist. Ich wünsche mir die alte Polizei

zurück, mit Menschen in Uniform, mit Bürgern in Uniform. Ich wünsche mir die Zeit zurück, wo man seinen Kindern sagen konnte, dass sie getrost zur Polizei gehen und ihr vertrauen können.
Ich wünsche mir die Zeit zurück, wo die Polizei mein Freund und Helfer war. Eigentlich muss sich jeder schämen, der für diese Armee arbeitet. Es hat nichts mehr mit Recht zu tun, wenn die Polizei ihre eigenen Gesetze macht und durchsetzt. Ihre Arbeit ist dann nicht von Recht gedeckt, denn diese Polizisten verletzen ihren Amtseid und verraten das Grundgesetz, obwohl es ihre Aufgabe wäre, das Grundgesetz zu schützen und die Politiker zu verhaften, die einen Staatsstreich von oben durchgeführt haben, unter dem Deckmantel einer Pandemie, die nie eine war.

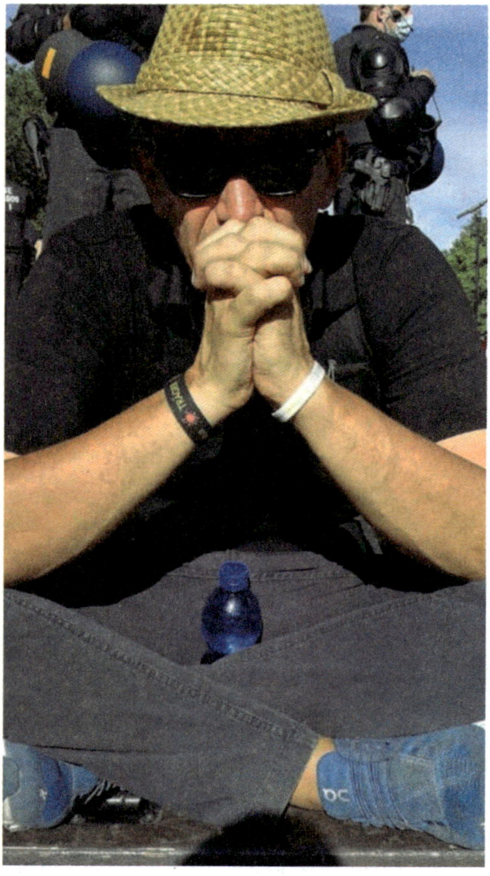

Bodo Schiffmann bei Demo in Berlin mit Polizei im Hintergrund

Kapitel 32: Wo ist mein Freund und Helfer geblieben?

Die Polizei, dein Freund und Helfer. Ich arbeitete als Polizeiarzt in Lampertheim. Ich führte Blutentnahmen durch, machte Leichenschau und Haftfähigkeitsprüfungen. Ich begleitete im Rettungsdienst Polizeibeamte und Menschen in Extremsituationen. Ich half Verletzten und wir befreiten gemeinsam Menschen aus Notsituationen.

Ich war immer sicher, wenn es zu Verstößen gegen das Grundgesetz kommt, dass die Polizei anders reagieren würde als die Volkspolizei der DDR oder die Reichspolizei in der Zeit vor der BRD. Deutschland ist ein Land, welches eine Geschichte hat, die einen sensibel machen sollte für Veränderungen, die eine Gefahr für die Demokratie bedeuten. Was kann es für eine Demokratie Bedrohlicheres geben, als wenn die Grundrechte und insbesondere die Meinungsfreiheit eingeschränkt werden? Polizisten sind Demonstrationen gewöhnt. Sie wissen, dass bei vielen Demonstrationen gewaltbereite Demonstranten auftreten, die nicht davor zurückschrecken, sie anzugreifen. Aber das gab es bei den Demokratie-Demonstrationen der Querdenker und Demokratiebewegung nie. Wir zeigen und äußern immer höchsten Respekt vor Recht und Gesetz. Wir verteidigen das Grundgesetz. Wir weisen Polizisten und Beamte darauf hin, dass auch sie einen Eid geschworen haben, das Grundgesetz zu verteidigen und zeigen ihnen auf, an welchen Stellen das Grundgesetz hier in Gefahr ist.

Die Polizei wird instrumentalisiert, sie wird systematisch zerstört, weil auch innerhalb der Polizei etliche Mitarbeiter automatisch gleichgesetzt werden mit rechten Ideologien, auch wenn sie keinerlei Anhalt dafür bieten. Ist es nicht bezeichnend, dass wir als Freiheitsbewegung jetzt mehr als anderthalb Jahre von den Sicherheitsbehörden beobachtet werden und es immer noch keine strafbaren Tendenzen gibt, die geeignet wären, uns zu kriminalisieren. Ich denke, den allermeisten Polizisten ist völlig klar, dass wir keine Terroristen sind, dass wir keine Anarchisten sind, sondern dass wir die Mitte der Gesellschaft sind, die versucht, eine humanitäre Katastrophe ein klein wenig einzudämmen. Zum Verhindern ist es längst zu spät. Jeden Tag erreichen uns Nachrichten, aus denen hervorgeht, dass die Kollateralschäden bereits jetzt so groß sind, dass sie bei weitem über dem liegen, was eine Virus-Pandemie jemals an Schaden hervorgebracht hätte. Aber jeden Tag, an dem dieses Verbrechen weitergeht, sterben Menschen, werden Menschen ihrer Existenz beraubt und Kinder misshandelt. Jedoch nicht nur Kinder werden misshandelt, auch Erwachsene, die gezwungen werden, sich testen zu lassen, impfen zu lassen oder Masken zu tragen.

Ich würde sagen: Hilfe, Polizei, wir brauchen dringend eine Polizei, eine, die uns hilft gegen die Polizei, in einem Polizeistaat. Es ist eine sehr schwierige Frage, wie man eine Polizei anders organisieren kann. Auch die Polizei sollte die Regierung kontrollieren. Auf der anderen Seite ist es natürlich so, dass die Polizei Gesetze durchsetzen soll. Wo ist hier die Priorisierung, wer trifft letztendlich die Entscheidungen? Es müsste ein unabhängiges, ständig wechselndes Kontrollkomitee aus Bürgern geben, das die letzte Entscheidungsgewalt hat. Sodass im Falle eines Staatsstreiches von oben, so wie das gerade der Fall ist, wieder eine Gewaltenkontrolle durchgesetzt werden kann. Dies geht nur durch ein unabhängiges Gremium, vielleicht mit versiegelten Umschlägen und Vertrauenspersonen, die letztendlich die Regierungsgeschäfte übernehmen können, wenn dieser Rat der Weisen meint, dass hier etwas schiefläuft. Aber auch das würde wieder auf einzelne Personen eine Macht übertragen. Es müsste irgendwie gewährleistet sein, dass diese sich gegenseitig auch nicht kennen und abstimmen können. Ich weiß nicht, wie man das lösen kann. Aber ich weiß, dass wir nach dreimal denselben Erfahrungen in einem Land einen Weg finden müssen, um zu verhindern, dass es zu einem vierten Mal kommt.

Das Problem ist, dass man immer wieder in denselben Strukturen denkt, weil man sie seit jeher gewohnt ist und gar nicht zulässt, dass es eine völlig neue, bisher nicht bedachte Lösung geben könnte.

Vielleicht ist die gesamte Struktur falsch. Vielleicht sollte es auch so sein, wie es im Wilden Westen früher war, dass eine Stadt einen Sheriff wählt. Sicherlich wäre es gut, wenn die einzelnen Staaten ähnlich wie in Amerika eigene Regierungen hätten, die auch in der Lage wären, etwas gegen die Hauptregierung zu unternehmen. Ich finde, Amerika ist gerade ein sehr gutes Beispiel dafür, dass sich einzelne Bundesstaaten komplett durchsetzen, obwohl die Regierung dagegen war. Davon kann man lernen und dieses Modell vielleicht etwas umbauen. Man könnte das Verhalten der Macht in Deutschland, welches durch eine einfache Erkältungskrankheit außer Kraft gesetzt wurde, als mahnendes Beispiel nehmen, neue Strukturen zu finden.

Unsere Strukturen sind zu komplex geworden. Unsere Gesetze sind nicht mehr durchschaubar. Es wird dringend Zeit, die Fehler der Vergangenheit zu erkennen und zu beseitigen. Wir brauchen einen demokratischen Prozess für ein für Menschen verständliches Recht. Richter sollten mehr Entscheidungsgewalt haben und es sollte grobe Orientierungsrichtlinien geben, um juristische Spitzfindigkeit zu vermeiden.

Die allen voran wichtigste Änderung ist jedoch: Grundrechte sind nicht veräußerlich, niemals, unter keinen Bedingungen, auch nicht in einer Pandemie.

Kapitel 33: Wahre Freundschaft und Unterstützung

Ich fand innerhalb der letzten 18 Monate viele echte Freunde. Menschen, die für mich alles riskieren. Menschen, die mir anbieten, mich zu verstecken oder mir ein Fahrzeug zur Verfügung zu stellen oder mich finanziell zu unterstützen. Ich traf diese Menschen zum größten Teil noch nie vorher. Sie erwarten keine Gegenleistung von mir, sie wollen mir helfen, weil ich ihnen half. Doch, hier half ich ihnen, ich sprach mit ihrer Stimme, ich sagte das, was sie gerne gesagt hätten und ich half ihnen aus ihrer Angst. Ich kann es nicht mehr zählen, wie viele Menschen mir sagten, dass ich ihnen, nicht nur im übertragenen Sinne, das Leben rettete. Sie waren so verzweifelt, sie waren so voller Angst, dass sie sich nicht mehr in der Lage sahen zu leben. Ich erklärte ihnen, dass es keinen Grund dafür gäbe, Angst zu haben. Ich half ihnen in der Stunde der Not und ich zeigte für sie mein Gesicht. Ich wusste das nicht, ich tat es nicht für irgendjemanden, ich tat es für die Wahrheit, für mein Gewissen und für meine Kinder. Ohne es zu wissen, berührte ich damit das Herz von vielen Menschen. Sie ließen mich in ihr Herz ein und wir wurden Teil einer gemeinsamen Familie. Einer Familie, die sich gegenseitig stützt und unterstützt und die sich tröstet, wenn man traurig ist, und die sich hilft, wenn man in Not ist. Ich lernte auch das andere Extrem kennen. Menschen, die ich zu meinen Freunden zählte und die mich seitdem ignorieren. Teilweise drücken sie sich um ein Gespräch herum und sagen, dass wir sprechen, wenn alles vorbei ist. Dann ist das leider für viele zu spät. Wir müssen miteinander reden. Ein Freund wird mir zuhören und ein Freund wird mir erst mal mehr glauben als dem Fernseher, egal wie verrückt es klingt, was ich gerade sage. Daran erkennt man Freunde. Freunde müssen nicht meiner Meinung sein. Viele meiner Freunde sind nicht meiner Meinung, aber sie müssen mir zuhören, sie müssen versuchen zu verstehen, was ich sage. Ich kann das alles nicht zurückgeben, was ich an Liebe und Geschenken erhielt. Ich kann nicht jedem Danke sagen. Ich hoffe, dass jeder ein Stück meiner Dankbarkeit abbekommt, wenn ich mich bei allen bedanke. Es war zu viel, es waren zu viele Geschenke, es waren zu viele Briefe, es waren zu viele Bücher und es war zu wenig Zeit, um diesen Sachen gerecht zu werden. Ich freue mich darauf, viele Menschen kennenzulernen. Ich freue mich, von ihnen zu lernen und ich lernte gerade auf der Coronainfo-Tour sehr viel von Menschen, die ich früher für Spinner gehalten hätte. Ich hätte mich früher für einen Spinner gehalten, weil ich nicht bereit war für die Wahrheit, weil ich nicht bereit war, Sichergestelltes zu hinterfragen. Es musste erst eine furchtbar schlecht inszenierte Pandemie daherkommen, dass ich auch andere Sachen hinterfragte. Ich bin sehr dankbar, ich bin sehr ergriffen.

Ich bekam sehr intime Geschichten von Menschen erzählt, die mich nicht kennen. Man brachte mir sehr viel Vertrauen entgegen und setzte es in mich. Das ist viel Verantwortung. Jeden Tag versuche ich, dieser Verantwortung gerecht zu werden und etwas davon zurückzugeben, indem ich den Menschen Hoffnung bringe, Stärke gebe und die Angst nehme. Das ist alles, was ich tun kann, das ist alles, was ich geben kann und ich tue es gerne. Wenn ich nur einem einzigen Menschen das Leben schenkte, weil ich ihm die Angst nahm, dann hat sich meine Arbeit schon gelohnt. Aber ich weiß, dass es viele Hunderte von Menschen sind, denen ich helfen konnte, die Angst zu überwinden. Denen ich helfen konnte, die Wahrheit zu erkennen und denen ich helfen konnte, vor sich selbst geradezustehen, weil sie merkten, dass sie nicht alleine sind. Wir bauen gerade eine neue Welt. Eine Welt aus Menschen, die mit wachen Augen durch sie hindurchschreiten. Es ist wie eine Welt von großen Kindern, die mit ungläubigem Staunen wahrnehmen, dass es den Weihnachtsmann gar nicht gibt, aber gleichzeitig erkennen, dass es einen Grund für diese Geschichte gab. Manche von den Geschichten, die man uns erzählte, waren vielleicht gut. Ursprünglich wollte man uns vielleicht schützen, doch irgendwann wurden die Lügen zu komplex und es entstand eine Scheinwirklichkeit. 2020 ist der Beginn einer neuen Zeitrechnung.

Das Jahr wird als die Zeit des Erwachens in die Geschichte der Menschheit eingehen. Es ist wichtig, dass diese Zeit kam und sie kam vielleicht gerade noch rechtzeitig. Wir müssen erleben, dass einer kleinen Gruppe von superreichen Menschen der Erfolg zu Kopf stieg und sie jetzt versuchen, Gott zu spielen. Das ist wie mit der Geschichte von dem Butt im See: „Meine Frau, die Ilsebill, will nicht so, wie ich es will."
Die Geschichte eines Fischers, der einen Fisch mit Zauberkräften aus dem Wasser zieht und sich von ihm einen Wunsch erfüllen lässt. Dieser Wunsch wird von seiner maßlosen Frau immer wieder kritisiert, sie möchte immer mehr und möchte am Ende der Herrgott selbst sein. Und als sie so weit gekommen ist, zerfallen alle Errungenschaften zu Staub und sie ist wieder so arm wie eine Kirchenmaus.

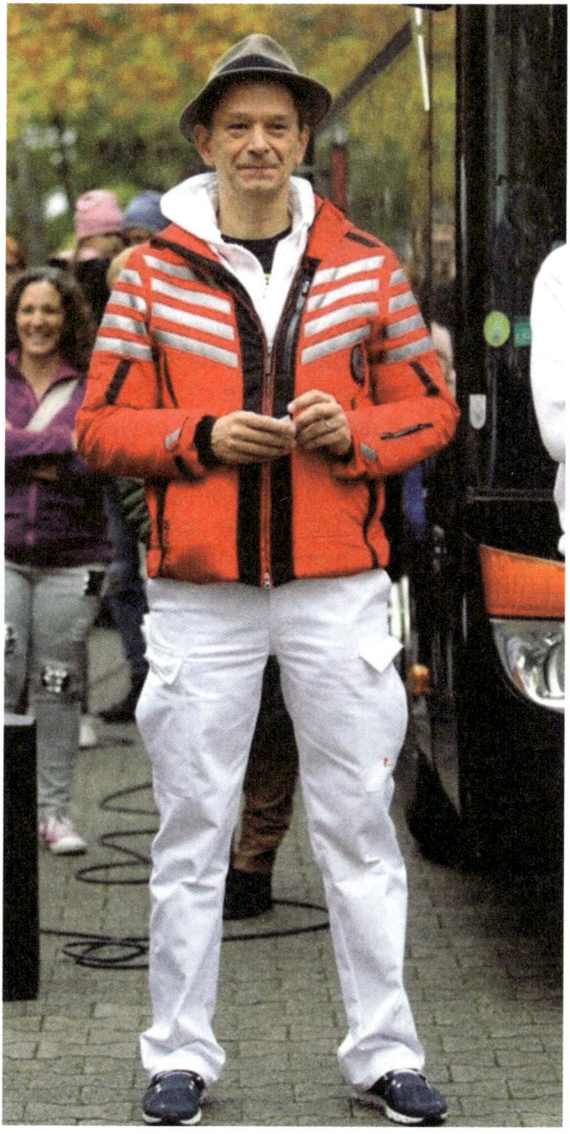

Bodo Schiffmann mit den 3 anderen Busketieren unterwegs
für eine bessere Welt

Ich glaube, an diesem Punkt der Geschichte sind wir jetzt angekommen und ich habe so viele Freunde, die diese Vision unterstützen, dass eine „schöne neue Welt" jetzt wahr werden wird, und zwar nicht so wie die, vor der uns Aldous Huxley in seinem Buch warnte.

Kapitel 34: Banken und Politik

Wenn ich sagen würde, ich wäre überrascht gewesen, als mir meine Hausbank nach über 30 Jahren Treue ohne Angabe von Gründen das Konto kündigte, dann hätte ich maßlos untertrieben. Ich war, seit ich Jugendlicher war, bei der Deutschen Bank Kunde.
Ich hatte dort mehrere Sparkonten und auch mein Privatkonto sowie einen engen und persönlichen Kontakt zu meinem Bankberater. Auch mein Vater war dort immer Kunde gewesen. Eines Tages fand ich in meinem Briefkasten ein Schreiben, in dem mir mitgeteilt wurde, dass die Deutsche Bank sich dazu entschlossen hat, ihre Beziehungen mit mir fristgerecht mit einer Frist von drei Monaten zu kündigen. Ich setzte mich darauf mit der Bank in Verbindung und ließ mich kreuz und quer durch verschiedene Abteilungen verbinden. Es hätte mich brennend interessiert, wie sie die Kündigung begründeten, aber sie wollten sie gar nicht begründen, sie hatten kein Interesse daran.

Ich bekam am Ende folgende Auskunft: Sie als Kunde haben das Recht, das Konto ohne Angabe von Gründen fristgerecht zu kündigen. Dasselbe Recht haben wir als Bank auch. Wir nehmen uns das Recht, Ihnen Ihr Konto zu kündigen. Wir können gut verstehen, dass Sie diese Antwort nicht befriedigt. Sie werden keine andere Antwort bekommen.

Ich war nicht alleine. Ralf Ludwig, Markus Haintz, die Ärzte für Aufklärung, Anselm Lenz, Jens Wernicke und viele andere bekamen ungefähr zum selben Zeitpunkt ihre Konten gekündigt. Bei verschiedenen Kreditinstituten und auch sie haben nie erfahren, warum man ihnen die Konten kündigte.

Alle Namen, die ich nannte, sind Aktivisten, die versuchten, die Regierung vor einem Fehler zu bewahren. Es handelt sich um Anwälte, Journalisten und Ärzte, die verzweifelt versuchten, ihre Sicht und Einschätzung der epidemischen Lage mit der Bevölkerung oder anderen Experten zu teilen.

Wenn man zu einer völlig anderen Einschätzung in Bezug auf eine potenzielle Bedrohung der menschlichen Art kommt, dann würde man eigentlich erwarten, dass jedes Hilfsangebot mit in die Beurteilung der Lage einfließt. Wenn das nicht passiert, dann ist das ein Hinweis dafür, dass man diese Lage selbst kreiert und erfunden hat und deswegen nicht möchte, dass jemand sie kritisiert.

Welche Macht ist in der Lage, verschiedene Banken nahezu zur selben Zeit dazu zu bringen, ihre Geschäftsbeziehung mit kritischen Bürgern zu kündigen? Die Frage ist im Grunde genommen sehr einfach zu beantworten: Derjenige, dem die Banken wirklich gehören. Wer glaubt, dass es sich hier um unabhängige Kreditinstitute handelt, den muss ich enttäuschen. Auch diese Banken gehören letztendlich jemandem. Es gibt ganz wenige Familien, die im Grunde genommen die gesamte Welt besitzen. Auch das musste ich lernen, auch das konnte ich erst nicht glauben.
Auch Geschäftsräume wurden gekündigt, Ken Jebsen, Dr. Kirsten König, Demokratischer Widerstand und auch unsere Praxisräume. Das ist besonders faszinierend, weil es sich um eine Gemeinschaftspraxis handelt und sich meine Frau nie auch nur einmal kritisch äußerte oder in Erscheinung trat. Sie wurde in Sippenhaft genommen. So arbeitet man eigentlich in totalitären Staaten, dass man Systemkritiker wirtschaftlich zerstört, ihnen die Arbeitsmöglichkeiten nimmt und die Konten einfriert.

Auch unsere Geschäftskonten bei der Deutschen Apotheker- und Ärztebank kündigte man uns. Auch hier wurde der Bankberater weder informiert, noch konnte er erklären, warum man uns nicht mehr als Kunden haben möchte. Die Vertriebsleitung traf die Entscheidung. Sind wir schlechte Ärzte, weil wir uns an das Genfer Gelöbnis halten? Sind wir schlechte Ärzte, weil wir uns auch unter Druck nicht dazu zwingen lassen, gegen unsere Patienten zu handeln. Wie ist es möglich, dass die Deutsche Apotheker- und Ärztebank sich gegen wissenschaftlich arbeitende Ärzte stellt? Das Lustige an der Covid-19-Erkrankung ist, dass es keinerlei Evidenz für das Vorliegen einer Pandemie gibt. Dass es keine wissenschaftlichen Arbeiten gibt, die Lockdown oder Masken unterstützen würden und dass es den wissenschaftlichen Nachweis gibt, dass die als Impfungen bezeichneten Gentherapien mehr schaden als nutzen.

Die Deutsche Apotheker- und Ärztebank machte sich damit in besonderem Maße schuldig. Weil sie Ärzte bestraft, die nicht zum System gehören. Im Übrigen handelte diese Bank auch bereits in den Dreißigerjahren ähnlich. Damals hieß sie noch Apothekerbank. Es lohnt sich, hier ein bisschen zu recherchieren. Unliebsame Ärzte, deren Gesinnung nicht zu der des Staates passt, sind hier keine gern gesehenen Kunden.

Wir brauchen ein anderes Bankensystem. Wir brauchen ein Bankensystem, das von den Bürgern kontrolliert wird und nicht von der Großfinanz. Wir brauchen eine einseitige Kündigungsoption für den Kunden, ohne dass die Banken dem Kunden kündigen dürfen. Banken sollten keine Aktiengesellschaften sein, sondern wirtschaftliche Unternehmen, die mit ihren Kunden zusammenarbeiten. Der Erfolg des Kunden sollte der Erfolg der Bank sein, der Misserfolg des Kunden sollte die Bank dazu bringen, dem Kunden zu helfen, damit er wieder Erfolg hat.

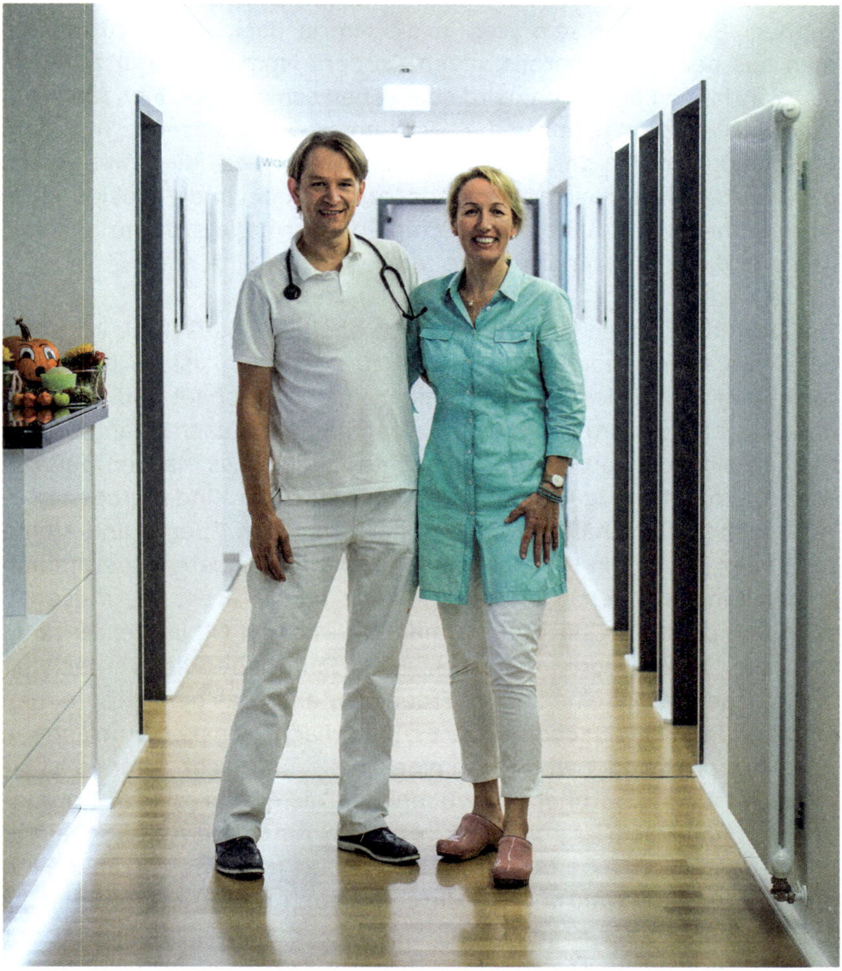

Dr. Mechthild und Dr. Bodo Schiffmann in ihrer (ehemaligen) Praxis

Kapitel 35: Der Kaninchenbau

Es gibt die wunderbare Geschichte von Alice im Wunderland, die einem weißen Kaninchen in den Kaninchenbau hinein folgt. Sie kommt in eine Zauberwelt und versucht einen Ausgang zu finden, um wieder in die Realität zurückzukommen. Das weiße Kaninchen spielt auch eine große Rolle in dem gigantischen Kinofilm Matrix von den Wachowski-Brüdern. Auch hier beginnt der Film damit, dass der Computerhacker Neo die Anweisung bekommt, einem weißen Kaninchen zu folgen. In seinem Fall ist es ein Tattoo auf dem Oberarm einer jungen Frau. Er folgt ihr in eine Bar oder eine Disco und dort lernt er Trinity kennen. So beginnt sein Weg in die Matrix oder eigentlich müsste man aus der Matrix heraus sagen. In dem Moment, wo er anfängt, die Wahrheit zu erkennen, wird sein Leben schwieriger. Man fängt an, Jagd auf ihn zu machen und er wird unter Druck gesetzt. Trotzdem entscheidet er sich dazu, die rote Pille zu nehmen, die unweigerlich dazu führen wird, dass er nie wieder zurück kann in die Illusion, dass wir eine heile Welt haben mit netten Politikern, die sich um uns sorgen und die nicht primär private Interessen im Sinn haben.

Im Laufe der letzten Monate hatte ich häufiger das Gefühl, ich hätte eine rote Pille genommen. Um das zu verstehen, ist es ganz hilfreich, wenn man sich ein paar meiner Videos anschaut und vielleicht mit dem ersten vom 14. März 2020 anfängt. Ich dachte lange, dass Masken sinnvoll wären, und ich dachte lange, dass Masken nützlich wären. Ich hätte sogar empfohlen, dass sie auch Kinder tragen sollten. Aber ich beschäftigte mich danach mit dem Thema und stellte fest, dass Masken in Wirklichkeit sogar bei den meisten Operationen keinen Sinn machen. Das war für mich hochinteressant, muss ich zugeben, denn als Chirurg trug man natürlich im OP immer Masken. Dass die Masken dort tatsächlich einen Sinn haben, ist vernachlässigbar, aber das ist eine andere Frage. Nur auch das hinterfragte man niemals. Ich glaube schon, dass es Sinn macht, Masken zu tragen in einer Arztpraxis oder wenn man eine Operation macht. Aber es ist sicherlich lohnend darüber nachzudenken. Das gleiche gilt für Impfungen. Ich habe Gegner immer für verantwortungslose Ärzte gehalten, die im Mittelalter leben, weil die Impfungen ja so viele Krankheiten ausrotteten. Die Wahrheit ist, die Impfungen hatten keinen Einfluss auf den Verlauf der Krankheiten. Das, was man uns zeigte, war nur ein kleiner Ausschnitt der Kurve, wie die Krankheit sich zu diesem Zeitpunkt entwickelte. Es ist ungefähr so, als wenn ich am Meer stehe

und genau weiß, dass die Ebbe kommt, magische Handbewegungen mache und behaupte, ich wäre schuld daran gewesen, dass das Wasser zurückwich. Die Impfungen wurden einfach zu einem Zeitpunkt eingeführt, als die Krankheit in den Körpern der Menschen bekannt war und die Menschen einfach nicht mehr krank wurden. Es ist eine Illusion. Ich kannte keine Kabale. Rothschilds, Soros und Gates waren für mich einfach Familien. Ich machte mir auch keine Gedanken darüber, dass nahezu alle Medienhäuser denselben Besitzern gehören und diese darüber bestimmen, was in den Medien veröffentlicht wird und was nicht. Ich war davon überzeugt, dass jeder in Deutschland frei seine Meinung äußern kann, dass wir ein demokratisches Land sind und in einem Rechtsstaat leben. Das ist zu dem Zeitpunkt, wo ich dieses Buch schreibe, definitiv nicht mehr der Fall. Vorausgegangen war ein sensationelles Urteil in Weimar. Ein Familienrichter hat zugunsten einer Familie entschieden, dass die Kinder in der Schule keine Maske mehr tragen müssen und hat auch das Maskentragen generell in der Schule verboten. Im Vorfeld hatte er Gutachter angefordert und berechtigte Fragen gestellt, sowohl an die Regierung wie auch an die Eltern. Er bekam ein 172 Seiten dickes Gutachten von anerkannten internationalen medizinischen und wissenschaftlichen Kapazitäten. Er erhielt keinerlei Information von Seiten des Staates und so blieb ihm gar nichts anderes übrig als zugunsten der Kläger zu entscheiden.
Soweit ist es nicht ungewöhnlich, nur wurde diesem Richter Rechtsbeugung vorgeworfen und er bekam eine Hausdurchsuchung. Im weiteren Verlauf wurde bei dem Richter eine weitere Hausdurchsuchung gemacht, auch bei seiner Verteidigerin und bei mehreren Wissenschaftlern. Das ist ein einmaliges Vorgehen. Schon die Hausdurchsuchung und der Vorwurf der Rechtsbeugung alleine sind in der Bundesrepublik Deutschland vorher noch niemals vorgekommen. Der Richter hat sich nichts vorzuwerfen und maximal transparent gearbeitet und hatte gar keine andere Wahl, als ein solches Urteil zu fällen, weil der Staat es nicht für nötig hielt, irgendeine Frage zur Urteilsfindung zu beantworten. Die Antwort, warum der Staat das nicht machte, ist sehr einfach: Erstens hatte er vorausgesetzt, dass die Richter so entscheiden, wie der Staat es vorgibt. Zweitens hat er keine Argumente. Es gab keinen Nachweis für die Wirksamkeit von Masken, Abständen oder Lockdown. Das ist wissenschaftliche Tatsache, eine wissenschaftliche Tatsache, die weltweit ignoriert wird. Aber nicht mehr lange, denn mittlerweile ist die Lüge so gigantisch geworden, dass jeder sie sieht.

Es macht Spaß, in diesen Kaninchenbau hineinzugehen und man erlebt jeden Tag etwas Neues. Bei vielem, wo einem das Bauchgefühl sagte, dass hier etwas nicht stimmen kann, zeigt sich im Nachhinein, dass man mit seinem persönlichen Empfinden besser lag als mit dem, was man über die Zeitungen mitgeteilt bekam. Es ist wichtig, dass wir wieder ein Vertrauen in unser Bauchgefühl und einen gesunden Zweifel bekommen. Wir müssen wieder lernen, unsere Informationen selbst zu suchen und wir müssen aufhören, Menschen zu vertrauen, die im Grunde genommen nur Geld verdienen wollen. Wir brauchen Menschen, die die Wahrheit aufdecken, und es gibt viel aufzudecken. Wir werden Jahrzehnte brauchen, um all die Lügen zu verstehen, die in den letzten hundert, vielleicht sogar tausenden Jahren gestrickt wurden. Ich sagte es an einer anderen Stelle schon einmal: Für mich wird 2020 nicht als das Jahr der Pandemie in die Geschichtsbücher eingehen, sondern als das Jahr des Erwachens. Denn eine Pandemie gab es nicht, stattdessen aber viele Menschen, die die rote Pille nahmen. Und wer den Film Matrix noch nicht sah, der sollte ihn mindestens dreimal ansehen, weil erst beim dritten Mal versteht man ihn.

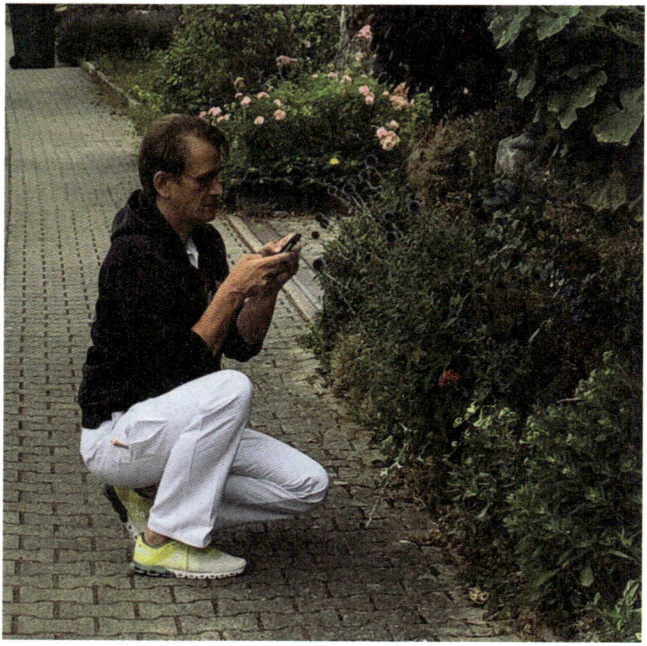

Der Entstehungsmoment des berühmten Blumenfotos ...

Kapitel 36: Gute Religion, böse Religion

Religionen sind Weltanschauungen. Es gibt unzählig viele, aber viele sind sich doch sehr ähnlich. Allen gemeinsam ist der Glaube, der Glaube daran, dass etwas existiert, das so groß ist, dass man es nicht fassen kann. Ich studierte viele Religionen und Philosophien, befasste mich damit und war erstaunt, wie viele Gemeinsamkeiten sich sowohl in den Naturreligionen wie auch in den großen Religionen finden lassen; dem Judentum, dem Christentum, dem Islam, dem Buddhismus (wobei man beim Buddhismus eher nicht von einer Religion reden sollte) oder auch dem Humanismus.

Alle diese Religionen sind gute Religionen, wenn sie an das Gute im Menschen glauben, wenn sie daran glauben, dass man, wenn man Gutes tut, Gutes erhält, und wenn sie an die Liebe glauben und an das Vertrauen. Ähnliches kann man auch für den Glauben der Naturvölker sagen. Dann gibt es aber auch Religionen, die nur dazu dienen, sich selbst zu bereichern und irgendwelche fremden Mächte oder Dämonen für sich arbeiten zu lassen, um andere zu beherrschen. Hier dürften das Bekannteste der Satanismus und verschiedene Hexenkulte sein. Es ist das alte Spiel zwischen Gut und Böse. Das Erstaunliche ist, dass es auch hier große Gemeinden gibt und dass insbesondere unter den Reichen auf dieser Welt, wo sich viele offensichtlich mehr dem Satanismus öffneten als an gute Mächte zu glauben. Ich sah in den letzten Monaten verstörende Bilder, von Ritualen, auch von menschlichen Opferritualen, von Menschen, die entmenschlicht Blut trinken und Menschenopfer bringen, wie man sowas eigentlich nur aus der Antike kennt, wenn man Berichte über die Mayas sieht. Es scheint ganze Netzwerke von ihnen zu geben und es ist erschreckend, dass es sich hierbei leider nicht um eine Illusion handelt, sondern dass sie Realität sind. Es wird Zeit, diese Schattenkreaturen in das Licht zu ziehen, denn das ist das, was sie fürchten. Satanisten möchten Dämonen für sich arbeiten lassen und agieren gerne im Hintergrund. Sie schrecken auch nicht davor zurück, als Christen aufzutreten oder in Kirchen zu gehen.

Ich freue mich, dass ich viele Schwestern und Brüder in den Lichtreligionen habe. Ich persönlich beschäftigte mich zuvor nie ernsthaft mit der Offenbarung des Johannes, die den Abschluss der Bibel bildet. Die Offenbarung des Johannes beschreibt das Jüngste Gericht und den Sieg über Satan. Es ist der Endkampf der Bibel. Es ist nicht so, dass damit das Ende aller Zeiten beschrieben ist. Das kann ich zumindest nicht herauslesen. Ich glaube eher, dass es das Ende der Bibel ist. Interessant ist auch, dass an diesem Tag die Propheten wieder kommen und auch im Koran kommen die Propheten inklusive Jesus wieder auf die Erde. Ich glaube, das ist ein Neuanfang. Ein Neuanfang, in dem sich die Menschen, die an Gott glauben, neu organisieren und es wird Zeit für eine neue, gemeinsame Heilige Schrift. Es ist die Zeit, wo die großen Weltreligionen verschmelzen werden und es keinen Grund mehr gibt, Kriege im Namen des Glaubens gegeneinander zu führen.

Die Religionen der Schatten werden allerdings vergehen und die Menschen, die den falschen Göttern gefolgt sind, werden bestraft werden. In der Offenbarung spricht man von Malzeichen des Tieres und hierbei handelt es sich nach meinem Verständnis um die Impfung. Die Menschen, die den dunklen Priestern vertrauten, zu denen zählen auch die Politiker und die Pharmaindustrie sowie die Hochfinanz und die Menschen, die sich impfen ließen, denn sie vertrauten einem Götzen und nicht unserem Vater im Himmel. Sie hatten kein Urvertrauen. Dieses Vertrauen trug mich. Ich weiß, dass viele über dieses Kapitel den Kopf schütteln werden und ich weiß, dass viele sich darüber lustig machen werden. Es ist mein Glaube, dass es so kommen wird, und es ist mein Glaube, dass die Religionen miteinander verschmelzen werden, weil wir alle gemeinsam nur einen himmlischen Vater haben.

Jeder hat das Recht, sich über meinen Glauben lustig zu machen.
Jeder hat das Recht, sich sein eigenes Bild zu machen. Ich bin froh, dass ich die Offenbarung des Johannes jetzt zu einem großen Teil verstanden habe. Zuvor war es ein Buch, zu dem man keinen Zugang finden konnte. Es ist spannend, dieses Kapitel immer wieder zu lesen mit dem Wissen, das wir jeden Tag zusätzlich erhalten. Dazu ein anderes Bibel-Zitat aus dem Abschnitt Hebräer:

Es ist aber der Glaube eine gewisse Zuversicht, dass man hoffet und ein nicht Zweifeln an dem, was man nicht sieht.

Kapitel 37: Der Mensch, das schlimmste Raubtier

Als man bei uns das zweite Mal eine Hausdurchsuchung machte, waren wir danach irgendwie traumatisiert. Bei jedem Fahrzeug, das vorfuhr, ob es ein Paketbote war oder einfach nur die Müllabfuhr, hatten wir Angst, dass wieder jemand kommt, in unser Haus einbricht und uns Sachen wegnimmt. Es ist was anderes, wenn du etwas anstellst und die Polizei kommt, als wenn du ein reines Gewissen hast und du wirst trotzdem eingeschüchtert. Hausdurchsuchungen sind ein hervorragendes Mittel, um den Ruf eines Menschen zu ruinieren. Es ist einfach entwürdigend, wenn sich irgendjemand durch deine privaten Schubladen wühlt und auch keine Rücksicht darauf nimmt, ob Kinder anwesend sind oder nicht. Unsere „Straftat" als Arzt besteht darin, dass wir Atteste ausstellten. Dabei ist das der Alltag eines Arztes und bis zum heutigen Tag kann ich mit gutem Wissen und Gewissen sagen, dass jedes Attest berechtigt war. Ich gehe allerdings auch so weit zu sagen, dass es keine unberechtigten Atteste gibt, weil mittlerweile unsere Meinung hundertmal wissenschaftlich bestätigt wurde - dass Masken schaden, aber nicht nutzen.

Auf jeden Fall haben wir uns vier Koffer mit Handgepäck mitgenommen und beschlossen, nach Sansibar zu reisen, um Abstand zu gewinnen und die Angst wieder zu verlieren. Ich war noch nie vorher in Afrika und ich muss zugeben, dass ich zunächst schockiert war, wie die Menschen dort leben müssen. Afrika ist ein armes Land, auch wenn wir Europäer in schönen Hotels untergebracht werden. Man muss das Hotel nur verlassen und schon sieht man, wie es den Menschen geht. Es ist im Grunde genommen unverständlich, denn dieses Land ist ein reiches Land. Es gibt in Tansania alle Arten von Früchten, Bananen, Melonen, Kokosnüsse. Es gibt Kaffee, Mangos, Papayas usw. Die Menschen arbeiten hart, aber sie bekommen kaum Geld für das, was sie tun. Die Hotels gehören ausländischen Investoren, die sehr viel Geld von den Touristen erhalten und den Mitarbeitern einen Hungerlohn bezahlen. Die Menschen sind immer noch Sklaven in diesen Ländern. Man gibt ihnen nur nicht mehr die Peitsche. Der Mensch schreckt nicht davor zurück, seine eigene Spezies auszunutzen und auch im Zweifelsfall verhungern zu lassen. Das passiert gerade in Madagaskar. Auch in Tansania geht es den Leuten nicht gut, denn sie leben von Tourismus. Durch die Maßnahmen in Bezug auf die Pandemie sterben in den armen Ländern Millionen von Menschen, ohne dass sie Kontakt zu irgendwelchen Krankheitserregern hatten. Der

Krankheitserreger ist der Mensch. Der Mensch tötet Menschen für seinen Profit und es passiert nicht nur in Afrika, sondern im Moment weltweit. Profitieren werden nur Politiker, die Pharmaindustrie und einige wenige superreiche Familien. Für den Rest geht die Welt über Leichen und behauptet sogar, es ginge darum, Leben zu retten und um Solidarität. Es ist eine Solidarität mit einer kleinen Elite, es ist ein Verbrechen gegen die Menschheit.

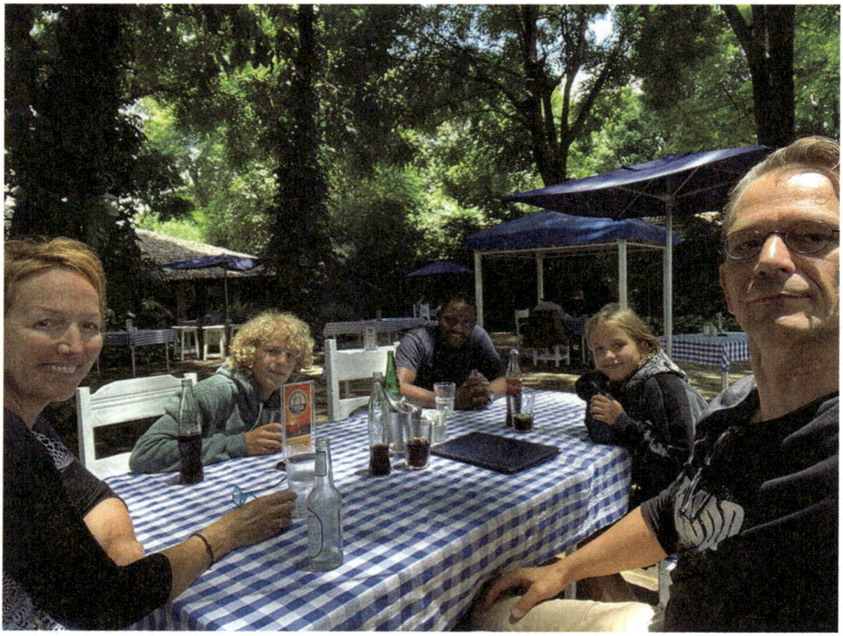

Familie Schiffmann in Afrika

Wir brauchen ein neues Bewusstsein, wir brauchen ein Wir-Gefühl. Und auch hier ist bei einer kleinen Gruppe Menschen in der Welt dieses Wir-Gefühl durch die Widerstandsbewegung entstanden. Wir sind eine neue Familie geworden. Eine Familie, die sich über alle Länder die Hand gibt. Wir spüren, dass wir zusammengehören und helfen uns gegen die Angriffe der blinden Masse. Es ist schön, überall auf der Welt gleichgesinnte Menschen zu treffen, und es gibt sie wirklich überall. Zum ersten Mal in der Geschichte der Menschen hat sich ein Grenzen überschreitendes Netzwerk gebildet, mit dem Ziel, eine bessere Welt zu bauen und Menschen vor Schaden zu schützen. Es ist ein Keim, es ist eine zarte Pflanze, aber sie hat bereits Wurzeln gebildet und sie verteilt sich immer weiter. Sie wird von einem auf den nächsten Tag sehr stark wachsen und in der Lage sein, sich gegen Schädlinge selbst zu wehren. Die Bestien unter den Menschen haben keine Zukunft, denn sie werden bald keine Opfer mehr finden. Dann werden sie verhungern. Wir sind die Saat für eine gemeinsame Zukunft auf dieser Welt.

Kapitel 38: Freunde in der Not. Fluchtpunkte

In der Schule lernten wir, dass in Zeiten des Krieges Menschen bereit waren, andere zu verstecken. Diese Menschen hatten eine noch größere Gefahr, dafür bestraft zu werden, als die, die versteckt wurden. Diese Fluchthelfer wurden dadurch genauso zu Verfolgten und zu Opfern.

Es ist keine Geschichte mehr. Wir kennen Eltern, die ihre Kinder verstecken müssen, weil sie sonst geimpft oder der Familie weggenommen werden. Man entzieht ihnen das Sorgerecht. Obwohl nach europäischem Recht, welches höher steht als das nationale Recht, niemand dazu gezwungen werden kann, geimpft zu werden, haben wir bereits jetzt faktische Impflicht gegen zum Beispiel Masern, aber auch gegen Covid-19. Beides macht bei wissenschaftlicher Betrachtung keinen Sinn. Es ist interessant, dass ich das sage, denn vor anderthalb Jahren hätte ich noch für eine Masernimpfpflicht plädiert. Ich schaute mir jedoch nie an, wie viele Menschen durch Masern zu Schaden kommen, und schon gar nicht schaute ich mir an, wie viele Menschen durch Masernimpfungen zu Schaden kommen. Es ist keine Überraschung, dass meine persönlichen Nachforschungen ergeben haben, dass es keinerlei Sinn macht, gegen Masern geimpft zu werden. Es gibt keinen erkennbaren Nutzen der Impfung, aber es gibt Schäden. Warum hat man uns das nicht beigebracht? Eltern informieren sich umfassender als Schulmediziner und wollen ihre Kinder schützen. Sie entschließen sich dazu, sie nicht impfen zu lassen. Dadurch laufen sie Gefahr, ihre Kinder zu verlieren. Andere Menschen verstecken sie. Die bekanntesten Redner der Querdenken-Bewegung haben Vorsorge getroffen und haben einen Plan B. Auch wir haben Menschen, die bereit sind, uns mit ihrem eigenen Leben zu beschützen und die uns Unterschlupf bieten. Wie kann es sein, dass sich in einer freiheitlichen Demokratie Menschen über sowas Gedanken machen. Vielleicht sind wir paranoid. Aber wo ist die Grenze? Es hat schon unzählige Hausdurchsuchungen gegeben bei Ärzten, Wissenschaftlern, Anwälten und auch Richtern. Es wird noch schlimmer. Es hat Hausdurchsuchungen bei Patienten gegeben und nicht nur bei einzelnen. Sie haben noch nicht einmal die Möglichkeit, sich zu verteidigen, es wird von vornherein davon ausgegangen, dass dieses Attest, das sie verwenden, unrechtmäßig verwendet wird. Niemand untersucht sie, niemand hört sich ihre Argumente an, niemand sieht sich wissenschaftliche Studien an. Mittlerweile ist, wie erwähnt, eindeutig wissenschaftlich bewiesen, dass Masken nur schaden, aber nichts nützen, weder bei Erwachsenen noch bei Kindern. Aber ist es nicht großartig, dass sich Menschen von sich aus als Schutzschilde anbieten, um anderen zu helfen. Das ist selbstlos, es hat sich sogar eine Organisation gebildet, die heißt H.E.L.F.A. Gegründet wurde sie von niemand anderem als Superman persönlich.

Es gibt einen Aktivisten in der Bewegung, der sich im Sommer als Superman verkleidet und auch als solcher eine Rede hält. Im Winter ist er als Weihnachtsmann unterwegs. Er ist ein unheimlich netter Mensch. Er ist nicht verrückt, er hält sich nicht für Superman, aber er sieht in diesem Helden ein Symbol für einen Menschen, der sich für andere einsetzt, diesen selbstlos hilft und den Menschen Hoffnung gibt. Er trägt das Kostüm, um Menschen Hoffnung zu geben und auch, um ihnen ein Lächeln ins Gesicht zu zaubern. Ich freue mich

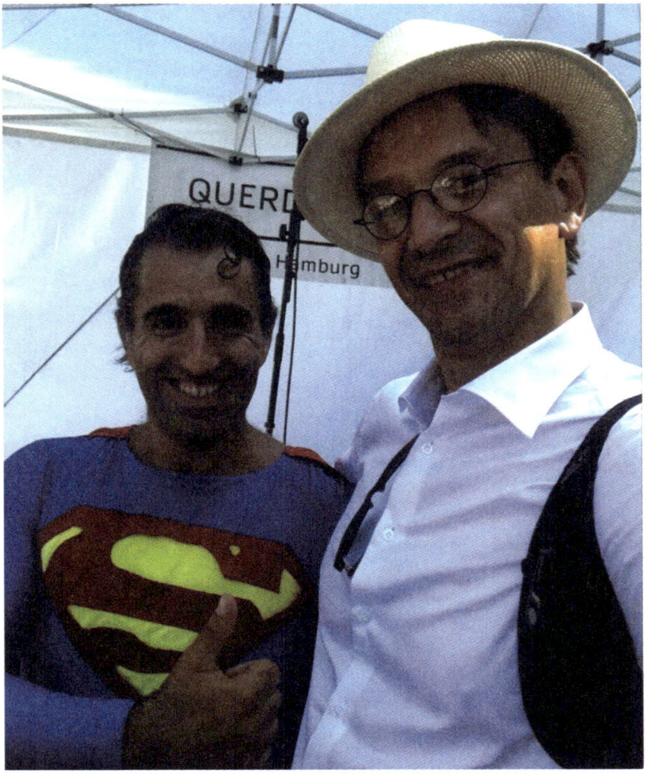

„Superman" mit Bodo Schiffmann

immer, wenn ich ihn sehe. Wer trifft nicht gerne Superman? Für mich ist er ein Superman, denn er ist einer von den Freunden in der Not, die sich vor andere Menschen stellen, um sie zu verteidigen. Er hat genau das richtige Kostüm ausgewählt. Ich freue mich darauf, ihn bald wieder zu treffen. Wir haben mittlerweile eine gute Datenbank von Fluchtorten gefunden. Wir können Menschen helfen unterzutauchen und in Sicherheit zu kommen. Wir haben ein Netzwerk aufgebaut, das andere Menschen schützt, in dem es sie versteckt. Wie konnte es so weit kommen im Jahr 2020? Wir müssen das klären, aber wir müssen auch Strukturen schaffen, die sicherstellen, dass immer solche Fluchtpunkte existieren. Dazu brauchen wir Menschen wie unseren Freund Superman.

Kapitel 39: Finger weg vom Regenbogen

Der Regenbogen ist das Zeichen des Bundes von Gott mit allen Menschen und nicht nur mit den Menschen, sondern mit allem, was auf unserer Erde lebt. Er ist das Versprechen Gottes, dass es keine neue Sintflut geben wird, das heißt, dass er die Welt nicht noch einmal durch Wasser vernichten wird. Es heißt aber nicht, dass Gott sich um nichts mehr kümmert. Es ist ein Friedensbund. In der Bibel steht, denn die Berge mögen weichen und die Hügel wanken, aber meine Güte wird nicht von dir weichen und mein Friedensbund nicht wanken, spricht der Herr, dein Erbarmer. Es heißt aber auch im Matthäusevangelium, dass es danach noch Gerichte geben wird. In der Bibel steht: *Denn wie die Tage Noahs waren, so wird die Ankunft des Sohnes der Menschen sein. Denn wie sie in jenen Tagen vor der Flut waren: sie aßen und tranken, sie heirateten und verheirateten bis zu dem Tag, als Noah in die Arche ging und sie es nicht erkannten, dass die Flut kam und alle wegraffte, so wird auch die Ankunft des Sohnes des Menschen sein. Dann werden zwei auf dem Feld sein, einer wird genommen und einer gelassen, zwei Frauen werden einen Mühlstein mahlen, eine wird genommen und eine gelassen.*
In Matthäus steht, dass die Hälfte der Menschheit sterben wird.
Gott mag es nicht, wenn man seinen Namen schmäht.

Den Regenbogen wählte ursprünglich die Friedensbewegung, später auch die Lesben- und Schwulenbewegung, als Zeichen ihrer Friedensmission. Der Regenbogen, als Zeichen Gottes für die Verbundenheit und des Friedens, ist im Einsatz für den Frieden und aller Menschen untereinander auf der Erde ein nachvollziehbares Symbol. Genau dieses Symbol wurde jedoch in den letzten Jahren von Staaten, dem Weltwirtschaftsforum WEF (Agenda 2020) und vielen Großkonzernen (Rewe, Sixt, Banken ...), von Fußball-Clubs etc. für eine Mission gegen die Menschheit an sich gerissen, die mit dem Symbol ursprünglich nichts zu tun hatten. Das ist in meinen Augen Gotteslästerung.

Wenn Gott als Zeichen seiner Verbundenheit mit den Menschen den Regenbogen wählt, dann wird es ihm nicht gefallen, dass dieser mittlerweile zu einem Symbol für jede Form von Perversion geworden ist. Es ist kein Symbol für Trennung und für Vermischung der Geschlechter. Toleranz hat da eine Grenze, wo sie den guten Geschmack überschreitet und insbesondere die religiösen Gefühle verletzt. Wenn ich die Veranstaltungen sehe, die sich unter dem Zeichen des Regenbogens versammeln, dann hat es nichts mit dem Bund Gottes mit den Menschen zu tun, sondern es ist ein auf den Kopf Stellen der Symbole, für die die biblischen Glaubensgemeinschaften stehen. Ich spreche hier nicht nur von den Christen. Das Alte Testament eint zum größten Teil die Juden, die Moslems und die Christen. Es geht weiter in der Bibel. Matthäus 24,40 spricht von einer Gerichtsverhandlung: *Die eine, die weggenommen wird, wird durch das Gericht weggenommen genau wie die Sintflut die Ungläubigen wegnahm. Dagegen sind die, die gelassen werden, diejenigen, die von dem Gericht verschont bleiben und die in das Königreich, das bei der Erscheinung von Jesus Christus aufgerichtet wird, hineingehen.*

In der Offenbarung des Johannes geht es weiter und hier wird von dem Malzeichen des Tieres gesprochen. Es wird prophezeit, dass ein neues Königreich kommt, aber auch dieses nicht auf Dauer bleibt, denn am Ende kommt noch das Jüngste Gericht, wo alle gerichtet werden, und es wird eine neue Erde entstehen.

Ich sehe die Veranstaltungen, die unter dem Regenbogen stattfinden, mit Wut und Trauer, wie es der Mensch wagen kann, dieses Symbol zu entehren. Ich habe Freunde und Bekannte, die schwul oder lesbisch sind, ich verurteile sie deswegen nicht und ich finde, sie sollen so leben, wie es ihnen gefällt. Es gab zu allen Zeiten Menschen, die sich auch zum gleichen Geschlecht hingezogen fühlten und darin sehe ich auch nichts Böses. Das, was uns mittlerweile aber als normal verkauft wird, ist Perversion, wenn die Sprache vergewaltigt wird und ein drittes Geschlecht eingeführt wird, das man als divers bezeichnet, dann würde ich eher den Begriff pervers wählen.

Niemand wird gezwungen, an meinen Vater im Himmel zu glauben, jeder hat das freie Recht zu entscheiden, was er mit sich in seiner Freiheit macht. Jeder kann sich seine Vorlieben und Sexualpartner selbst wählen, wie er das möchte. Aber ich glaube nicht, dass es im Sinne der Schöpfung war, dass unsere Kinder verlernen, dass es Geschlechter gibt und dass die Beziehung zwischen Mann und Frau die Regel ist und nicht die Ausnahme. Es gibt doch in der Natur gleichgeschlechtliche Tierpaare und das ist gut so. Aber es gibt ein Verhältnis und die meisten Tiere leben in einer heterosexuellen Paargemeinschaft. Ansonsten wären alle Rassen auf dieser Erde längst ausgestorben.

Unser Wertesystem wird gerade gebrochen, das Zeichen ist der Regenbogen. Man wählte dieses Symbol absichtlich, und dies ist eine Verhöhnung unserer Religion, unserer Werte und unseres Glaubens. Gerade der IWF wählte dieses Symbol, um für seine neue Welt ein Zeichen zu setzen. Wir wissen von vielen Hauptakteuren, dass sie nicht nach biblischer Wertevorstellung leben, sondern sich in der Bibel höchstens in Sodom und Gomorrha wiederfinden würden. Jeder Mensch, jedes Tier merkt selbst, zu wem er sich hingezogen fühlt, und es ist eine Sünde, wenn man versucht, Menschen ihr natürliches Scham- und Schutzgefühl zu stehlen.

Ich habe es an anderer Stelle schon einmal erwähnt und gebe euch hier noch einmal einen Schlüssel zum Verständnis der Offenbarung, lesen müsst ihr sie selbst. Die große Hure ist die Hochfinanz und das Geld. Das Malzeichen des Tieres ist die Impfung. Es ist ein Götze, der angebetet wird, auch das ist ein klarer Verstoß gegen die großen Weltreligionen.

Ich wundere mich, dass sich so wenige Gläubige aus allen Glaubensgemeinschaften dagegen wehren, dass unsere Symbole beschmutzt werden. Ich wehre mich dagegen, dass der Regenbogen für Abartigkeit missbraucht wird.

Das Schöne an der Bibel ist, dass sie weiß, wie dieses erste Gericht ausgehen wird. Es kommt das 1000-jährige Reich von denen, die überlebt haben. Es ist ein zweites Gericht nötig nach dieser Zeit, um die letzten verbliebenen Anhänger der dunklen Mächte zu finden und zu bestrafen. Es ist so, als ob man etwas aussiebt. Die bösen Mächte werden sich in diesem 1000-jährigen Reich verstecken und noch einmal versuchen aufzubegehren, aber in der Zwischenzeit werden die Erwachten ihre Ruhe haben. In diesem nächsten Reich wird es für alle ersichtlich werden, wer verstanden hat, wie man nach Gottes Regeln lebt. Dann kommt das Jüngste Gericht und eine neue Erde.

Auch in Noahs Arche wäre Platz für mehr Menschen gewesen als für die geretteten acht. Die Menschen wollten aber nicht an Bord gehen. Es liegt an jedem einzelnen, ob er an Jesus Christus und unseren gemeinsamen Vater im Himmel glaubt oder nicht.

Für mich ist der Missbrauch des Regenbogens Blasphemie. Gotteslästerung und eine Sünde.

Kapitel 40: Der Verlust der Menschlichkeit

Es war ein Spiel. Man tastete sich schrittweise daran, ob die Menschen so weit sind, dass man alles mit ihnen machen kann. Die Eskalation wurde schrittweise vorangetrieben. Zunächst ganz harmlos, man sollte für ein paar Tage zuhause bleiben, auf Kontakte verzichten. Dann testete man, ob die Menschen bereit sind, ihre Religionen und deren Feiertage zu verraten. Auch das machten die Menschen problemlos mit. Dann überprüfte man, ob die Menschen es sich gefallen lassen, dass man ihnen verbietet, ihre lieben Verwandten und die Kranken zu besuchen. Die Menschen ließen es sich gefallen. Man eskalierte weiter: Jetzt wurde probiert, ob die Menschen ihre Angehörigen in der Not und in der Stunde des Todes alleine lassen. Sie ließen sie alleine. Man verbot Besuche. Man sperrte behinderte Menschen ein und folterte sie, indem man sie nur noch mit Masken versorgte. Auch das durfte passieren. Die Menschen legten noch nicht einmal mehr darauf Wert, ihren Freunden und Angehörigen ein letztes Geleit zu geben, wenn sie gestorben sind und auf den Friedhof gebracht wurden. Die Menschen haben es akzeptiert, dass sie sich nicht verabschieden durften.

Dann kamen die Kinder. Es kamen Kinder zu Schaden und wir bekamen die Information, dass Kinder starben. Man hat mich dafür ausgelacht und gesagt, ich würde tote Kinder erfinden und instrumentalisieren. Das habe ich nicht, ich habe deutliche Hinweise und Informationen bekommen, die nahelegen, dass diese Kinder nicht gestorben wären, wenn sie keine Maske getragen hätten. Die Gesellschaft akzeptierte, dass Kinder sterben!
Dann kam die Impfung. Die Menschen akzeptierten, dass Kinder sterben und dass Frauen ihr ungeborenes Leben verlieren für ein nicht zugelassenes Medikament, um Menschen vor eine Erkrankung zu schützen, die genauso gefährlich für sie ist, wie jede andere Erkältungskrankheit. Dass hier Tausende von Menschen gestorben sind, die niemals an dieser Erkrankung gestorben wären, davon spricht keiner. Jetzt sterben Kinder an einer experimentellen Substanz, deren Folgen unabsehbar sind, ohne dass dieses Experiment für sie irgendeinen Nutzen hätte. Ich nenne das Entmenschlichung.

Das Gebot der Nächstenliebe, das Gebot, sich um Kranke zu kümmern, das Gebot, die Kinder zu beschützen, das Gebot, das Leben zu respektieren, welches kultivierte Gesellschaften eigentlich auszeichnen sollte, wurde ausgelöscht. An seine Stelle traten gegenseitige Überwachung, Denunzierung und Gewalt gegen Schwächere. Gerade die Polizei zeigte, dass sie nicht davor zurückschreckt, Gewalt gegen Ältere, Schwache, Behinderte und gegen Frauen und Kinder auszuüben.

Ich war bei den Pfadfindern. Ich bin immer noch ein Pfadfinder. Wenn ein junger Mensch zum Jung-Pfadfinder wird, muss er einen Eid ablegen:

Im Vertrauen auf Gottes Hilfe, verspreche ich, meinem Volk und Vaterland zu dienen, dem Nächsten zu helfen, Schwächere zu schützen und das Pfadfinder-Gesetz zu erfüllen.

Danach handle ich. Ich will Kranken und Menschen in Not helfen. Ich will bei ihnen sein, wenn sie sterben, und ihre Hand halten. Ich will Kinder in den Arm nehmen und ihnen beim Spielen zusehen und mit ihnen gemeinsam die Welt entdecken. Die Welt ist voller Wunder. Es gibt nichts, wovor wir Angst haben müssen, es gibt viel, was wir entdecken können. Es ist wichtig, dass wir wieder erkennen, dass wir Menschen sind. Wir können die Toten nicht mehr lebendig machen. Wir können den Tod nicht besiegen, indem wir alte Menschen einsperren. Damit verlängern wir nicht ihr Leben, wir verlängern ihr Leiden und wir fügen ihnen in den letzten Tagen ihres Lebens seelische Grausamkeiten zu. Es ist unsere Aufgabe, Menschen in den Arm zu nehmen, ihnen Stärke zu geben und Angst zu nehmen, ihnen zu zeigen, dass sie geliebt werden.

Eine Bekannte arbeitet im Gefängnis. Dort nahmen sich in der letzten Zeit viele Gefangene das Leben, weil sie seit anderthalb Jahren keinen Besuch mehr bekommen haben. Menschen in Altersheimen sterben an Depression, Einsamkeit und gebrochenem Herzen, oder sie nehmen sich das Leben. Kinder leiden unter Depressionen, so dass die einzigen Kliniken, die Triage machen müssen, die psychiatrischen Kliniken sind. Keiner hilft diesen Menschen in Not, sondern man lässt sie in ihrer Depression allein.

Es ist Zeit umzukehren, es ist Zeit, die Menschen, die man verließ, um Vergebung zu bitten. Es ist Zeit, Buße zu tun. Es ist Zeit, die Menschen zu rehabilitieren, die seit 18 Monaten versuchen, anderen zu helfen, nicht zu verzweifeln und die Wahrheit ans Licht zu bringen.

Wir brauchen einen Neuanfang, gemeinsam, und wir werden uns um die Opfer der weltweiten Folterpolitik intensiv kümmern müssen, um sie ins Leben zurückzubringen.

Kapitel 41: Beate Bahner und Hardy Groeneveld

Ich war verzweifelt. Ich war auf meinem absoluten Tiefpunkt angekommen, als ich das Video Corona 13 aufnahm. Mein Vater war krank, Besuch war nicht möglich, es war Ostern, und obwohl ich so viele Videos gemacht und Informationen bereitgestellt hatte, war nicht zu erkennen, dass sich etwas veränderte. Es wurde von Tag zu Tag schlimmer. Man machte sich über mich lustig, weil ich weinend ein Video produzierte und ins Internet stellte. Ich wollte der Welt allerdings zeigen, wie es mir in dem Moment ging, und ich hielt es für wichtig, zu dokumentieren, wie ernst ich die Situation einschätzte und wie bedrohlich und bedrückend sich die Lage in Deutschland entwickelte. Irgendwie fiel mir zwischen den ganzen E-Mails eine auf, die von einer Fachanwältin für Medizinrecht erstellt worden war. Ihr Name war Beate Bahner. Sie tröstete mich am Telefon, nachdem ich sie angerufen hatte, und sagte mir, sie würde mir helfen. Sie sagte mir, ich hätte jetzt alles getan, was ich als Arzt tun könnte, und jetzt müssten die Juristen übernehmen. Sie erzählte mir, dass sie durch mich skeptisch geworden war und angefangen hatte, sich mit der Materie zu beschäftigen. Und sie äußerte mir gegenüber ihr Entsetzen darüber, was mit unserem Rechtsstaat passierte. Beate ist eine Koryphäe im Bereich des Medizinrechts. Sie hatte einige Bücher geschrieben, die Standardwerke für andere Juristen sind. Sie war sehr ruhig und gefasst und wir vereinbarten, dass wir uns sonntags in den Praxisräumen trafen. Da ich meine Videos in der Praxis produzierte, lud ich sie ein, dorthin zu kommen.

Wir sprachen vieles durch und ich berichtete ihr über Zusammenhänge, die ich in meinen Videos bis zu dem Zeitpunkt noch nicht thematisiert hatte. Ich zeigte ihr das Katastrophenschutzpapier und sie zweifelte zunächst an, dass das ein echtes Dokument sei. Im Laufe der Zeit stellte sich allerdings die Echtheit des Dokuments heraus.

Beate sagte mir, ich sollte mich jetzt zurückziehen und entspannen, denn ab jetzt würden die Juristen übernehmen. Sie engagierte sich sehr, klagte vor dem Verfassungsgericht, schrieb sehr ausführliche Rechtsgutachten. Aber man jagte sie, diffamierte und ignorierte sie. Das war mein erstes Treffen mit ihr in der Praxis. Ich schloss die Tür hinter ihr und ging zurück zu meinem Computer, um noch ein paar Recherchen anzustellen. Da klingelte es an der Tür: Ich dachte mir: Aha, sie ist noch einmal zurückgekommen, sie hat etwas vergessen.

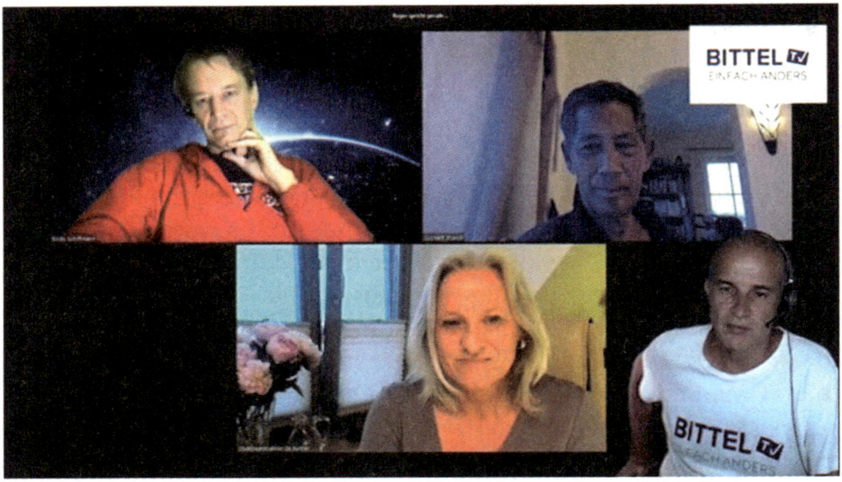

Bodo Schiffmann mit Beate Bahner, Sucharit Bhakdi
und Roger Bittel bei Bittel TV

Aber vor der Tür stand nicht Beate, sondern ein junger Mann in Motorradkleidung. Er stellte sich mir als Journalist vor und brachte als Beleg auch einige Zeitschriften mit. Es waren Zeitschriften, die sich mit Verschwörungstheorien beschäftigten, unter anderem mit dem

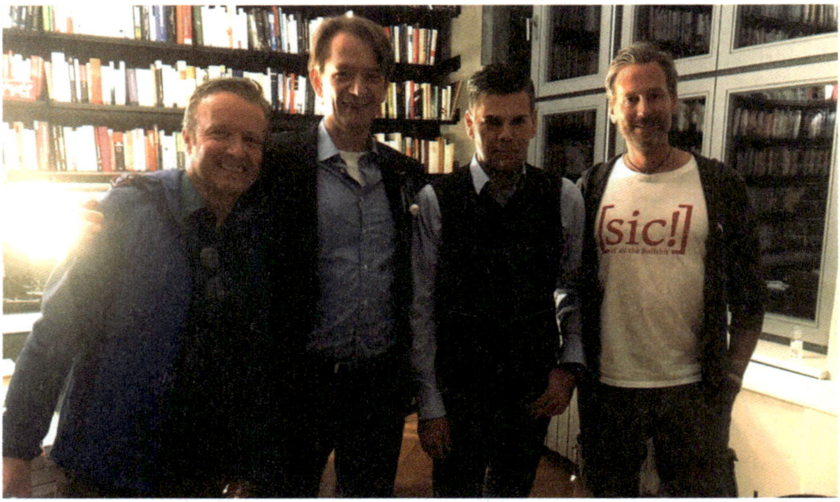

Hardy Groeneveld (rechts) und Bernd Felsner (links), beide
mutigmacher.org, mit Bodo Schiffmann und Ken Jebsen

Anschlag vom 11. September auf die Zwillingstürme des World Trade Center. Ich erzählte bereits, dass ich wusste, dass diese Türme nicht durch ein Flugzeug zum Einsturz gekommen sind. Und wir begannen uns zu unterhalten. Dieser Mann war Hardy Groeneveld.

Hardy ist es auch, dem ich den Kontakt und das Interview mit Ken Jebsen verdanke und auch die enge Verbindung zu vielen anderen freien Journalisten. Hardy ist ein Netzwerker. Er ist in der Lage, Menschen miteinander zu verbinden, zu schlichten, und er bewahrt auch die Ruhe, wenn andere sich streiten. Gemeinsam mit seinem Freund Bernd Felsner gründete er die Vereinigung mutigmacher.org. Dort können sich Menschen melden und Hilfe bekommen, die Informationen haben und die man als Whistleblower bezeichnen würde. Mutigmacher hilft ihnen, eine neue Existenz aufzubauen und unterstützt sie auch juristisch. Hardy ist ein Vollblut-Aktivist, der sich schon seit vielen Jahren aktiv in der Friedensbewegung engagiert. Er war auch dabei, als sie die Partei Widerstand 2020 gründeten, und unterstützte mich immer, wenn ich ihn brauchte.

Liebe Beate, lieber Hardy: Ihr seid tolle und wichtige Menschen. Ihr lebt nicht für euch, ihr stellt euch in den Dienst anderer. Der Kontakt mit euch hat mich geprägt. Danke, dass es euch gibt!

Kapitel 42: Ken Jebsen

Ken Jebsen ist ein Ehrenmann. Ich hatte vor der Demokratiekrise 2020 den Namen noch nie gehört. Ich wusste nicht, dass es ein freies Medienportal mit dem Namen KenFM gibt. Ken machte sich sehr früh und sehr deutlich Gedanken über die politischen und journalistischen Veränderungen in Deutschland. Ich schaute seine fast täglich erscheinenden Videos an und war tief beeindruckt von seinem enormen Wissen. Das beste Video, das ich von ihm sah, war für manche Menschen wahrscheinlich unverständlich. Ich halte es für eines der wichtigsten Dokumente der letzten Monate. In diesem Video spielte Ken den Joker, den Erzfeind von Batman. Es war großartig, er hielt dem System den Spiegel vor. Wer das Video nicht kennt, sollte es sich anschauen, es ist zeitlos genial. Er zeigt den Menschen, wie sie mit Angst regiert werden, leider erreichte es nicht die richtigen Menschen. Ich lernte Ken das erste Mal persönlich in seinem Studio in Berlin kennen.

Es war im ersten Lockdown. Hardy holte mich in Sinsheim ab und wir fuhren zusammen mit dem Auto dorthin. Wir brauchten etwas mehr als 5 Stunden, die Autobahnen waren leergefegt und geisterhaft. Wir

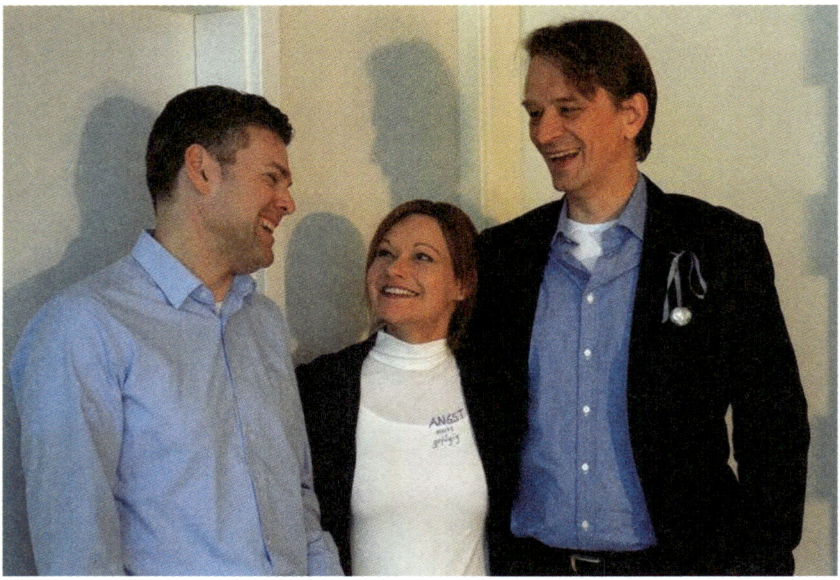

Ken Jebsen, Julia Szarvasy und Bodo Schiffmann

gingen durch zwei typische Berliner Hinterhöfe. Nirgendwo war zu erkennen, dass dort ein Fernsehstudio sein soll. Ich war ein bisschen enttäuscht. Vorbei an ein paar Fahrrädern stiegen wir in einen viel zu engen Aufzug, in dem wir zu viert mühsam Platz hatten. Als wir ausstiegen, wurden wir von Ken begrüßt und er nahm uns einfach in den Arm. So als ob wir uns schon immer gekannt hätten, so, als ob wir Freunde oder eine Familie wären. Ken wurde gerade von Julia Szarvasy von NuoViso interviewt. Wie nicht anders zu erwarten: Hardy kannte natürlich schon wieder beide.
Ein glücklicher Zufall für mich, denn Julia fragte mich, ob sie direkt danach mit mir ein Interview machen dürfte. Und ich hatte die große Ehre, in dem berühmten Büro von Ken Jebsen, in dem auch das Video mit dem Joker entstanden war, interviewt zu werden. Mit dabei war noch Bernd Felsner von den Mutigmachern.

Nach einem kurzen Vorgespräch und nachdem ich geschminkt worden war, ging es dann mit dem Aufzug in das eigentliche Studio. Im Keller des Hauses, sehr dunkel, aber sehr schön. Ich schaute mir das Interview vor kurzem noch einmal an. Es gehört zu den schönsten Interviews, so wie auch das Interview mit Julia. Ich lernte hier echte Journalisten kennen. Keine, denen es um Reichtum und Ruhm ging, sondern um Wahrheit. Menschen, die seit Jahren für Frieden und Freiheit kämpfen, während ich der Illusion erlegen war, dass in Deutschland ja alles in Ordnung wäre. Nichts war in Ordnung. Ich hatte geschlafen. Niemand hatte mir den Weg in diese Parallelwelt gezeigt. Niemand hatte mir eine Pille angeboten, um die Wahrheit zu sehen. Der Zeitpunkt war wohl noch nicht reif. Ich musste viel lernen, ich hatte viel zu lesen, um mit ihnen aufzuschließen, in ihrem Verständnis von den Zusammenhängen der Welt. Es war das erste Mal seit dem Lockdown, dass ich mit vielen anderen Menschen Kontakt hatte und ihnen so nah war. Es war großartig, in den Arm genommen zu werden und sich nicht erklären zu müssen. Hier waren Menschen, die noch viel besser wussten als ich, wie es ist, wenn einem niemand glaubt und wenn man bekämpft wird. Wir haben in dem Moment alle gespürt, dass wir auf derselben Seite kämpfen und dass wir zusammenstehen müssen. Es war sehr beeindruckend.

Wir brauchen dringend eine freie Presse. Wir brauchen Menschen, die für die Wahrheit recherchieren und nicht um eine Meinung zu bestätigen, die von der Industrie vorgegeben wird. Wir brauchen Menschen, die bereit sind, sich die Finger schmutzig zu machen und die Wahrheit auszusprechen, auch wenn sie wehtut. Wir brauchen Menschen, die für unsere Kinder, für die Freiheit und Selbstbestimmung kämpfen. Wir brauchen Idealisten, die den Beruf des Journalisten wieder zu einem ehrbaren Beruf machen. Julia und Ken sind hier Vorbilder für kommende Generationen. Für mich sind sie Lehrer und ich hoffe, dass Ken Erfolg hat mit seiner Idee des Campus.

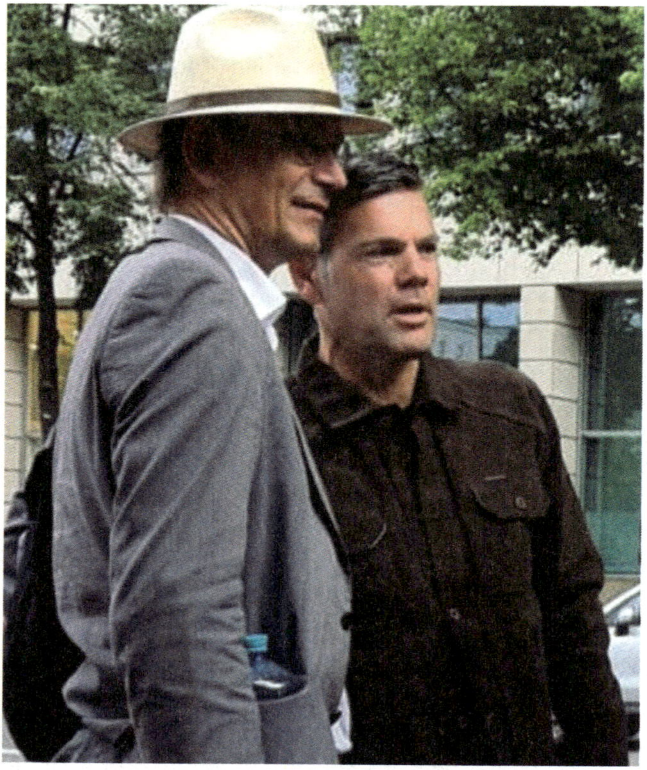

Bodo Schiffmann mit Ken Jebsen

Kapitel 43: Helden meiner Jugend, o tempora, o mores

Bevor ich mein Gehirn mit Verschwörungstheorien anfüllte, fand man dort hauptsächlich Liedtexte. Musik bestimmte immer mein Leben und meine Frau wird es gerne bestätigen: Ich kenne für jede Lebenssituation den richtigen Liedtext als Zitat. Musik ist für mich gesungene Philosophie, sie ist Energieträger und Mutmacher. Musik hilft mir über Traurigkeit und Verzweiflung hinweg und sie ist auf der anderen Seite auch Ausdruck von Fröhlichkeit und für viele Menschen auch eine Möglichkeit, sich über Tanzen auszudrücken. Ich bin kein Tänzer, aber ich singe gerne und ich liebe, wie gesagt, Musiktexte. Es gibt einige deutsche Künstler, die mein Leben mitbestimmten, deren Lieder ich als prägend empfand. Leider musste ich feststellen, dass es sich wohl nur um leere Worthülsen gehandelt hatte, denn meine Helden der Jugend wurden zu den größten Mitläufern des neuen Faschismus. Musik hat die Kraft, Veränderungen herbeizuführen und Menschen in ihren Bann zu ziehen. Sie hilft, eine Bewegung voranzubringen und zu unterstützen. Als Beispiel nenne ich hier die Musik der Friedensbewegung aus den Siebzigern, die eine ganze Generation dazu bewegte, gegen die sinnlosen Kriege in Vietnam und Korea auf die Straße zu gehen. Es war der Sommer der Liebe, es war die New-Wave-Bewegung. Auch die Antifaschismus-Bewegung 2020 (nicht zu verwechseln mit der Antifa) brachte ihre eigenen musikalischen Helden hervor. Aliens Best Friends, Kilez More, Alex Olivari, Björn Banane, Schwrz Vyce, Thoughtcrime, um nur sechs Beispiele zu nennen. Sie schrieben Protestsongs und Mutsongs, und sie stellten die richtigen Fragen.

Aber wo waren die Helden meiner Jugend? Wo war Udo Lindenberg, dessen Texte und Lieder ich in- und auswendig konnte. Mein großer Held und Kämpfer für Freiheit, Demokratie und gegen Faschismus. Wo war BAP? Die Band aus Köln, die gegen Krieg und Faschismus gekämpft hatte. Zumindest in ihren Liedern. Ich fragte nach und zitierte Liedtexte – und bekam sogar eine Antwort: Ganz offen über Facebook wurde ich von Wolfgang Niedecken beschimpft. Was ist geblieben von seinem Text Kristallnaach? Schrieb er es, verstand er es, was er dort sang?

Da wo Darwin ihn für alles herhält,
Ob man Menschen vertreibt oder quält,
da wo hinter Macht Geld ist,
wohl stark sein die Welt ist
vom Kuschen und Strammstehen entstellt.

Wo man Hymnen auf dem Kamm sogar bläst
in barbarischer Gier nach Profit,
wo Hosianna und kreuzigt ihn ruft,
wenn man irgendeinen Vorteil darin sieht.
Ist täglich Kristallnacht.

Vielleicht liegt es aber auch daran, dass er es gar nicht erkennen kann, weil er sich vom Glauben der Kirche und vom Christentum abwendete, wie man in seinen Liedern sehr leicht erkennt: *Wenn das Beten sich lohnen würde ...*

Ich übersetzte die Texte aus dem kölnischen Dialekt direkt ins Hochdeutsche, damit man sie versteht. Ich kann sie alle auswendig, ich kann sie auf der Gitarre spielen und sie waren für mich wichtig. Ich war ein Fan, mein Idol bespuckte mich. Er bezeichnete mich als Idiot.

Warum ist das so? Ganz einfach: Es ist die Unfähigkeit, die Wahrheit zu erkennen, wenn man Angst vor dem Tod hat und zur Risikogruppe gehört, wie das in den Medien so schön genannt wird. Und wenn man dann noch Geld bekommt wie Udo Lindenberg, um Werbung zu machen für die Meinung des Staates, dann hat man seine Seele dem Teufel verkauft.

Wie sagte doch Udo: Nein, sie brauchen keinen Führer, nein, sie können es alleine, nein, sie brauchen ihn nicht mehr, diese neuen Nazischweine. Sie marschiern nicht in der Reihe doch die Front steht ihren Mann.
Und jetzt müsste man wohl weitersingen: Und heute sind die Querdenker dran. Die Türken sind es nicht mehr.

Ich würde Udo Lindenberg empfehlen, ganz schnell noch einmal das Album Sündenknall aus seinem Schrank zu holen und sich die ersten Lieder anzuhören. Die Szenarien, dass der Mensch nur noch eine Nummer ist und dass man sich ein Wunschkind in der Samenbank bestellen kann, wurden jetzt Realität. Wo ist der Aufschrei? Wo ist der Detektiv geblieben, der auf Missstände hinweist? Er ist zum Günstling geworden einer totalitären faschistischen Regierung. Es fällt schwer, das immer wieder auszusprechen, aber es ist wichtig, weil die Menschen sich nicht mehr trauen, eine Kritik zu üben, die Parallelen zur Geschichte zieht.

Meine Großeltern lehrten mich, zusammen mit meinen Eltern, meinen Mund aufzumachen, meine Meinung zu vertreten, auch wenn sie wehtut. Keine Angst zu haben, wenn man mich bedroht. Es gibt zu viele Menschen, die anderen zum Mund reden. Es gibt zu wenig Musiker, die uns unterstützen und ihre Macht benutzen, um auf diese Missstände hinzuweisen. Es gibt alte Männer, deren glorreiche Tage vorbei sind und die jetzt alles infrage stellen, was sie mit ihrer Musik erreichten. Sie wurden unglaubwürdig, sie wurden Sklaven des Geldes und wenn der Staat es verlangt, dann singen sie sein Lied. Sie stehen auf seinen Bühnen und sie stimmen nur noch die Hymnen an, die den Herrschern gefallen. Sie selbst sind keine Aufklärer mehr, sie sind Wesen geworden, die aus Angst vor dem Tod vergessen haben, dass sie lebendig sind. Ein großartiger Schachzug, den größten Teil der Bevölkerung zur Risikogruppe zu klassifizieren. Und die junge Generation hat man über die Smartphones und Tablets unter Kontrolle. Sie sind gegen leichte Unterhaltung zu vergünstigtem Preis wunderbar zu manipulieren, über die Serien, die man ihnen auf Netflix vorspielt und das, was sie in den sozialen Medien erhalten. Es wird sauber vorgefiltert, sodass sie sich keine eigene Meinung bilden können. Die neue Generation von Menschen sind Zombies, Gefangene ihrer Bildschirme und werden mit der Unterhaltung unten gehalten. Es fehlt in der jungen Generation noch an ausreichend Musikern, die mit ihren Texten in die Seelen vordringen und Veränderungen bringen können.

Wenn man sieht, dass jemand wie Peter Maffay auf Mallorca mit einem Motorrad ohne Helm, aber dafür mit FFP2-Maske fährt, dann zeigt es, wie wenig Verstand hier im Spiel ist. Lieber Peter Maffay, solltest du das lesen, ich hoffe du hast keinen Unfall mit deinem Motorrad, dann würdest du feststellen, dass dich ein Helm geschützt hätte, eine FFP2-Maske aber nicht. Aber sie könnte der Grund für deinen Unfall gewesen sein.

Kapitel 44: Wolfgang Greulich

Ich glaube, es wäre gelogen, wenn wir behaupten würden, dass es Liebe auf den ersten Blick war. Wolfgang Greulich gehört zu den Menschen, die mehrfach versuchten, mit mir Kontakt aufzunehmen, indem sie mir E-Mails schrieben oder versuchten, mich telefonisch zu erreichen. Er gehört auch zu jenen Menschen, denen es nicht gelang. Wolfgang gab nicht auf, er wollte sich einbringen, er wollte selbst etwas verändern und er wollte unterstützen. Es war ihm nicht genug, die Bewegung mit Geld zu unterstützen, und er unterstützte viele Aktivisten mit Geld. Wolfgang ist ein sehr erfolgreicher Unternehmer und Vater von drei Töchtern, die er sehr liebt. Er wusste, er muss etwas tun, um für seine Töchter eine Zukunft auf diesem Planeten zu bekommen, die den Namen Zukunft verdient. Es gelang ihm, Kontakt zu Samuel Eckert aufzubauen und er fing an, ihn mit Technik, Logistik und Know-how zu unterstützen. Er begleitete Samuel, half ihm, ein mobiles Studio aufzubauen und war ein gelehriger Schüler bei den Querdenker-Veranstaltungen im Technikbereich. Es gibt viel, was man im Hintergrund machen muss, damit eine Demonstration auf einer Bühne professionell abläuft. Das muss man lernen und er begab sich in die Lehre, auf jeder Demo, auf der er Samuel begleitete.

Wolfgang wollte nicht auf die Bühne, Wolfgang wollte nicht im Rampenlicht stehen. Er sah sich selbst als so etwas wie ein Heinzelmännchen. Ich traf ihn das erste Mal bewusst in Wien, als er zusammen mit Samuel zur Doppeldemonstration dort anreiste. Ich würde nicht behaupten, dass ich ihn sympathisch fand. Ich glaube, er mich auch nicht. Das zweite Mal trafen wir uns in seiner Firma in Stuttgart (ich berichtete davon in einem anderen Kapitel), als wir die Coronainfo-Tour genau planen wollten und nach kurzer Diskussion beschlossen, dass es keinen Sinn machte und wir besser einfach losfuhren. Wolfgang zog bei der gesamten Tour im Hintergrund die Strippen. Er sorgte dafür, dass die Webseite aktuell war, er meldete die Demonstrationen an, er tätigte sämtliche nervigen Telefonanrufe und beantwortete Schreiben. Wolfgang trug dafür Sorge, dass wir die Lenkzeiten des Busses einhielten und dass wir unsere Auftritte auch terminlich schafften. Er erinnerte mich immer rechtzeitig daran, dass ich mich um ein Nachtquartier kümmern musste. Wolfgang war sehr zurückhaltend, er hielt und führte die Kamera und drängte sich auch hier nicht auf die Bühne. Er fragte auch nicht danach, ob er eine Rede halten dürfte. Wolfgang ist sehr bescheiden und er opfert sich für andere. Aber wir wurden schnell warm. Vielleicht lag es daran, dass wir im Bus übereinander schliefen. Das heißt, ich lag unten im Bett und er oben. Wir hatten Zeit, uns zu unterhalten. Wir lernten uns auf Augenhöhe kennen, als Väter, die ihre Sorgen mit ihren Kindern haben. Als selbstständige Unternehmer, die sich Sorgen um die Zukunft der Wirtschaft machen. Als Christen, die daran glauben, dass es einen Herrgott gibt, der uns unterstützt und unsere Schritte lenkt.

Wir wuchsen immer enger zusammen, es hatte so etwas von der Familie Dalton in „Unsere kleine Farm". Diese Fernsehserie aus den Siebzigern endete immer damit, dass sich alle gegenseitig gute Nacht wünschten und langsam die Lichter ausgingen. Wir wünschten uns jeden Abend eine gute Nacht und sagten uns, dass es schön ist, dass es den anderen gibt. Wir ließen die Tage Revue passieren, wir schmiedeten Pläne und heckten Streiche aus, wie wir am nächsten Tag erfolgreich wieder unsere Veranstaltungen durchführen konnten. Es gab einen ganz einfachen Grund, warum wir ausgerechnet übereinander lagen, denn es hätte genug Betten gegeben, dass man nicht übereinander liegen musste. Diese beiden Betten waren die längsten Betten. Und da wir beide nicht gerade kurz sind, haben wir diese Schlafkojen gewählt, um uns nicht den Kopf anzustoßen.

Mit der Zeit wuchs in Wolfgang der Wunsch, auch etwas zu sagen. Er drängte sich nie vor und ließ immer Samuel und mir den Vortritt, wenn es einmal so aussah, als könnte nicht jeder reden. Das, was er sagte, war aber wichtig. Er schaffte es, die absichtliche Wirtschaftskrise

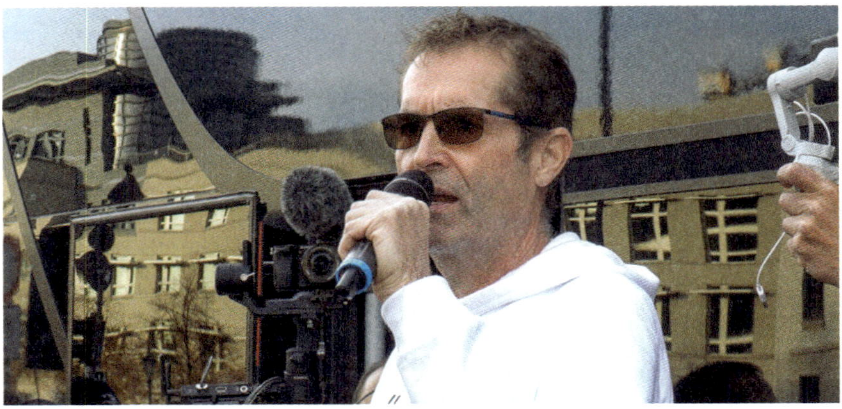

Wolfgang Greulich bei einer Kundgebung der Coronainfo-Tour

von 2020 in die richtige Relation zu setzen und die Vorgänge beim Namen zu nennen. Wir waren ein gutes Team – der Unternehmer, der Anwalt, der Arzt, der fundamentale Christ.

Ich bin dankbar, dass ich Wolfgang Greulich meinen Freund nennen darf. Er kämpft unermüdlich weiter, auch nachdem ich Deutschland Richtung Afrika verlassen hatte. Wolfgang gab nicht auf. Man kann Wolfgang vertrauen. Er belügt einen nicht, er ist ehrlich. Wenn alle Eltern für ihre Kinder so kämpfen würden, wie Wolfgang das tat, dann hätte es niemals eine Maskenpflicht in den Schulen gegeben. Ich war dabei, wie er dem Lehrer und Schulleiter während der Tour telefonisch so eindeutig und direktiv zeigte, dass sie sich nicht mit ihm anlegen und die Finger von seinen Kindern lassen sollen, dass man fast Angst vor ihm kriegen konnte. Die Lehrer bekamen Angst vor ihm. Mehr Angst als vor staatlichen Strafen. Das ist der richtige Weg. Wenn Eltern ihre Kinder nicht mehr verteidigen, wenn Eltern ihre Kinder, nur um dem System zu gefallen, misshandeln lassen, durch Testungen und das Tragen von Masken oder sogar durch das Verabreichen von experimentellen Impfstoffen, dann läuft etwas falsch. Viele Eltern im Jahr 2020 haben sich weniger um ihre Kinder gekümmert, als dies jedes Tier tun würde. Jedes Tier würde seine Jungen verteidigen. Nur der Mensch liefert seine Brut sogar als Versuchskaninchen an die Pharmaindustrie aus.

Kapitel 45: Samuel Eckert

Samuel Eckert ist laut T-Online der apokalyptische Posterboy der Coronainfo-Tour. Es ist das Verdienst von Samuel, aufgedeckt zu haben, dass die angegebenen Zahlen des Robert Koch-Instituts nicht stimmen, da er sich damit beschäftigte, wie hoch die Fehlerquote für falsch positive Testergebnisse bei den PCR-Tests ist. Samuel ist ein Freak. Er ist wie ein hyperaktives Häschen aus der Batterien-Werbung und es kommt durchaus vor, dass er die gesamte Nacht, während Wolfgang und ich im Bus schliefen, irgendwelche Sitzungen machte oder Videos produzierte. Er ist ein erfolgreicher Geschäftsmann und hat viele eigene Unternehmen, die er seiner Aufklärungsarbeit unterordnete. Mir fiel Samuel mit seinen Erklärvideos zu der Fehlerquote des PCR-Testes auf. Dann sah ich ihn in Darmstadt bei Querdenken auf der Bühne und war sehr beeindruckt, wie er ohne Textvorlage eine extrem fesselnde Rede hielt. Er ist ein sehr erfahrener Redner und weiß eine Bühne zu nutzen. Sehr beeindruckend nutzt er diese in der gesamten Breite aus, bleibt nicht statisch, kann frei reden, ohne viele Phrasen zu benutzen, und er kann die Menschen fesseln. Er ist sicherlich einer der besten Redner, die die Aufklärungsbewegung 2020 hervorbrachte. Es kann daran liegen, dass er als Prediger bei der Adventisten-Gemeinde viel Erfahrung in freier Rede bekam. Samuel spielte eine sehr wichtige Rolle bei der Coronainfo-Tour, denn er glättete immer wieder die Wogen, wenn Wolfgang oder ich eine etwas aggressivere Rede geführt hatten. Samuel kennt die Bibel wie seine Westentasche und so ähnlich, wie ich einen Liedtext aus dem Hut zaubere für jede Situation, kennt Samuel die richtige Bibelstelle und zitiert sie wortfest. Er ist kein Fanatiker, er akzeptiert, wenn andere Menschen anders leben. Er ist extrem konsequent. Samuel trinkt keinen Alkohol, ist Veganer und das zieht er durch. Ich glaube, das ist für ihn eine Art Training. Er isst kein Fleisch, weil er beschlossen hatte, dass er kein Fleisch isst.

Aber er ist dabei nicht penetrant oder unangenehm oder erwartet, das andere dasselbe tun wie er. Im Gegenteil, er gibt manchmal zu, dass er jetzt richtig Lust hätte, in diese Wurst zu beißen. Aber tut es nicht. Samuel trägt keine Maske, aus religiösen Gründen. Das ist ihm wichtig, das ist beeindruckend. Ich ziehe durchaus mal eine Maske auf, um Stress aus dem Weg zu gehen. Ich nehme dann halt eine Diktaturmaske, um bei der Gelegenheit eine Botschaft zu überbringen. Samuel nicht. Gott hat jedem Menschen eine besondere Gabe gegeben, Samuel ist ein Prediger. Er ist ein Geschichtenerzähler, der Menschen fesseln kann, und er ist ein Lehrer, der Menschen unterrichten kann.

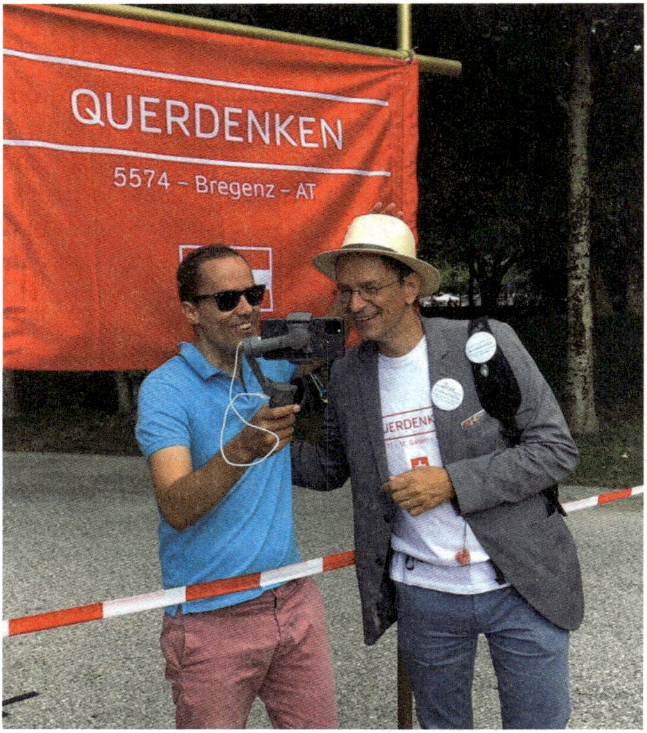

Samuel Eckert und Bodo Schiffmann

So ähnlich wie bei Daniel Langhans haben die Eltern von Samuel mit seiner Namensgebung etwas bewirkt. Samuel war in der Bibel ein Prophet und der letzte Richter Israels. Es gibt ein eigenes Buch Samuel. Interessanterweise erinnere ich mich nicht daran, dass Samuel aus diesem Buch jemals zitiert hätte. Dieser Prophet findet sich sogar in Korankommentaren. Samuel in der Bibel sagte den Israeliten, sie sollten aufhören, an fremde Götter zu glauben und ihr Herz dem wahren Gott zuwenden. Er war es auch in der Bibel, der König David zum König salbte. Samuel setzte in der Bibel mehrfach Entscheidungen von Gott um, die ihm nicht gefielen und sprach auch kritisch mit Gott darüber. Aber er gehorchte Gott.

Auch Samuel ordnet sein Leben Gott unter. Und wenn er einem erzählt, was er früher so alles trieb, dann wurde er vom Saulus zum Paulus. Samuel hat eine mitreißende Energie. Er versteht es, seinen Weg zu gehen und andere zu motivieren. Auf der Bustour gab es ein paar Mal Momente, wo wir einfach dachten, wir kämen nicht weiter.

In diesem Moment ist Samuel ein unerschrockener Motor, der seinen Weg weitergeht. Wir interpretieren die Bibel zum Teil unterschiedlich. Wir sind keineswegs einer Meinung, was ihre Auslegung angeht, das macht es sehr interessant. Ich mag Samuel, er ist wichtig und er hat eine Botschaft.

Alle Busketiere haben etwas gemeinsam. Wenn wir zu einer Veranstaltung fuhren, wussten wir noch nicht, was wir sagen sollen. Wir hatten keinen Plan, vielleicht hatten wir kurz vorher etwas gelesen. Wir bereiteten keine Reden vor, sondern erhielten die Worte. Wir stiegen aus und wir wussten automatisch, was wir zu sagen hatten. Es passte immer, wir ergänzten und unterstützten uns gegenseitig. Wir hörten uns zu und lernten voneinander. Das ist anders als im Bundestag. Die einzelnen Redner hören sich gegenseitig nicht zu, sie lesen ihre von jemand anders vorbereitete Rede vor und sie interessieren sich nicht für das, was der Vorredner gesagt hat. Ich glaube der Weg, den wir beschritten haben, den anderen gewähren zu lassen und ihm zuzuhören und trotzdem mit einer Zunge zu reden ist bemerkenswert und vielleicht einmalig.

Lieber Samuel, für mich trägst du den richtigen Namen und bist in der Nachfolge eines großen Propheten. Ich bin froh, dass es dich gibt.

Kapitel 46: Anselm Lenz

Anselm ist wie ein Mensch aus einer anderen Zeit. Er erinnert mich immer an die Comedian Harmonists. Wie die meisten Menschen, über die ich in diesem Buch schreibe, war er mir früher auch nicht bekannt. Er fiel auf durch die Hygienedemonstrationen am Rosa-Luxemburg-Platz in Berlin. Ein junger, drahtiger Mann, der Grundgesetze an andere Menschen verteilte – weit bevor ich wirklich realisierte, wie stark unsere Grundrechte schon eingeschränkt wurden.

Anselm gilt als Linker, ist also keiner, dem man die üblichen rechten Verschwörungstheorien zuordnen kann. Er passte nicht ins Bild. Das war interessant. Auch über ihn bekam ich nähere und bessere Informationen von meinem Freund Hardy Groeneveld, von dem ich ja schon erzählte. Anselm gehörte zu den ersten Menschen, die Polizeigewalt erfuhren, weil sie die Regierungsmaßnahmen kritisch hinterfragten und auf die Grundrechte der Bundesrepublik Deutschland Wert legten. Ich verstand das nicht. Ich sprach mit vielen Menschen über ihn und im Juni in Düsseldorf hatte ich das Vergnügen, ihn das erste Mal persönlich zu treffen. Gemeinsam mit Daniele Ganser und Jens Lehrich. Wir waren zu einer Talkshow angereist und lernten uns abends in einer Pizzeria kennen. Wir verbrachten noch viel Zeit im Foyer des Hotels und unterhielten uns lange. Am nächsten Morgen wurde ich das erste Mal von ihm interviewt. Anselm ist unglaublich intelligent und er hat hohe journalistische Ansprüche an sich selbst. Ich empfinde ihn als eher bescheiden und zurückhaltend. Er ist niemand, der Gewalt gutheißt, aber er ist bereit zu kämpfen. „Demokratischer Widerstand" ist eine beeindruckende Zeitschrift. In Eigenregie schaffte er es, eine Auflage zu erreichen, von denen die meisten Zeitschriften nur träumen können. Er baute innerhalb kürzester Zeit aus dem Nichts ein eigenes Vertriebs- und Verteilungskonzept auf und versorgt die Menschen regelmäßig mit kritischen Artikeln zur aktuellen Situation, nicht nur in Bezug auf Corona. Ich bin tief beeindruckt von diesem höflichen, gebildeten, zurückhaltenden, klugen Menschen.

Er spielt keine Rolle, deswegen fällt er auch manchmal aus der Rolle und schießt über das Ziel hinaus. Das macht ihn sehr sympathisch und menschlich. Er möchte eine echte Demokratie, freie Menschen und Entscheidungen. Insbesondere möchte er aber freien Journalismus. Es ist schwer vorzustellen, was ein Verbrechen daran sein soll,

Grundgesetze zu verteilen oder friedlich zu meditieren und auf dem Rosa- Luxemburg-Platz in Berlin zu sitzen. Dennoch waren es die ersten Demonstrationen, die man massiv einschränkte und gegen die man polizeilich mit Gewalt vorging. Das muss man sich auf der Zunge zergehen lassen: Menschen demonstrieren für das Grundgesetz, und die Polizei, die sich ihrem Amtseid entsprechend schützend daneben setzen müsste, verbietet das Tragen eines Exemplars des Grundgesetzes. Das Vorzeigen eines Grundgesetzes wird von der Polizei in der Bundesrepublik Deutschland als Straftat gewertet. Niemals wurde von „Demokratischer Widerstand" etwas Undemokratisches verlangt. In Berlin, einer lange, bis 1989 geteilten Stadt, sitzen Menschen auf einem geschichtsträchtigen Platz und meditieren in Ruhe. Vor ihnen liegt das Grundgesetz. Diese Demonstrationen finden nicht den Gefallen der Regierung. Im Grunde genommen sagt das schon alles. Es ist die Perversion der Meinungsfreiheit, es ist ein Schlag ins Gesicht aller Demokraten. Und es ist die Zersetzung der Grundrechte. Anselm gehört zu den Menschen, die den meisten Mut bewiesen, weil sie als erste auf die Straße gingen. Er ist sich seiner Pflicht bewusst, das Grundgesetz und die Meinungsfreiheit zu schützen. Er ist bereit, sich selbst dafür zu opfern. Er war der erste, dem man die Konten kündigte, und soweit ich es weiß, war er auch der erste, der verhaftet wurde, weil er sein demokratisch garantiertes Grundrecht zu demonstrieren in Anspruch nahm.

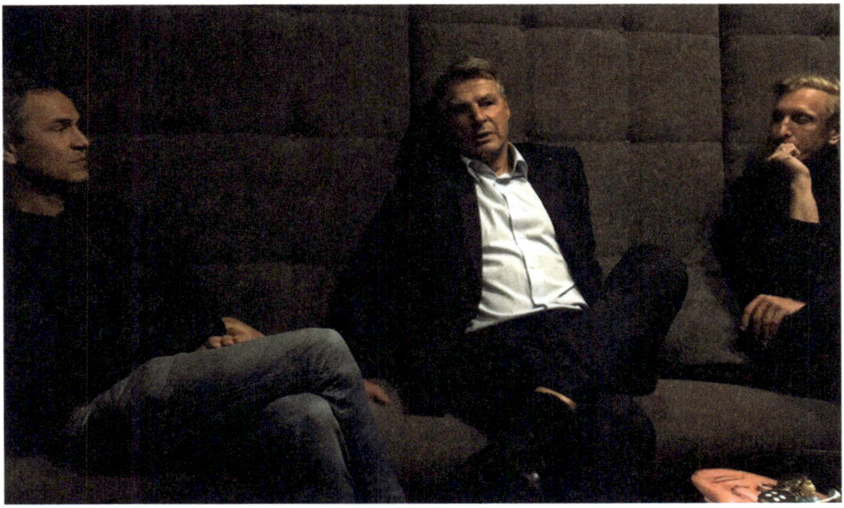

Anselm Lenz (rechts) mit Daniele Ganser (links) und Rolf Karpenstein

Ich bewundere ihn. Wir haben unterschiedliche Meinungen und Auffassungen darüber, wie es in unserem Land weitergehen soll. Wir wissen allerdings beide, dass es nicht so weitergehen kann, wie es 2020 begonnen hat. 2021 wird eine Veränderung bringen und wir werden gemeinsam überlegen müssen, wie wir die Welt neu gestalten. Dafür sind Menschen wie Anselm Lenz unverzichtbar. Ich möchte allen danken, die mit ihm zu den Hygienedemonstrationen gingen und ihr Gesicht zeigten für die Demokratie in Deutschland.

Kapitel 47: Jens Lehrich

Jens Lehrich war einer der ersten Journalisten, die mich interviewten. Er arbeitete damals als freier Mitarbeiter bei Rubikon. Ich war überrascht über die Professionalität, er saß in einem Studio in einem schallgedämpften Raum, hatte einen Kopfhörer auf und schon das Vorgespräch war sehr nett.

Jens Lehrich versteht es, ein Gespräch zu führen, die richtigen Fragen zu stellen und nachzufragen. Was ihn besonders auszeichnet ist, dass er immer versucht, neutral zu bleiben. Er übernimmt gerne mal die Rolle des Advocatus Diaboli und er fragt auch mal wie ein Freund. Man hat immer das Gefühl, dass er wirklich daran interessiert ist, was man zu sagen hat. Das erlebt man nicht oft, wenn man Interview-Erfahrung sammelt. Insbesondere, wenn man von größeren Stationen wie RTL oder n-tv auf der Straße zu einem Interview gedrängt wird. Hier ist das Gespräch von Anfang an gesteuert und man versucht, Fallen zu stellen und den Interviewten unsicher zu machen. Es kommt kein Gespräch zustande zwischen dem Reporter und dem Befragten. Bei Jens ist das anders. Er hat eine Vision: Er möchte alle Menschen wieder an einen Tisch bringen. Er kann nicht akzeptieren, dass wir einen Graben in der Gesellschaft haben, der bestehen bleiben soll. Er ist der Überzeugung, dass es die Aufgabe von Journalisten ist, beide Seiten zu Wort kommen zu lassen, ohne sie zu verurteilen. Er möchte die Meinung verstehen, das nennt man ehrliches Zuhören. Jens Lehrich legt seinen Gesprächspartnern keine Worte in den Mund. Er ist ehrlich interessiert, versucht zu rekapitulieren, was der andere sagen möchte und was seine wirkliche Aussage ist. Es ist ihm nicht daran gelegen, irgendjemand in eine Ecke oder Schublade zu stecken.

Es ist nicht so, dass wir in allen Punkten einer Meinung wären. Das wäre auch sehr langweilig. Jens Lehrich ist ein Gesprächspartner auf Augenhöhe, der seine eigene Meinung hat, aber nicht das Ziel verfolgt, seine eigene Meinung missionarisch auf andere Menschen zu übertragen. Ihm ist daran gelegen, Meinungsvielfalt darzustellen und als salomonischer Schiedsrichter in einem offenen Gespräch Menschen dazu zu bringen, respektvoll miteinander umzugehen. Wenn ein Mensch verstanden hat, wie ein Talking Stick funktioniert, dann ist es Jens Lehrich.

Der Talking Stick kommt, wie vorne bereits kurz erwähnt, von den Massai und der Sprechende hält einen Stab vor sich. Der nächste Redner darf erst dann reden, wenn er gezeigt hat, dass er den Vorredner verstanden hat. Er muss also in seinen eigenen Worten wiederholen, was sein Vorredner gesagt hat. Das setzt voraus, dass man ihm zuhört. Jens Lehrich ist ein Zuhörer. Jens Lehrich ist ein Netzwerker und Journalist aus Leidenschaft. Er ist der erste Mensch, den ich kennenlernte, der von sich mit Fug und Recht behaupten darf, dass er das, was er als Beruf macht, gelernt hat. Er ist gelernter Journalist. Dieser Begriff ist, soweit ich weiß, nicht geschützt. Jeder kann sich einen Presseausweis besorgen und als rasender Reporter durch die Lande ziehen. Jens Lehrich hat einen Beruf, weil er eine Berufung hat. Seine Berufung ist es, Menschen zu verbinden, Gräben zu schließen, weil die meisten Probleme, die in der Welt bestehen, in Wirklichkeit nur auf Missverständnissen beruhen. Das hat er verstanden.

Ich war richtig aufgeregt, als ich das erste Mal bei ihm in einem Fernsehstudio saß. Das war in Düsseldorf und wir führten auch in Hamburg noch einmal zusammen ein Interview in einem Fernsehstudio. Es ist beeindruckend, wie professionell er mit dieser Situation umgeht, die Regieanweisungen in seinem Ohr versteht und über Stunden ohne Pause Sendungen produzieren kann mit verschiedenen Gesprächspartnern. Er kann sich tatsächlich über mehrere Stunden auf seine Gesprächspartner konzentrieren und unterhaltsam mit einem ständigen Lächeln im Gesicht eine hochinteressante und spannen-

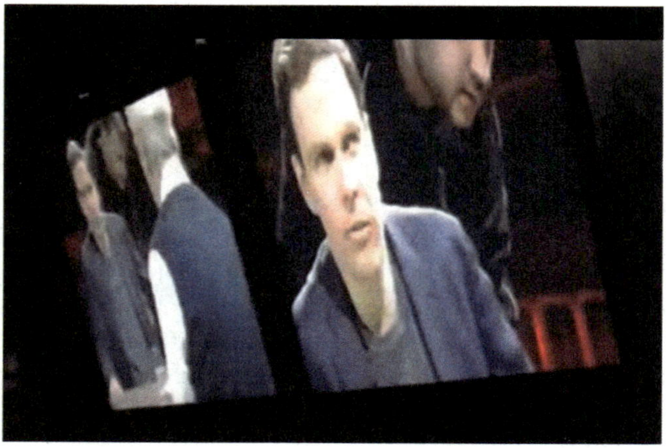

Jens Lehrich aus dem Schneideraum

de Sendung produzieren. Sein neues Format FairTalk TV ist ihm ein ehrliches Anliegen. Er möchte zeigen, dass man ihm vertrauen kann, auch wenn man eine andere Meinung hat, und er arbeitet hart dafür, dass sich konträre Positionen an seinem Tisch immer auf Augenhöhe begegnen. Jens hat eine Mission zu erfüllen, die er sich selbst gesetzt hat. Er macht dies mit großer Begeisterung, ohne dass irgendetwas aufgesetzt ist.

Ich habe Jens Lehrich um ein Vorwort gebeten, weil ich glaube, dass er auch kritische Worte zu mir findet. Er ist kein Fanboy und weiß mich auch zu kritisieren. Das schätze ich sehr, denn es bringt nichts, wenn einem jeder zum Mund redet. Er war sich nicht sicher, ob er diese Aufgabe übernehmen wollte, und ich bin ihm sehr dankbar dafür, dass er das getan hat.

Wir brauchen Reporter und Journalisten wie Jens Lehrich, die versuchen, Menschen zu verbinden und die Wahrheit zu finden. Die mehr an einer Win-win-Situation interessiert sind als an einem Kompromiss, und die ohne Ansehen der Person versuchen, auf Augenhöhe Menschen hinter den Meinungen zu sehen und zu verstehen. Ich wünsche ihm sehr viel Erfolg mit seinem Format.

Kapitel 48: Mechthild, Magnus und Johanna

Ich hatte Glück! Ich habe eine Familie, die sich von Anfang an hinter mich und meine Arbeit stellte. Auch meine Geschwister, mein Bruder Ingo und meine Schwester Frauke, glaubten meiner Einschätzung mehr. Mein Bruder gehört schon lange zur Wahrheitsbewegung und in vielen Punkten wusste er genau, was uns bevorsteht. Die Familie von meiner lieben Frau Mechthild ist gespalten. Der größte Teil unterstützt uns auf den Demonstrationen und beim Verteilen von Informationen, aber leider gibt es in der Familie auch Menschen, die so tief in der Angst gefangen sind, dass sie sich sogar haben impfen lassen. Es tut weh, das zu sehen.

Ich mute meiner Familie sehr viel zu, habe mir aber immer Mühe gegeben, ein guter Vater zu sein und viel Zeit mit meinen Kindern zu verbringen. Ich hoffe, dass deswegen ein kleines Guthaben auf dem Beziehungskonto vorliegt. In den letzten 18 Monaten war ich kein besonders guter Vater, ich war noch nicht mal ein guter Ehemann. Natürlich gehen die vielen Angriffe in der Öffentlichkeit nicht spurlos an einem vorbei. Insbesondere wird hier die gesamte Familie angegriffen und nicht nur der Hauptakteur. Das gipfelt darin, dass die Praxisräume unserer Gemeinschaftspraxis gekündigt wurden, weil ich auf Demonstrationen spreche und mich nicht von Querdenken abgrenze. Aber meine Frau, eine sehr gute und empathische Ärztin, die ihren Beruf liebt und sich zusätzlich auf Traumatherapie spezialisierte, bekam ebenfalls die Praxisräume gekündigt. Sie sprach niemals auf einer Demonstration oder tat ihre Meinung in einem Interview kund. Man verurteilte sie dennoch mit. Sippenhaft nennt man das.

Es gab sehr viele Momente, wo sie auf mich verzichten musste. Wo sie sich allein um alles kümmern musste und das ist nicht leicht bei zwei Kindern, die in die Pubertät kommen. Es fand ein kompletter Wechsel in den Rollen statt, vorher kümmerte ich mich sehr intensiv um die Familie und die Kinder. Jetzt war ich auf einmal nicht mehr da. Ich ging auf Bustour und ließ sie mit der Praxis und den Kindern allein. Manchmal konnten wir gar nicht miteinander sprechen.

Meine Frau musste sehr stark sein und auch meine Kinder mussten sehr viel Druck erleben, als man ihnen in der Schule sagte, dass man die Atteste des Vaters nicht mehr anerkennt. Meine Kinder wurden in ihren Klassen-WhatsApp-Gruppen angegriffen, diffamiert und ausgelacht.

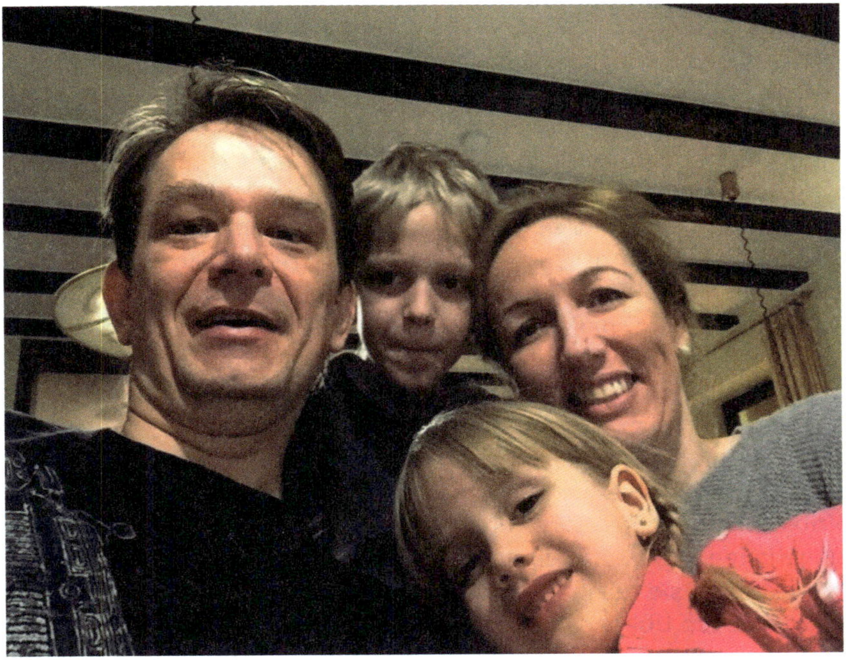

Bodo, Magnus, Johanna und Mechthild Schiffmann

Es ist ein Geschenk, dass meine Kinder immer hinter mir standen. Sie begleiteten mich zum Teil auf Demonstrationen und beide fuhren ein Stück des Weges auf der Bustour mit und sahen, was ich tue. Sie erlebten aus nächster Nähe, wie sich die Polizei uns gegenüber verhielt.

Ich hoffe, dass sie von mir lernten, dass man seine eigene Meinung verteidigen muss. Wenn man selbst oder das Bauchgefühl einem sagt, dass hier etwas falsch läuft, dann sollte man nicht seinen Lehrern glauben, nicht Politikern oder Polizisten. Die beiden standen das alles durch. Sie trugen keine Maske und sie testeten sich nicht. Meine Kinder sind stolz auf das, was ich tue, und stehen für mich ein. Das ist unglaublich für eine Zehnjährige und einen Fünfzehnjährigen.

Ich bewundere meine Frau dafür, dass sie immer noch zu mir steht. Sie fragte mich oft, was ich erreichte und wann es endlich zu Ende sei. Es gab große Momente der Enttäuschung, wenn ich wieder einmal sagte: „Das ist jetzt die entscheidende Demonstration, dass wir den Wendepunkt bringen", oder was auch immer. Sehr oft muss sie für mich den Kopf hinhalten. Ihre Freunde aus dem Studium ließen sie zum großen Teil fallen, weil sie zu mir hielt. Sie ließ mich nicht allein, aber sie kritisierte mich auch sehr oft. Das tat weh, und es war wichtig.

Wenn es hart auf hart kommt, weiß ich, dass ich mich auf meine Frau und meine beiden Kinder verlassen kann. Ich weiß, dass sie mich nicht fragen werden, warum ich nichts gemacht habe, als ich erkannte, was hier passiert. Sie wurde sehr früh gewarnt, von Freunden, Bekannten und Teilen der Familie, wenn sie mich jetzt nicht zur Vernunft brächte, dass wir dann alles verlieren würden. Sie musste sich von Geschwistern anhören, dass ihr Mann verrückt geworden sei und dass sie ihn jetzt endlich zur Räson bringen müsse. Sie hielt zu mir, verteidigte mich, sagte, dass sie hinter mir stehe, weil ich das Richtige tue. Es ist sehr oft sehr belastend. Meine liebe Frau Mechthild ist meine Muse und auch mein schärfster Kritiker. Ich kann ihre Kritik häufig nicht sofort annehmen und ich werde auch manchmal ungehalten, aber sie weiß genau, dass ich darüber nachdenke, denn meistens hat sie recht. Auch wenn ich es in vielen Fällen erst nach ein paar Stunden Überlegung verstehe.

Ich brachte sehr viel von uns in die Öffentlichkeit. Dinge, von denen man nicht will, dass andere es wissen. Wir versteckten uns, wir hatten Angst, wir wussten nicht, wie es weitergeht. Aber wir sind alle gläubig. Meine Frau ist katholisch, ich bin evangelisch und wenn wir Kirchen besuchten, dann waren es sicherlich mehr katholische als evangelische. Ich bin froh darüber, denn ich lernte eine andere Art von Gottesdienst kennen. Auf der anderen Seite war ich immer sehr skeptisch gegenüber dem Vatikan und seiner Aktivität.

Wir diskutierten kontrovers über viele Themen und wuchsen daran. Wir sind beide Genussmenschen und genießen das Leben, das Essen, das Trinken, die Welt und die Freiheit. Ich bin stolz auf meine Kinder, ich bin stolz auf meine Frau.

Obwohl wir beide dasselbe studiert hatten, behandelten wir unsere Patienten immer sehr unterschiedlich. Meine Frau ist mit Sicherheit die empathischere und bessere Ärztin. Ich selbst war bis Ende 2019 ein anderer Mensch, ich war distanzierter, sachlicher, ich würde mich auch nicht als sehr sympathisch einstufen. Ich ging immer sehr nüchtern und analytisch an die Medizin heran und das Gefühl der Menschen irritierte mich eher.

In den letzten Monaten wuchs ich als Mensch, ich wurde ein anderer Mensch. Ich veränderte mich vollständig, auch das muss man als Partner aushalten. Irgendwie schafft sie es immer wieder, ich bewundere sie dafür. Ich hätte oft verstanden, wenn sie mich verlassen hätte, denn der Druck von außen, die Diffamierungen waren extrem, insbesondere auch deshalb, weil ich erst rede und danach denke. Das ist meine Schwäche. Das ist meine Stärke. Ich rede, wie mir der Schnabel gewachsen ist und alle meine Videos und Interviews gehen einfach so online, ohne rechtliche Prüfung oder vorherige Risikoanalyse.

Wenn man sich meine Reden und meine Videos anschaut, dann merkt man, dass sie sich immer wieder veränderten. Ich änderte oft meine Meinung, passte sie an, hinterfragte und bewertete sie neu. Dafür ist unter anderem auch meine Frau verantwortlich, die mich nach besonders offensiven Videos wieder ein bisschen mäßigte. So manchem Redner in unserer Bewegung würde eine Frau wie Mechthild gut zu Gesicht stehen, um sie ab und zu mal wieder auf den Boden der Tatsachen zu bringen.

Meine Kinder erstaunen mich. Sie haben diese großen Veränderungen, die wir im Leben durchmachten, erleiden müssen und lernten, in einem fremden Land zur Schule zu gehen. Sie mussten feststellen, dass diese Schulen keine schlechteren, sondern bessere Schulen sind als in unserem Land. Beide Kinder sind wunderbar, zusammen sind sie manchmal unerträglich, aber das gehört sich auch so. Ich liebe meine Kinder für ihre Stärken - und die Schwächen, die sie haben, sind in Wirklichkeit auch Stärken, auch wenn ich sie manchmal nicht ertragen kann. Es liegt mehr an mir, wenn es mir an Verständnis fehlt und ich manchmal für sie nicht mehr genug Ruhe und Gelassenheit mitbringe. Sie verzeihen mir das, das ist großartig.

Ich sehne mich nach einer Zeit, wo es nicht mehr nötig ist, auf die Straße zu gehen. Wo man sich wieder abgrenzen kann und nicht jeden Tag ein Video produzieren muss. Ich sehne mich nach einer Zeit, wo ich mein Handy einfach eine Woche lang ausstellen kann. Ich habe viel nachzuholen. Ich liebe meine Frau, sie gibt mir Kraft, sie hilft mir, durchzuhalten und sie wies mich mehr als einmal darauf hin, dass ich nicht glücklich werden würde, wenn ich jetzt aufhöre, für die Freiheit, die Wahrheit und die Demokratie zu kämpfen.

Ohne meine liebe Frau Mechthild hätte es kein Video Corona 14 gegeben, kein „alles außer Mainstream", keine Demonstrationen, keine Freiheitsboten und auch keine Bustour. Es ist wichtig, dass sie mir meine Grenzen aufzeigt. Es ist wichtig, dass sie mir ihre Meinung sagt. Ich liebe sie und es ist für mich nie schön, lange von ihr getrennt zu sein. Wir denken sehr häufig das Gleiche, wir sprechen dieselben Worte aus, was bei unseren Kindern immer wieder zu Gelächter führt. Wir kennen uns sehr gut, wir sind eine Symbiose.

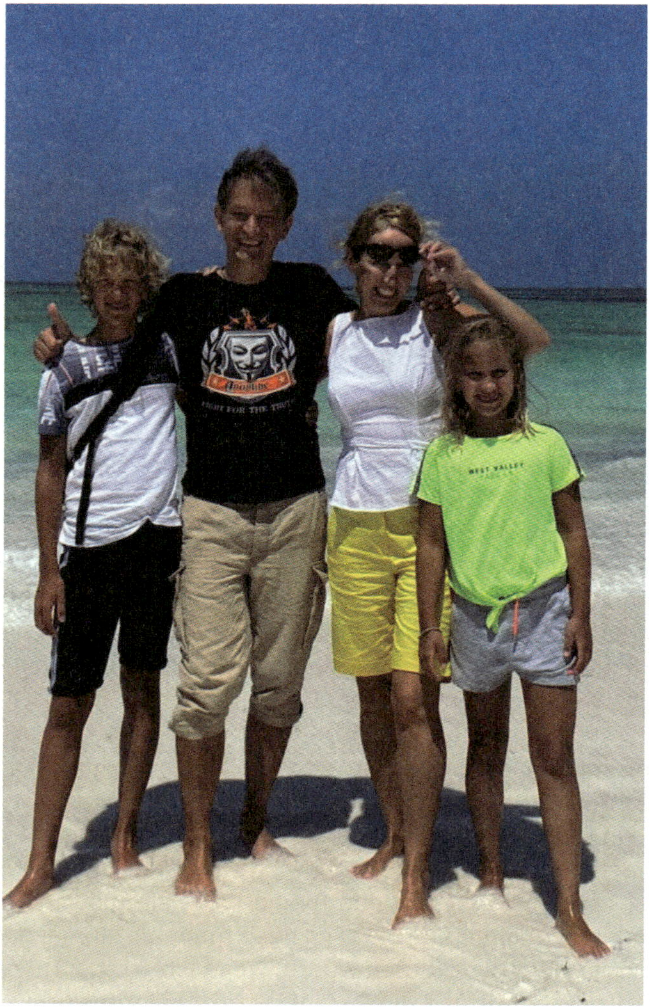

Familie Schiffmann

Mein Sohn Magnus ist ein Energiebündel. Er verfügt über ein unglaubliches Gleichgewicht und ist ein wahnsinnig guter Sportler. Er klettert, er liebt es, mit seinem Fahrrad die Freiheit zu genießen (hier musste er sehr viele Einschränkungen in Kauf nehmen). Mit spielerischer Leichtigkeit fährt er Skateboard und Waveboard und was sonst noch mit Bewegung und Gleichgewicht zu tun hat. Er ist ein fantastischer Kite-Surfer. Seine Energie ist grenzenlos. Ich wünsche ihm, dass er einen Beruf ergreifen kann, der es ihm erlaubt, so viel Freude am Sport zu haben, wie er es hat.

Meine Tochter Johanna besitzt ein unglaubliches Sprachentalent. Als ich Italienisch lernte, hörte ich sehr viele italienische Lieder. Sie sang sie sehr schnell textsicher in Italienisch mit. Sie kann hervorragend singen und sich Texte merken, ist auch in der englischen Sprache sehr textsicher. Als sie in Afrika anfing, in eine englischsprachige Schule zu gehen, fand sie schon am ersten Tag eine Freundin und nach wenigen Wochen schlug sie bei den Prüfungen teilweise die einheimischen Schüler. Johanna träumt davon, Sängerin und Schauspielerin zu werden und ich bin sicher, sie wird ihren Weg machen. Manchmal träumt sie auch davon, Ärztin zu sein und vielleicht kann sie beides ja miteinander verbinden. Beide sind tolle Menschen, ich bin sehr stolz auf meine Kinder.

Das ist meine Familie. Ich sagte häufig zu Reportern: „Meine Kinder lieben mich für das, was ich tue. Ihre werden Sie hassen." Davon bin ich überzeugt. Ich habe immer für die Wahrheit und für andere Menschen gekämpft, für die Freiheit aller Kinder. Meine Kinder waren mein erster und wichtigster Ansporn. Als es hieß, es gäbe eine neue Normalität, war mir klar, dass es für meine Kinder diese Normalität nicht geben wird.

Das ist meine Motivation. Das ist mein Ziel. Das ist mein Ansporn. Es ist nicht meine Welt, es ist die Welt der zukünftigen Generationen und es liegt in meiner Verantwortung, dafür zu sorgen, dass ich diese in einem guten Zustand an meine Nachfahren übergebe.

Kapitel 49: Der Tod des Grundgesetzes

Welchen Sinn hat ein Grundgesetz? Warum hat man die Verteidigung des Grundgesetzes in den Amtseid der Beamten des deutschen Volkes hineingeschrieben? Warum gibt es einen Paragrafen 20 Abs. 4, der den Menschen das Recht auf Widerstand einräumt, wenn jemand versucht, das Grundgesetz und die Grundrechte auszuhebeln?

Das Grundgesetz ist das Fundament, auf das unsere Demokratie gebaut ist. Es sind die Stützpfeiler, die alle anderen Elemente des Staates tragen. Jedes einzelne Gesetz wurde mit sehr viel Bedacht zusammengetragen, um dieses Staatsgebäude sicher zu tragen. Die einzelnen Grundrechte sollen sich untereinander schützen, sodass es nie dazu kommen kann, dass das Fundament oder die Stützpfeiler angegriffen werden.

Grundgesetz: Alles basiert darauf, es sind die zehn Gebote unseres Landes. (Natürlich sind es mehr als zehn Gesetze, das ist ein Vergleich.) Es braucht Gesetze, die definieren, was ein Staat darf und was er nicht darf. Es braucht Regeln, die helfen, Macht zu begrenzen. Menschen versuchten schon immer, zu herrschen und Macht an sich zu reißen.

Deswegen gab es zu allen Zeiten Diktaturen und Herrscher. Bis irgendwann jemand auf die Idee kam, dass es keine Herrscher geben sollte, sondern dass das Volk die Regierung aus repräsentativen Gründen wählt und dass diese Regierung dem Volk verpflichtet ist. Absolute Herrschaftsansprüche sollten spätestens seit dem zweiten Weltkrieg in Deutschland nicht mehr herrschen dürfen. Das war die Idee.

Nirgendwo im Grundgesetz steht, dass es durch ein Infektionsschutzgesetz außer Kraft gesetzt werden darf. Man fand leider eine Gesetzeslücke, man trickste das Gesetz aus. Die Menschen, die das Grundgesetz schützen sollten, merkten nicht, dass sie betrogen wurden. Das Grundgesetz wurde durch das Infektionsschutzgesetz verboten, wie bizarr ist das?

Das ist so, wie wenn man wegen einer Grippe gesagt hätte, ab heute gelten die zehn Gebote nicht mehr.

Das alles war kein Zufall, es war von langer Hand geplant. Man besetzte die wichtigen Schlüsselpositionen in den Kontrollinstanzen im Verfassungsgericht und den hohen Gerichten mit Menschen, die kein Interesse daran hatten, das Grundgesetz zu schützen. Man spekulierte darauf, dass die Menschen in Deutschland zu allen Zeiten die waren, die am einfachsten gehorchten. Menschen, die einfach nur Befehle befolgten, sei es in den Dreißigerjahren oder zwischen 1948 und 1989. Es war auch nicht sehr schwierig, denn man besetzte nicht alle Posten neu. Weder nach Kriegsende noch nach Ende der DDR wurden die Richter und die Polizisten und die Mediziner ausgetauscht. Dieselben Funktionäre, die in beiden Regimen eine führende Rolle spielten, sind auch hier wieder an den Hebeln der Macht und können das alte Spiel weiterverfolgen. Es wurde niemals darauf geachtet, dass die führenden Positionen von totalitären Regimen vollständig entsorgt wurden. Warum sollten sie ihre Meinung ändern? Sie waren auch in der DDR und in den Dreißigerjahren erfolgreich. Und hielten ein Unrechtsregime am Leben.

Man muss sich wirklich überlegen, wie das passieren konnte. Wie konnte es sein, dass man die Polizisten der Volkspolizei und die Richter der DDR nicht austauschte? Wie konnte es sein, dass die Staatsanwälte dieselben sind? Wie konnte es sein, dass Mediziner in führenden Positionen der Universitäten die Leitung übernehmen konnten, obwohl sie im Nationalsozialismus schreiendes Unrecht begingen? Wir sind selbst dafür verantwortlich, dass es so einfach war, einen Staatsstreich von oben durchzuführen.

Ich bin sehr froh, dass 1968 kluge Menschen den Paragraphen 20 in das Grundgesetz schrieben und auch, dass im Grundgesetz in Paragraph 146 ein Ausweg aus der Misere für die kommenden Generationen hinterlegt wurde. Es ist sehr wichtig für zukünftige Generationen, dass man bei einer neuen Verfassung auch derartige Notbremsen einbaut. Der Begriff Notbremse wurde ja auch im Zusammenhang mit der erfundenen Pandemie von der Regierung missbraucht, um erneut harte Maßnahmen durchsetzen zu können. Ich finde, im Bereich des Grundgesetzes sollten wir immer Notbremsen haben, die wir ziehen können, wenn unser Staat übernommen wird.

Es ist für mich nach wie vor unbegreiflich, dass die Menschen – Pandemie hin, Pandemie her – ohne Widerspruch akzeptierten, dass man ihre Grundrechte einschränkt. Nicht nur das, darüber hinaus sprach man den Menschen das Recht ab, für sich selbst Verantwortung zu übernehmen. Man sagte ihnen schlicht, dass sie selbst zu doof seien, sich vor einer Erkrankung zu schützen und dass deswegen der Staat die gesamte Verantwortung übernimmt und entscheidet, was zu tun ist. Das ist einmalig in der Geschichte und es ist auch bizarr und falsch. Denn wir müssen natürlich selbst in der Lage sein, darüber zu entscheiden, mit wem wir uns treffen und ob wir uns anstecken oder nicht. Das Leben ist gefährlich und das Leben ist endlich und die Menschen waren in der Lage, sich als Spezies auf diesem Planeten zu verbreiten, ohne dass jemand auf ihre Gesundheit von außen geachtet hätte. Die Frage ist, ob wir überhaupt zu Menschen geworden wären, wenn man jede Veränderung, die die Natur mitbrachte, gemeint hätte, beherrschen zu müssen. Wir müssen lernen, dass die Übergriffe der Politik in alle Bereiche stattgefunden haben und sogar so weit gehen, dass die Genetik verändert oder das Wetter kontrolliert werden soll. Menschen spielen Gott. Dazu passt es, dass sie das Fundament eines Staates ohne Rücksicht auf Verluste wegsprengen. Was ist übrig geblieben vom Fundament, was ist übrig geblieben von den Stützpfeilern in unserer Gesellschaft?

Die Demokratie-Bewegung kämpft für das Grundgesetz und für die freiheitliche Grundordnung sowie für die garantierten Rechte jedes Einzelnen. Es wäre nicht unsere Aufgabe gewesen. Es wäre Aufgabe der Kontrollorgane des Staates gewesen, der Polizei, der Justiz und auch der Presse. Alle diese im Grundgesetz vorgesehenen Kontrollinstanzen versagten komplett. Gut, dass wir den Paragraph 20 Abs. 4 im Grundgesetz haben, nachdem die Paragraphen 20 Abs. 1 bis 3 einfach ignoriert wurden.

Es ist aber auch gut, dass das passiert ist und es ist klar, dass es ihnen nicht gelingen wird, ihre bösartige Agenda umzusetzen. Bei der nächsten Version der Verfassung werden wir dafür sorgen, dass es nicht mehr möglich sein wird, sie jemals außer Kraft zu setzen. Das ist wichtig, denn wir werden jetzt eine Lehre aus der Entwicklung ziehen. Und wir werden diesmal dafür sorgen, dass die Menschen, die ihren Berufseid verletzten, nicht mehr ihre Tätigkeit in einer neuen Zeit fortsetzen werden. Jeder Richter und Polizeibeamter sowie Staatsanwalt wird sich verantworten müssen und seine Position verlieren. Sie haben Verbrechen gegen die Menschlichkeit begangen. Sie haben gegen ihren Amtseid verstoßen und sie haben die Fundamente der Bundesrepublik Deutschland zu zerstören versucht. Man nennt das Hochverrat.

Kapitel 50: Nürnberger Kodex

Quelle: Wikipedia

„Der sogenannte Nürnberger Kodex ist eine zentrale, aktuell heute angewandte ethische Richtlinie zur Vorbereitung und Durchführung medizinischer, psychologischer und anderer Experimente am Menschen. Er gehört seit seiner Formulierung in der Urteilsverkündung im Nürnberger Ärzteprozess (1946/47) insbesondere zu den medizinethischen Grundsätzen in der Medizinerausbildung (ähnlich wie das Genfer Gelöbnis)."

Im Namen der Wissenschaft wurden unvorstellbare Gräueltaten und Experimente an Menschen durchgeführt. Die wenigsten Mediziner, die in Zeiten des Dritten Reiches menschenverachtende Experimente an Gefangenen, an Juden, an Behinderten oder Homosexuellen durchgeführt hatten, wurden für ihre Gräueltaten bestraft. Im Gegenteil, viele von ihnen bekleideten hochrangige Positionen in deutschen Universitäten und sind mit Preisen und Orden überhäuft worden. Lediglich zehn von ihnen wurden in diesem Schauprozess zur Rechenschaft gezogen und hingerichtet. Die meisten konnten ungestraft weitermachen und wurden für ihre Erkenntnisse sogar noch gelobt.
Perverse, kranke Experimente ohne eine ethische Prüfung. Das sollte verhindert werden und hierzu wurde ein Regelwerk erstellt.
Es besagt, dass bei medizinischen Versuchen an Menschen *„die freiwillige Zustimmung der Versuchsperson unbedingt erforderlich (ist)."*

Im Rahmen der Covid-19-Impfung wurden die Menschen nicht deutlich darauf hingewiesen, dass es sich um ein experimentelles Therapieprodukt handelt, dass es sich noch nicht mal um eine Impfung handelt, sondern dass es ein völlig neues experimentelles Verfahren ist, welches im Tierversuch immer scheiterte. Diese Wahrheit wurde den Menschen vorenthalten. Sie nahmen auch nicht freiwillig daran teil, sondern die Risiken wurden verharmlost, heruntergespielt und den Menschen wurde vorgegaukelt, sie würden etwas Gutes und etwas für ihre Sicherheit tun. Zuvor versetzte man sie durch Medienmanipulation in Todesangst und stellte ihnen in Aussicht, dass dieser Wirkstoff eine Heilung bringen würde und auch wieder die Rechte herstellen würde, die man ihnen genommen hat. Die Covid-19-Experimentalimpfungen sind ein klarer Verstoß gegen den Nürnberger Kodex.

„Das heißt, dass die betreffende Person im juristischen Sinne fähig sein muss, ihre Einwilligung zu geben; ...“

Die Politik erlaubt Kindern, die weder Alkohol trinken dürfen noch Zigaretten rauchen noch ein Kraftfahrzeug führen und auch nicht wählen dürfen, zu entscheiden, ob sie sich an einem Experiment beteiligen, ohne ihnen mitzuteilen, dass dieses Langzeitschäden für ihr gesamtes Leben bedeuten oder sogar bis zum Tod führen kann. Kinder und Jugendliche sind nicht in der Lage, die Tragweite dieser Entscheidung zu übersehen. Wenn man versuchen würde, Versuche mit Kindern durchzuführen, würde man an jedem Ethikrat scheitern. Sie sind nicht in der Lage, diese Entscheidung zu treffen, und dennoch ist es politisches Ziel, genau das durchzuführen. Man geht sogar so weit, dass man darüber spricht, die Impfungen in der Schule durchzuführen, in Abwesenheit der Eltern.

„... dass sie in der Lage sein muss, unbeeinflusst durch Gewalt, Betrug, List, Druck, Vortäuschung oder irgendeine andere Form der Überredung oder des Zwanges, von ihrem Urteilsvermögen Gebrauch zu machen; ...“

Wir erleben eine Massenpsychose. Die Menschen werden massiv unter Druck gesetzt. Sie lassen sich nicht therapieren, weil sie an diesem Experiment teilnehmen wollen, sondern weil sie ihre Freiheiten zurückwollen. Man hat sie also erst durch Druck, Gewalt und Betrug und mit einer List in den Zustand gebracht, dass sie bereit sind, in die gefährliche Behandlung einzulenken. Das Urteilsvermögen ist in so einem Fall nicht mehr gegeben.

„... dass sie das betreffende Gebiet in seinen Einzelheiten hinreichend kennen und verstehen muss, um eine verständige und informierte Entscheidung treffen zu können.“

Ich bin bereit zu wetten, dass man, wenn man tausend Geimpfte eine Prüfung ablegen lassen würde über das im Nürnberger Kodex als betreffendes Gebiet bezeichnete, in allen 1000 Fällen keine verständige und informierte Entscheidung nachweisen könnte. Die Menschen wurden betrogen. Sie wurden geködert, man hat ihnen ein schlechtes Gewissen gemacht und fehlende Solidarität unterstellt, wenn sie nicht mitmachen. Das ist ein Gruppenzwang. Es wurde ihnen die Existenzgrundlage entzogen oder in Aussicht gestellt, dass sie ihre Existenzgrundlage verlieren. Man hat ihnen Angst gemacht, dass sie, wenn sie sich nicht impfen lassen, im Gegensatz zu den Geimpften, nicht mehr reisen dürfen oder in einen Lockdown müssen.

„Anlass für den Nürnberger Kodex waren die während der Zeit des Nationalsozialismus im Namen der medizinischen Forschung begangenen Verbrechen gegen die Menschlichkeit, insbesondere „verbrecherische medizinische Experimente" und Zwangssterilisationen."

Die Geschichte wiederholte sich hier nicht nur, sondern die Gräueltaten steigerten sich. Jegliche ethische Grenze wurde überschritten, der Nürnberger Kodex wurde vollständig verletzt, verlacht, außer Kraft gesetzt. Es ist eine Perversion der deutschen Geschichte. Es ist eine Volksverhetzung, was hier passiert. Man hat nichts gelernt aus den Nürnberger Prozessen. Die Menschen werden mit denselben Mechanismen kontrolliert, die man mit den Nürnberger Prozessen sichtbar machen wollte, um zukünftige Generationen vor staatlichen Übergriffen zu schützen. Es ist nicht gelungen. Wir erleben Kriegsverbrechen in Friedenszeiten.

Man kann die Worte hier nicht deutlich genug finden. Es muss ein Aufschrei sein, es muss ein Weckruf sein, damit die Menschen verstehen, dass hier Kriegsverbrechen passieren. Es ist ein Schlag ins Gesicht für die Menschen, die starben und den Grundstein für die Nürnberger Prozesse und den Nürnberger Kodex geliefert haben. Es ist eine Verachtung des Leids, welches Mediziner über die Menschen im Dritten Reich brachten. Es wird Zeit, dass wirklich und anhaltend aufgeräumt wird und dass dieser Sumpf aus menschenverachtenden Medizinern trockengelegt wird.

Kapitel 51: Der Paragraf 146 des Grundgesetzes

Ich habe das Grundgesetz vor dem Jahr 2020 nie gelesen, wahrscheinlich liegt es daran, dass ich darauf keinen Eid ablegen musste. Ich hatte auch keinen Grund dazu. Es funktionierte ja gut.

Ich bedaure das, es ist ein interessantes Werk. Es wurde von klugen Menschen geschrieben. Menschen, die für Demokratie und Freiheit stehen. Es waren aber auch Menschen, die nicht akzeptierten, dass Deutschland in zwei Teile geteilt wurde. Es waren Menschen, die erkannten, dass diese Regeln, die heute aufgestellt werden, nicht für alle Deutschen gelten. Es gab einen zweiten Staat auf deutschem Boden, die Deutsche Demokratische Republik.

Die Autoren des Grundgesetzes wollten den Bürgern in der DDR eine Möglichkeit geben, das Grundgesetz mitzugestalten und eventuell durch ein neues Grundgesetz als Verfassung zu ersetzen. Nach der Wiedervereinigung hätte es eigentlich eine Neuauflage geben müssen, so wie dies im Grundgesetz festgeschrieben wurde. Das hätte aber auch bedeutet, dass die Politiker in Deutschland ihre Macht hätten aus der Hand geben müssen und sie dem Volk zurückgeben. Das wollten sie offensichtlich nicht.

Die Menschen, das Volk, der Souverän hätte darauf bestehen müssen. Er hätte auf einen Friedensvertrag bestehen müssen und er hätte auf eine verfassungsgebende Versammlung bestehen müssen. Ein Parlament in Deutschland funktioniert so ähnlich wie eine königliche Familie. Ämter und Posten werden von oben nach unten verteilt, nach Gutdünken. Wer mitspielt, kann aufsteigen, wer nicht mitspielt, erhält keinen Posten mehr. Damit verliert er seine übrigen Bezüge und Nebeneinnahmen sowie alle Vergünstigungen, die man als Abgeordneter in Deutschland genießt – oder man sollte generell als Politiker sagen. Wenn neue Parteien versuchen, Fuß zu fassen, dauert es nicht lange und sie werden in die eine oder andere Richtung diffamiert und am Erstarken gehindert. Manchmal gelingt dies nicht. Manchmal gelingt es einer Partei wie den Piraten oder der AfD, genug Menschen zu überzeugen, dass sie in einzelnen Parlamenten oder sogar in den Bundestag einziehen können. Die übrigen Parteien machen dann den neuen Parteien das Leben schwer, indem sie sie vom Verfassungsschutz untersuchen lassen oder man beginnt, diese Parteien öffentlich zu diskreditieren und zu behaupten, dass sie rechten oder nationalsozialistischen Ideologien nahestehen oder man bedient sich der genauen Gegenrichtung und bezeichnet die Partei als kommunistisch. Parteien werden auch unterwandert und instrumentalisiert. Ich habe das zweimal erleben können, wie schnell das geht. Einige der Spieler konnten wir identifizieren und auch bis in Verfassungsschutzkreise nachverfolgen, aber nicht alle. Auf jeden Fall kann man nicht behaupten, dass das Volk in diesem Land das Sagen hätte.

Es gibt mehr Möglichkeiten der Selbstbeteiligung, als wir alle wissen. Auch unsere Anwälte haben über ein Jahr gebraucht, um zu verstehen, dass man als Volk einiges an Meinungsbildung beitragen kann. Das wird in der Schule nicht gelehrt und es ist versteckt im Gesetz. Eine kleine Vorschau auf die zukünftige Zeit. Wir erkannten mittlerweile, wie wir selbst eine Stimme kriegen können und dass das Volk eigentlich sehr viel Macht hat, die man uns bisher nur verschwieg und vorenthielt. Uns stehen große politische Veränderungen bevor, denn das Volk ist in der Lage, selbst Gesetzesentwürfe zu gestalten und auch vorzuschlagen, und wenn diese vom Gesetzgeber nicht angenommen werden, dann kommt es zu Volksabstimmungen. Es stimmt nicht, dass das in Deutschland nicht möglich ist. Es ist sogar möglich einen Landtag abzuberufen. Das haben Aktivisten aus Bayern herausgefunden und auch umgesetzt. Es kommen spannende Zeiten. Wir alle fingen an, Gesetze zu lesen, die wir lange ignorierten.

Das Schöne an den vielen Gesetzen ist, dass auch die Politiker den Überblick darüber verloren haben, welche Macht das Volk eigentlich hat. Es ist auch sehr interessant, sich europäische Gesetzgebungen durchzulesen. Ich bedanke mich sehr bei allen Anwälten, die sich extrem engagiert in den letzten Monaten durch Verordnungen und Gesetze der Europäischen Union und auch durch die deutsche Gesetzgebung kämpften und dabei Erstaunliches entdeckten, was eigentlich in den Schulunterricht gehören würde, um dem Volk zu erklären, wie es die Politik mitgestalten kann. Es ist nicht damit getan, eine Partei zu gründen, es ist noch nicht einmal nötig, eine Partei zu gründen. Jeder kann aktiv Politik gestalten, jeder kann Gesetze auf den Weg bringen. Nur erklärte man uns das nie und enthielt es uns schlicht und ergreifend vor.

Ich freue mich auf die Veränderungen. Die Menschen werden erstaunt sein, dass wir sehr viele demokratische Rechte haben. Die Menschen haben gelernt, das Grundgesetz zu lesen und zu schützen und das Volk beginnt zu erwachen und tatsächlich zum Souverän zu werden.

Hierfür war die Kontrollfunktionskrise 2020 der richtige Startschuss. Friedlich, legal, juristisch einwandfrei können wir selbst gestalten und Fehler der Politik beseitigen, über eine Gesetzgebung, die vom Volk ausgeht. Unsere Kinder werden lernen, dass nicht Politiker über die Richtung eines Landes entscheiden, sondern die Bürger. Die klugen Köpfe, die die ersten Gesetze und das Grundgesetz schrieben, müssen geahnt haben, dass noch einmal eine Zeit kommt, in der Politiker einen Staatsstreich von oben durchsetzen. Da sie das erkannten, versteckten sie für uns kluge Schalter in den Gesetzen, die wir jetzt mittlerweile gefunden haben. Ich freue mich darauf, dass in Deutschland und wahrscheinlich in der Welt wieder die Menschen die Entscheidungen treffen und nicht eine Eliteklasse, die sich hinter einem Parteimantel versteckt und in Wirklichkeit bezahlte Schauspieler der Großindustrie sind.

Kapitel 52: Das Genfer Ärztegelöbnis

Quelle des Textes: Wikipedia

Die Genfer Deklaration (auch als Deklaration von Genf oder Genfer Gelöbnis bezeichnet) wurde im September 1948 auf der 2. Generalversammlung des Weltärztebundes in Genf, Schweiz, verabschiedet. Sie soll (auch Serment d'Hippocrate, formule de Genève bzw. The Hippocratic Oath formulated at Geneva genannt) eine zeitgemäße, ohne religiösen Kontext bestehende Version des Eids des Hippokrates sein.

Das ärztliche Gelöbnis

1. *Als Mitglied der ärztlichen Profession gelobe ich feierlich, mein Leben in den Dienst der Menschlichkeit zu stellen.*

Wie lassen sich Kontaktverbot, Masken, Zwangstestungen, Impfflicht und Besuchsverbot in Alten- und Pflegeeinrichtungen mit dem Begriff Menschlichkeit verbinden? Wie soll es funktionieren, wenn ich Kinder zwinge, Masken zu tragen und sich selbst zu testen und nicht mit anderen Kindern zu spielen, obwohl sie ein geringeres Risiko durch diese Erkrankung haben als durch Verkehrsunfälle oder zu ertrinken? Das Jahr 2020 kann man mit Fug und Recht als das Jahr der Entmenschlichung beschreiben.
Was hat das mit Menschlichkeit zu tun, wenn man kein Recht mehr auf körperliche Unversehrtheit hat?

2. *Die Gesundheit und das Wohlergehen meiner Patientin oder meines Patienten werden mein oberstes Anliegen sein.*

Es war sehr einfach zu erkennen, dass es sich bei der Covid-19-Erkrankung nicht um eine tödliche Pandemie handelt, sondern um eine der üblichen Erkältungskrankheiten. Diese entstehen jedes Jahr und betreffen immer dieselben Patientengruppen, Altersklassen und Risikogruppen. Nach einem Jahr bestätigte sich diese Einschätzung zu 100 %. Wir wissen wissenschaftlich fundiert, dass es nie ein größeres Risiko gab als in den vorhergehenden Grippeepidemien. Jeder Mediziner hätte dies innerhalb von wenigen Minuten überprüfen können. Ich stelle die Gesundheit und das Wohlergehen meiner Patienten über die Interessen der Politik.

3. Ich werde die Autonomie und die Würde meiner Patientin oder meines Patienten respektieren.

Es gab immer ansteckende Krankheiten und es gab immer Möglichkeiten, mit dieser Gefahr umzugehen. In den Achtzigerjahren wurde das Ende der Welt vorhergesagt durch eine Erkrankung, die man Aids nannte. Man informierte die Menschen, auf welche Art und Weise eine Übertragung gegebenenfalls stattfindet und zeigte ihnen, wie sie sich schützen können, wenn sie das möchten. Man zwang sie nicht. Die Menschen konnten selbst entscheiden, ob sie ungeschützt miteinander Sex haben oder nicht. Die Menschen konnten selbst entscheiden, ob sie kranke Patienten besuchen, umarmen, begleiten. Der Staat hat sich nicht das Recht angemaßt, Menschen zu erziehen und über ihr Leben zu bestimmen. Das Leben ist riskant, jeder Mensch schützt sich und seine Angehörigen auf diese Weise, wie er selbst sich schützen möchte. Das nennt man Selbstbestimmung. Das nennt man Eigenverantwortung. Das nennt man Autonomie. Als Arzt kann ich meine Patienten beraten, ich darf ihnen Therapien vorschlagen. Das ist ein Privileg und es ist eine Verantwortung. Ich darf sie aber nicht zu ihrem Glück zwingen, und das ist gut so. Auch in diesem Fall machen sich Ärzte schuldig, wenn sie Kinder impfen. Kinder übersehen die Gefahren nicht und wenn Eltern nicht mehr gefragt werden, dann treffen Kinder Entscheidungen, deren Tragweite sie nicht erfassen können. Das ist ein Verbrechen gegen die Menschlichkeit.

4. Ich werde den höchsten Respekt vor menschlichem Leben wahren.

Schon sehr früh wiesen kluge Mediziner darauf hin, dass durch die starken Medikamente und die aggressive Beatmungstherapie mehr Patienten sterben, als ihnen geholfen wird. Alternative und sanfte Medikamente durften noch nicht einmal mit Namen erwähnt werden. Mediziner, die alternative Medikamente verwendeten, wurden kriminalisiert. Die ärztliche, garantierte Behandlungsfreiheit wurde einfach einkassiert. Wir hätten viele Leben retten können, wenn wir die Patienten nicht durch die Behandlung getötet hätten. Das ist eine Wahrheit, die wehtut, das ist eine Wahrheit, die sich die Mitschuldigen, die sich gerne ein Denkmal setzen wollten durch eine neue Therapie, tragen müssen. „Nicht schaden" heißt der Grundsatz in der Medizin. Schade, dass so viele Mediziner das vergaßen.

5. *Ich werde nicht zulassen, dass Erwägungen von Alter, Krankheit oder Behinderung, Glaube, ethnischer Herkunft, Geschlecht, Staatsangehörigkeit, politischer Zugehörigkeit, Rasse, sexueller Orientierung, sozialer Stellung oder jeglicher anderer Faktoren zwischen meine Pflichten und meine Patientin oder meinen Patienten treten.*

Ich habe schon vom Video Corona 11 erzählt. Dort geht es darum, dass von Medizinern gefordert wurde, bei Patienten, die älter als 80 Jahre sind, eine schnelle Sterbebegleitung durchzuführen, statt diese Patienten zu behandeln. Es gab genaue Anweisungen dazu, wie man dies tut und es wurde nicht davor zurückgeschreckt, dafür auch Sanitäter als Helfershelfer heranzuziehen. Medizinisches Hilfspersonal, das die Tragweite dieser Anweisung gegebenenfalls gar nicht versteht. Es verstößt gegen die ärztliche Ethik, eine medizinische Entscheidung vom Alter abhängig zu machen. In diesem klugen Gesetz von 1948 wurde dies festgeschrieben, um zu verhindern, dass das passiert, was 2020 passiert ist.

6. *Ich werde die mir anvertrauten Geheimnisse auch über den Tod der Patientin oder des Patienten hinaus wahren.*

Ich habe vielen Patienten Maskenatteste gegeben und man hätte noch viel mehr Patienten eine Befreiung ausstellen sollen. Ich war am Anfang ein Befürworter der Masken – solange, bis ich mich wissenschaftlich mit den Masken auseinandersetzte und feststellte, dass sie nicht nützen, sondern schaden. Ich legte sehr viel Sorgfalt in meine Recherchen und konnte am Ende mit meinem Gewissen nicht mehr vereinbaren, dass Menschen ihre Gesundheit durch das Tragen von Masken gefährden. Das ist auch interessant, denn es ist mit Videos dokumentiert, dass ich vom Maskenbefürworter zum Maskengegner wurde. Ärzte, die Maskenatteste ausstellten, wurden in Deutschland sehr schnell kriminalisiert. Man behauptete, diese Atteste seien zu Unrecht ausgestellt worden, obwohl man nicht nachprüfen konnte, ob der Arzt und der Patient nicht gute Gründe dafür haben. Dafür gibt es die ärztliche Schweigepflicht. Keine Maske zu tragen, ist eine

Ordnungswidrigkeit. Man fand einen Weg, daraus eine Straftat zu machen, indem man behauptete, es wären Atteste fälschlich ausgestellt worden oder unrechtmäßig benutzt worden. Es ging nicht mehr um den Tatbestand der Ordnungswidrigkeit. Man wollte gerne daraus ein Verbrechen machen. Erschreckenderweise gibt es Richter, die einen Durchsuchungsbeschluss unterschreiben, mit dem sie die Beschlagnahme der kompletten Patientenakten einer Arztpraxis für eine Ordnungswidrigkeit genehmigen. In meinem Fall hätte das 81.000 Patientenakten betroffen. Der Vorwurf lautete auf ein paar 100 Maskenatteste. Es ging auch nicht um die Patientenakten seit März 2020, man wollte alle Patientenakten haben. Es handelt sich auch nicht um ein Kapitalverbrechen wie Mord, es handelt sich um eine Ordnungswidrigkeit, die man durch einen Trick in den Bereich der Straftat manipuliert hatte. Eine Rechtfertigung, das Arzt-Patientengeheimnis zu brechen, besteht nicht. Mir ist die ärztliche Schweigepflicht heilig. Meine Patienten können sicher sein, dass ich meine Schweigepflicht nicht verletzen werde. Es tut mir nur leid, dass ich nicht noch mehr Atteste ausstellte. Eigentlich hätte man es so machen müssen wie Dr. Jens Bengen, ein mutiger Kollege und Urologe, der allen Menschen die Möglichkeit gab, sich ein Maskenattest auszudrucken. Er hatte Recht. Er war ein mutiger Mann. Er war ein Held, der sich irgendwann durch den unglaublichen Druck des Staates gezwungen sah, sich selbst das Leben zu nehmen. Wir werden ihn nicht vergessen. Wir werden uns wiedersehen.

7. *Ich werde meinen Beruf nach bestem Wissen und Gewissen, mit Würde und im Einklang mit guter medizinischer Praxis ausüben.*

Man sollte sich meine Videos im Verlauf anschauen und man wird feststellen, dass ich mich jeden Tag weiterentwickelte, insbesondere weil ich mir die Mühe machte, die offiziellen Verlautbarungen des Robert Koch-Instituts zu hinterfragen. Ich hinterfragte meine eigene Ausbildung, ich studierte die Literatur sehr genau und passte immer meine ärztliche und medizinische Praxis daran an und verbesserte sie. Ich kann sagen, dass ich durch die Erkenntnisse in den letzten 18 Monaten ein besserer Arzt geworden bin und über ein fundierteres Wissen verfüge, als ich es in den letzten fast 30 Jahren meiner Berufstätigkeit hatte.

8. Ich werde die Ehre und die edlen Traditionen des ärztlichen Berufes fördern.

Und das ist genau das, was ich tat. Mediziner mussten im Laufe der Geschichte häufig gegen das Gesetz verstoßen. Sie führten anatomische Studien an Leichen durch, obwohl dies verboten war. Sie probierten Medikamente aus, um Menschen zu helfen. Sie machten Selbstversuche, stellten das Wohl der Patienten über ihr eigenes. Ich sehe mich in einer guten Nachfolge von Medizinern, die den Beruf noch ernst nahmen. Die heutige Generation der Mediziner denkt nicht mehr selbst, sie hinterfragt nicht mehr. Sie sind Papageien, die auswendiggelerntes Pseudowissen wie aus der Pistole geschossen reproduzieren, ohne eine Ahnung davon zu haben, worum es überhaupt geht. Den Menschen, den Patienten nehmen sie dabei gar nicht wahr.

9. Ich werde meinen Lehrerinnen und Lehrern, meinen Kolleginnen und Kollegen und meinen Schülerinnen und Schülern die ihnen gebührende Achtung und Dankbarkeit erweisen.

Hier verstoße ich gegen das ärztliche Gelöbnis. Ich bin entsetzt von meinen Kolleginnen und Kollegen. Ich verachte meine Lehrer, die nicht die Zivilcourage besitzen, an die Öffentlichkeit zu gehen, obwohl sie genau wissen, welche Verbrechen gegen die Menschlichkeit und gegen die Patienten und vor allem gegen die Kinder gerade stattfinden. Ich werde nicht durch blinden Gehorsam irgendwelchen Professoren Stiefel leckend hinterherlaufen. Ich bin ein Arzt, der aufrecht geht, seinen eigenen Weg geht und höchsten Respekt vor dem Leben hat, aber nicht vor Titeln und Positionen. Ich glaube, wir sind alle Menschen und ich glaube, ich bin ein besserer Arzt als die meisten Professoren.

10. Ich werde mein medizinisches Wissen zum Wohle der Patientin oder des Patienten und zur Verbesserung der Gesundheitsversorgung teilen.

Meine Videos, die zur Aufklärung in der Erkältungswelle 2020 produziert wurden, trugen zur Verbesserung der Gesundheitsversorgung bei. Sie wurden zum Wohle der Patienten erstellt und es ist mir gelungen, sehr vielen Menschen aus ihrer Angst zu helfen. Ich habe sehr viele Menschen davor bewahren können, dass sie sich eine experimentelle Behandlung, die ihnen als Impfung verkauft werden sollte, haben geben lassen. Es ist Aufgabe des Arztes, Menschen bei der Gesundheitsvorsorge zu helfen und ihnen schwierige Sachverhalte zu erklären. Das habe ich getan. Nach guter ärztlicher Praxis.

11. *Ich werde auf meine eigene Gesundheit, mein Wohlergehen und meine Fähigkeiten achten, um eine Behandlung auf höchstem Niveau leisten zu können.*

Als ich merkte, dass meine Kräfte schwächer wurden, als ich merkte, dass die Einschüchterungen anfingen, bei mir Wirkung zu zeigen, zog ich mich zurück und brachte mich in Sicherheit. Ich ließ es mir gut gehen, ich tankte Energie, ich machte Urlaub und genoss das Leben. Ich bekam wieder Energie für meine wichtige Arbeit zur Aufklärung dieser Pandemie. Ich bin wieder bereit, eine Behandlung auf höchstem Niveau zu leisten, Menschen aufzuklären und die Lügen zu bekämpfen, die Politiker und korrupte Ärzte den Menschen erzählen.

12. *Ich werde, selbst unter Bedrohung, mein medizinisches Wissen nicht zur Verletzung von Menschenrechten und bürgerlichen Freiheiten anwenden.*

Das ist der wichtigste Paragraf, es gibt einen guten Grund, warum er als letzter Paragraf im Ärztegelöbnis steht, so wie der Paragraf 146 im Grundgesetz steht. Würde ich Menschen impfen, würde ich viel Geld verdienen. Ich hätte kein Risiko und man würde mich nicht bekriegen. Würde ich Menschen Atteste verweigern, meine Meinung nicht sagen und einfach zuschauen, wie sie auf den Abgrund zulaufen, dann würde ich davon profitieren. Ich war ein Arzt der Eliten. Ich hatte eine der lukrativsten Privatpraxen in Deutschland. Mein Jahresumsatz lag bei 1,2 Millionen €. Eine normale Arztpraxis setzte 150.000 um, wenn es eine gut gehende Praxis war.

Es gibt so etwas wie Ethik. Es gibt so etwas wie eine Berufsehre und es gibt so etwas wie ein Gewissen. Ich war sehr erfolgreich, weil ich der Beste auf meinem Gebiet war. Deswegen sind Menschen aus aller Welt aus allen Schichten der Bevölkerungen zu mir gekommen. Alle haben dasselbe bezahlt. Ich habe keine Unterschiede gemacht, ich habe einfach versucht, perfekte Arbeit abzuliefern. Das geht nicht umsonst. Investitionen kosten Geld. Ich habe das alles geopfert, ich werde nicht mehr in einer Praxis arbeiten. Ich werde Menschen mein Wissen über Kurse zur Verfügung stellen.

Ich hätte problemlos zurückkehren können und meine Schäfchen ins Trockene bringen, die Politik hätte mich hofiert. Niemand hat mich gezwungen, mein Gesicht zu zeigen, außer mein Gewissen. Ich habe ein Gewissen. Ich habe das Richtige gemacht. Ich wurde bedroht, ich werde bedroht. Man machte Hausdurchsuchungen bei mir und man verfolgte mich wie einen Straftäter. Aber ich habe ein reines Gewissen. Ich werde gewinnen. Das, was ich gemacht habe, ist wichtiger als Geld. Es ist wichtiger als mein Ruf oder mein Name. Ich bin stolz auf alles, was ich getan habe. Ich stehe aufrecht, weil ich das Genfer Gelöbnis vorbildlich erfüllt habe, außer Paragraf 9.

Ich gelobe dies feierlich, aus freien Stücken und bei meiner Ehre.

Nobody is perfect.

Nachwort

Ich danke dir für deine Zeit. Ich danke dir, dass du dich für mein Leben und meine Meinung interessiert hast. Ich danke allen, die mich begleitet haben.

Es gibt noch viel zu erzählen, ich habe noch viele Kapitel in meinem Kopf, die ich gerne mit dir teilen würde. Das musst du entscheiden, ob du dich dafür interessierst.

Ich würde mich freuen, wenn dir ein paar meiner Ideen gefallen – und interessiere mich dafür, wenn du andere Ideen hast. Lass uns gemeinsam eine neue Zukunft gestalten. Lass uns endlich aus den Fehlern lernen, die wir immer wieder begehen.

Der Sinn des Lebens, die Quintessenz der Religionen und die Antwort auf die prophetischen Fragen sind Liebe, Freiheit und Gerechtigkeit.

Dr. Bodo Schiffmann (Boschimo) Sinsheim, 4. Juli 2021

Telegram: https://t.me/AllesAusserMainstream

Anzeige

Lichtvolle Produkte aus der Quelle des Seins

Kamasha Versandhandel GmbH, Marie-Curie-Str. 6, 36039 Fulda

Der Spezialist in Fulda für Nahrungsergänzungsmittel und Wohlfühlprodukte

Was der Kamasha Shop für Sie bietet, ist grundlegend einfach: Über 20 Jahre konnte die Erkenntnis wachsen, welche Substanzen und Bausteine für den Menschen wirklich gesund sind und dem Organismus von innen heraus Wohlbefinden schenken.

Dank unserer vielseitigen Ausrichtung finden Sie bei uns neben energetisierten Essenzen, Schmuck, Kosmetik, Zahnpflege auch Nahrungsergänzungsmittel und Strahlenschutz sowie weitere Artikel zum Thema Säure-Basen-Haushalt.

Ebenso bieten wir über unseren hauseigenen Buchverlag hochinteressante Bücher aus vielen Sparten an sowie viele Musikproduktionen von hochbegabten Künstlern und Interpreten.

Überzeugen Sie sich selbst von der Vielfalt unseres Angebotes.

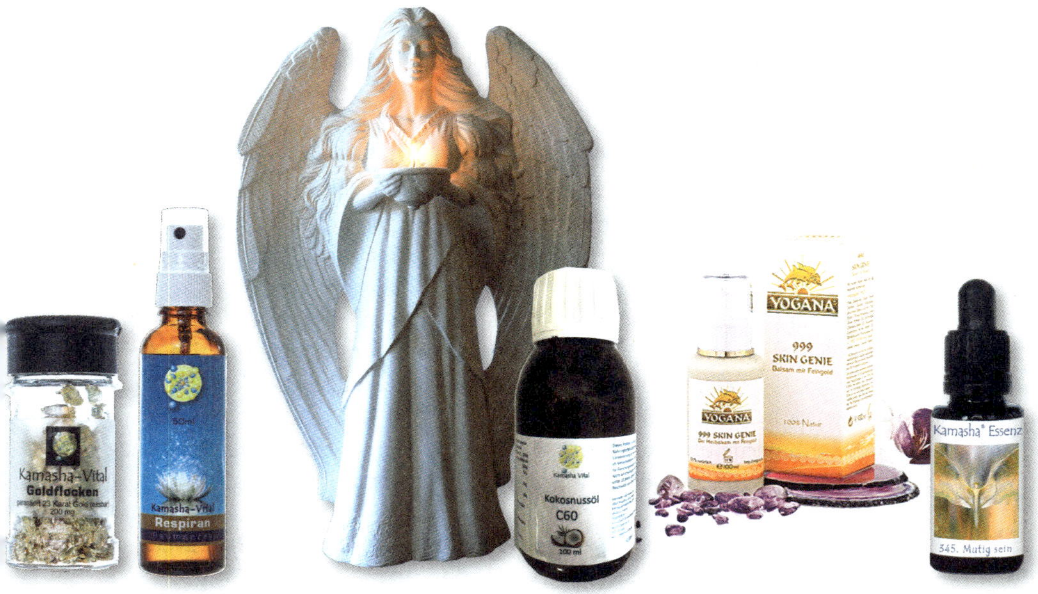

www.kamasha-shop.de

Te. + 49 (0) 661 38 000 240

versand@kamasha.de

Anzeige

Kamasha
Akademie GmbH

Seminare – Ausbildungen – Events – Reisen

Kamasha Akademie GmbH, Marie-Curie-Str. 6, 36039 Fulda

Eine Erde – eine Vision

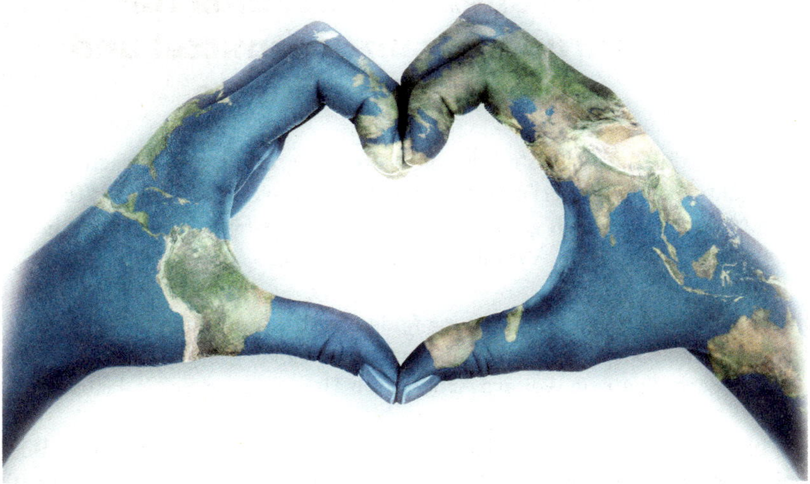

Dieses Credo leitet Kamasha, um ein neues Bewusstsein zu fördern und ein friedvolles Miteinander für ein Leben in Liebe, Freiheit und Leichtigkeit auf der Erde zu manifestieren. Sie möchten etwas bewegen, verspüren Mut zur Veränderung oder Sie sind ehrlich interessiert an der menschlichen Entwicklung?

Wenn Sie mehr über das Wunder Ihres Daseins, die Gesundheit von Körper, Geist und Seele erfahren möchten oder neue Schritte auf dem Weg zu sich selbst wagen wollen, sind Sie herzlich eingeladen, mit dabei zu sein.

Seminare und Ausbildungen bei Kamasha sind eine außergewöhnliche Gelegenheit für tiefe Wandlungen. Natara besitzt die Gabe, bis zu den Wurzeln eines körperlichen oder seelischen Konfliktes durchzudringen und schafft somit die Basis für eine erfolgreiche Transformation.

Bei zahlreichen Menschen, die als »austherapiert« galten oder von der klassischen Medizin aufgegeben wurden, hat dieser neue Ansatz bereits viele positive Verläufe bewirkt, bis hin zur vollständigen Genesung.

Sie möchten gerne unseren **Newsletter** mit Informationen rund um neue Seminare und Produkte aus unserem Kamasha Shop erhalten?

Dann senden Sie uns einfach eine Mail und melden sich zum Newsletter an.

www.kamasha.de
Tel. +49 (0)661 38 000-238
tai@kamasha.de

Anzeige

KAMASHA TV

Reportagen - Online-Seminare - Ausbildungen - Events

Kamasha TV GmbH, Marie.Curie-Str.6, 36039 Fulda

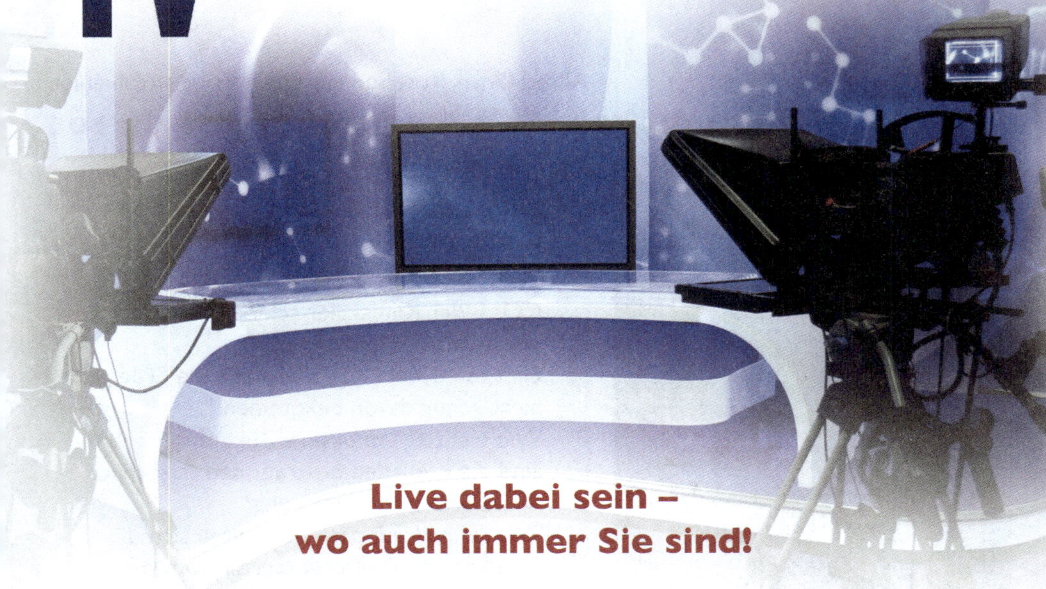

Live dabei sein – wo auch immer Sie sind!

Stellen Sie Ihr eigenes Programm zusammen aus Heilung, Wissen, Ausbildung, Freude und Lebendigkeit, das Ihnen von Kamasha TV zur Verfügung gestellt wird.

Sie können bei einigen Veranstaltungen live vor Ort dabei sein oder sich parallel über das Internet dazu schalten.

Unser Kamerateam ist immer wieder **live** vor Ort, um bei wichtigen Events zum aktuellen Weltgeschehen eine neutrale Berichterstattung zu gewährleisten und auch Menschen eine Stimme zu geben, die schon lange nicht mehr gehört werden können, da sie durch Zensur und Meinungsmache stumm geworden sind.

Unsere Berichterstattung finden Sie zurzeit auf YouTube und demnächst auf unserem eigenen Kanal.

Melden Sie sich einfach zu unserem Newsletter an
und erfahren Sie alles über unsere aktuellen Reportagen, Interviews und Dokumentationsreihen.

Senden Sie eine Mail an:
tv@kamasha.de

www.nataras-welt.de
tv@kamasha.de

Anz

Lichtvolle Produkte aus der Quelle des Seins
Kamasha Versandhandel GmbH, Marie-Curie-Str. 6, 36039 Fulda

Alfred Dorn, Rosi Sonnenschein, Frieda Wolkenlos

Wenn du kein CO_2 einatmest, bist du tot

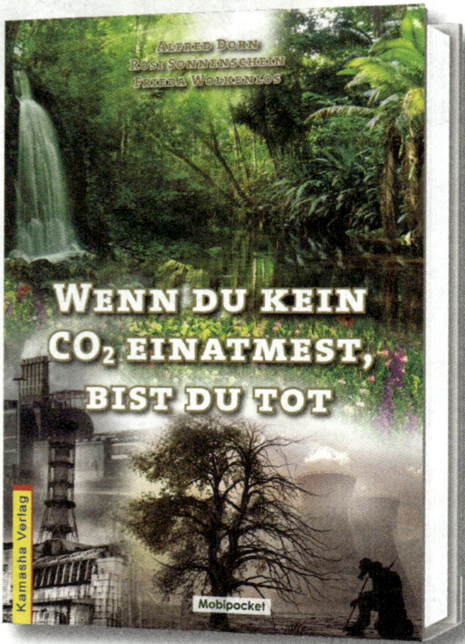

Buch:
Wenn du kein Co_2 einatmest, bist du tot
Paperback, ca. 340 Seiten
Art.-Nr. B-362
EUR 18,00

Ein Aufklärungsbuch hinter der Klimamafia
Aus dem Volk für das Volk

CO_2 – der Klimakiller schlechthin oder unersetzbarer Lebensretter?
Gibt es zu viel CO_2 oder kann die Erde gar nicht genug davon bekommen?
Wie steht es um unsere Zukunft?
Sind die Klimademonstrationen tatsächlich Greta Thunbergs Erfindung?
Wie „klimafreundlich" verhalten sich die Politiker und Prominenten, die vom Volk lautstark mehr Geld und Einschränkungen für das Klima fordern?
Wer profitiert denn wirklich vom Milliardenmarkt des CO_2-Emissionszertifikate-Handels?
Über welche Organisationen und Netzwerke sind die Fäden der Macht verwoben?
Seien Sie bereit für einen brisanten Blick hinter die Kulissen.

Buch: ISBN 978-3-936767-22-3
Hörbuch: ISBN 978-3-936767-35-3

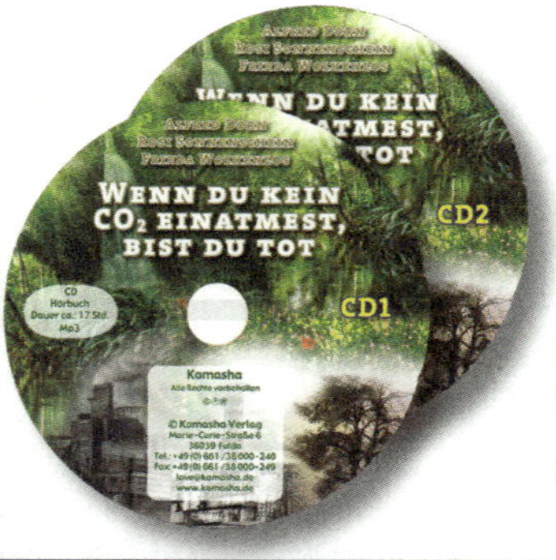

Das Buch auch als Hörbuch

Hörbuch:
Wenn du kein CO_2 einatmest, bist du tot

Hörbuch:
Wenn du kein Co_2 einatmest, bist du tot
gelesen von
Rosi Sonnenschein
2 CDs mit Booklet
Gesamtlaufzeit ca. 17 h
Art.-Nr. J-025
EUR 18,99

www.kamasha-shop.de
Te. + 49 (0) 661 38 000 240
versand@kamasha.de

Anzeige

Lichtvolle Produkte aus der Quelle des Seins
Kamasha Versandhandel GmbH, Marie-Curie-Str. 6, 36039 Fulda

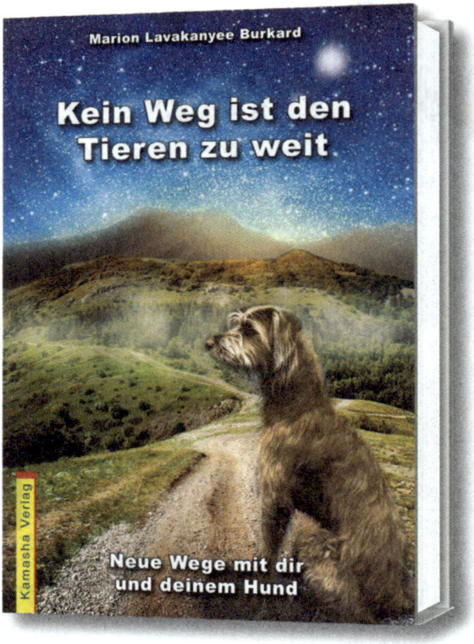

Buch:
Kein Weg ist den Tieren zu weit
Hardcover
96 Seiten
Art.-Nr. B-365
EUR 18,00

Marion Lavakanyee Burkard

Kein Weg ist den Tieren zu weit

Neue Wege mit dir und deinem Hund
Inspiration für Beziehung statt Erziehung

Wo herkömmliche Hundeschulen an ihre Grenzen stoßen, fängt Marion Lavakanyee Burkards Begleitung von Mensch und Hund oftmals erst an.

Erfrischend offen und ironisch erzählt die Therapeutin und Hundetrainerin in diesem Buch von ihrem eigenen Weg mit ihren Hunden.
Marion Burkard Lavakanyee liefert zahlreiche Praxistipps – von der Ankunft des Welpen bis zu Ernährung und Impfung – und lädt zum Hinterfragen von Traditionen und herkömmlichen Methoden ein.
Freuen Sie sich auf neues Wissen – für eine freie und harmonische Zukunft im glücklichen Miteinander mit Ihrem vierpfotigen Begleiter.
ISBN: 978-3-936767-39-1

www.kamasha-shop.de
Te. + 49 (0) 661 38 000 240
versand@kamasha.de

Anzei

Lichtvolle Produkte aus der Quelle des Seins

Kamasha Versandhandel GmbH & Co.KG, Marie-Curie-Str. 6, 36039 Fulda

GIB DER NATUR EINE CHANCE

Veganes Kochbuch

Die Reise in die Freiheit

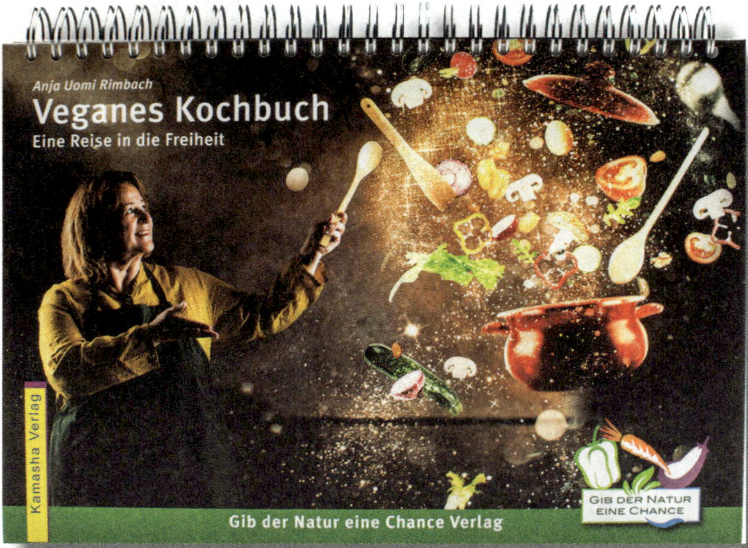

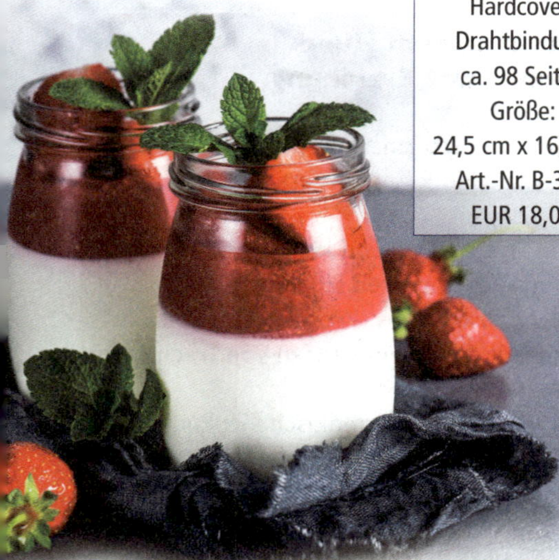

Veganes Kochbuch
Die Reise in die Freiheit
Hardcover-Drahtbindung
ca. 98 Seiten
Größe:
24,5 cm x 16,5 cm
Art.-Nr. B-369
EUR 18,00

Veganes Leben und Bio bedeuten keinen Verzicht, sondern Gewinn:
an Geschmack, Vielfalt, Genuss, Gesundheit und einem völlig neuen Lebensgefühl.

Mit dem veganen Bio-Kochbuch ermöglicht Kamasha „Eine Reise in die Freiheit".

Das gleichnamige Buch lehrt, informiert und inspiriert, ohne dabei kompliziert zu werden, und ist gerade in Zeiten, in denen eine Industrie unsere Ernährung kontrolliert, erfrischend und aufregend zu lesen. Es begleitet den Leser auf seinem Weg in ein neues Bewusstsein.

www.gib-der-natur-eine-chance.com
Te. + 49 (0) 661 38 000 240
info@gib-der-natur-eine-chance.com

Anzeige

Lichtvolle Produkte aus der Quelle des Seins

Kamasha Versandhandel GmbH, Marie-Curie-Str. 6, 36039 Fulda

Dr. Bodo Schiffmann

Die schlimmste und die beste Zeit meines Lebens

Gemeinsam auf dem Weg in Richtung Wahrheit

Band 2

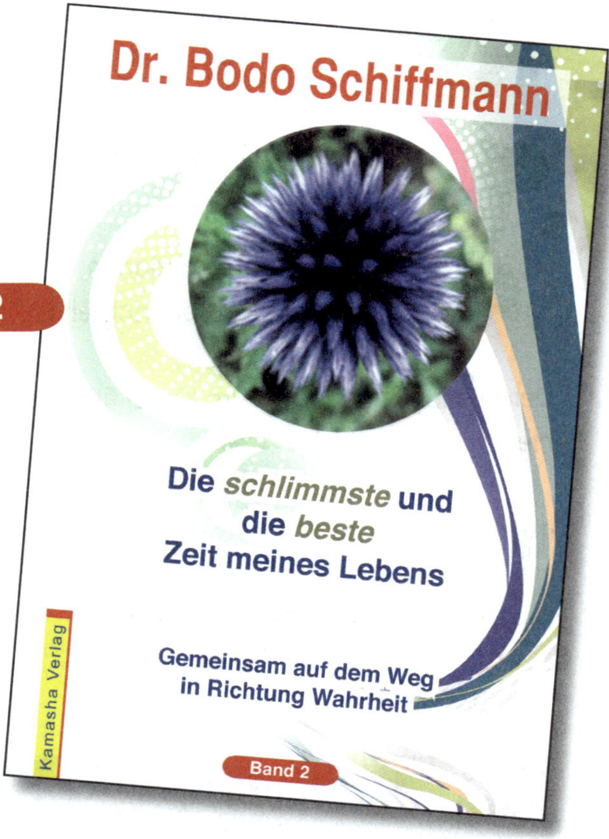

Band 2 erscheint am 1. Dezember 2021

Zu bestellen bei:

www.kamasha-shop.de
Te. + 49 (0) 661 38 000 240
versand@kamasha.de

Dr. Bodo Schiffmann

Informationen, Interviews, Nachrichten

Du möchtest mit dabei sein?

bei Telegram: @AllesAusserMainstream

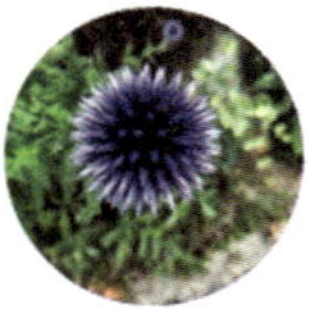

Alles Ausser Mainstream
@AllesAusserMainstream

144K	1.83K	1.31K	117	3.1
Subscribers	Photos	Videos	Files	Links

Dr. Bodo Schiffmann - Informationen, Interviews und Querdenkernachrichten

Den DiskussionsCHAT zum Kanal findest du hier:

https://t.me/joinchat/TiCiwcY7kanOgRDo

Die Linksammlung findest Du hier:

https://t.me/AAM_Links

DOWNLOAD TELEGRAM

to view and join the conversation

About Blog Apps Platform